MÉMOIRE HISTORIQUE

SUR LES

Hôpitaux de Belfort

PAR

MONSIEUR L'ABBÉ L. HUMBRECHT,

AUMONIER DE L'HOPITAL

CURÉ DE SAINT-JOSEPH

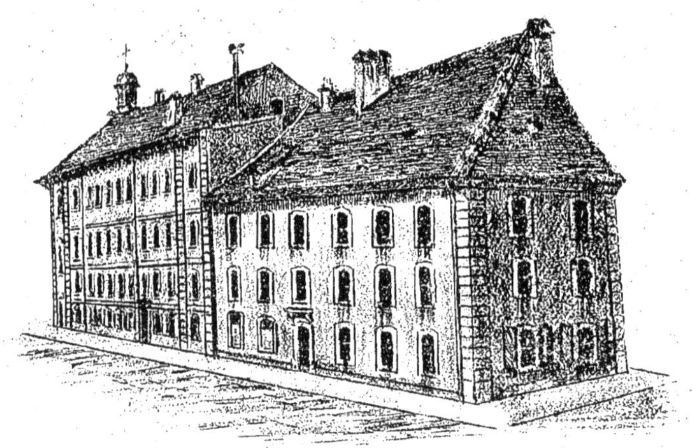

SE VEND AU PROFIT DE L'ŒUVRE DE SAINT-JOSEPH

BELFORT

TYPOGRAPHIE ET LITHOGRAPHIE ALPHONSE PÉLOT, ÉDITEUR.

— 1895 —

MEMOIRE HISTORIQUE

SUR LES

HOPITAUX DE BELFORT

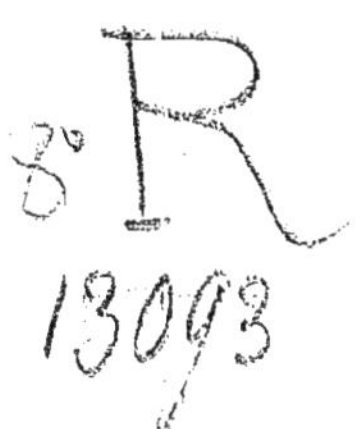

L'Ouvrage est tiré à 500 exemplaires.

L'HOPITAL DES POULES

ET

L'HOPITAL Ste-BARBE

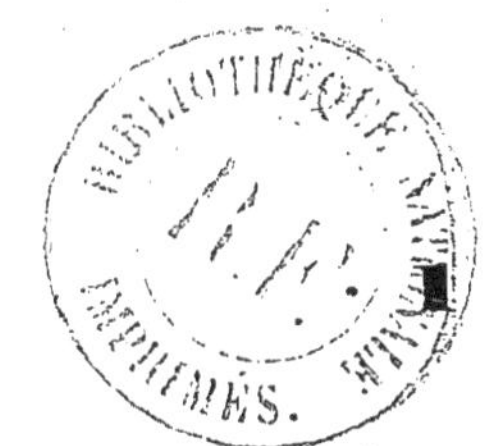

BELFORT

1349-1895

PAR

Monsieur l'Abbé L. HUMBRECHT

AUMONIER DE L'HOPITAL,

CURÉ DE SAINT-JOSEPH

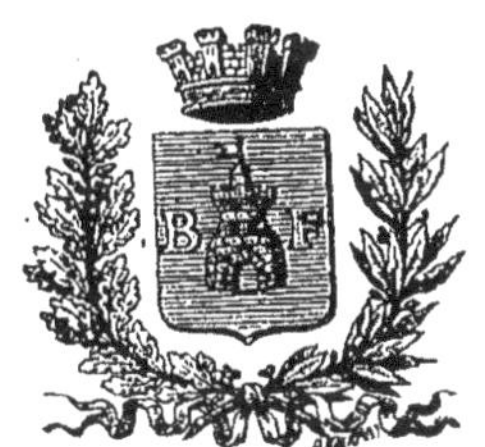

SE VEND AU PROFIT DE L'ŒUVRE DE SAINT-JOSEPH

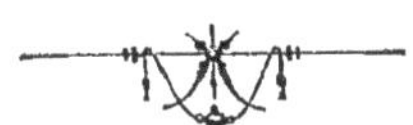

BELFORT

TYPOGRAPHIE ET LITHOGRAPHIE ALPHONSE PÉLOT, ÉDITEUR.

— 1895 —

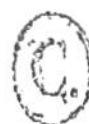

ERRATA

Page 20, ligne 4, au lieu de du 14 et 16 Juin, lisez des 14 et 16 Juin.
— 47, ligne 11, au lieu de de la Charité des Dames, lisez des Dames de la Charité.
— 62, ligne 27, au lieu de 1752-1780, lisez 1752-1756.
— 64, ligne 1, au lieu de toute, lisez toutes.
— 67, ligne 10, au lieu de garde-malades, lisez gardes-malades.
— 82, ligne 26, au lieu de terreur, lisez Terreur.
— 9°, ligne 7, au lieu de Roger-Ducas, lisez Roger-Ducos.
— 99, ligne 9, au lieu de Savernes, lisez Saverne.
— 107, ligne 33-34, au lieu de sont pratiques, qu'autant que cet établissement ne soit, ou ne devienne, lisez ne sont pratiques, qu'autant que cet établissement soit, ou devienne.
— 116, ligne 11, au lieu de sera effectuée, lisez et sera effectuée.
— 118, ligne 21, au lieu de extra muros, lisez intra muros.
— 132, ligne 20, au lieu de étaient, lisez était.
— 187, ligne 34, au lieu de par un soleil de splendide, lisez par un soleil splendide de printemps.
— 189, ligne 2, au lieu de acceptation, lisez acception.
— 197, ligne 4, au lieu de 1880, lisez En 1880.
— 203, ligne 11, au lieu de est remarquée, lisez est marquée.
— 211, ligne 19, au lieu de services, lisez service.
— 224, ligne 7, au lieu de ombre mystérieux, lisez ombre mystérieuse.
— 224, ligne 22, au lieu de leur famille, lisez leurs familles.
— 2 5, ligne 30, au lieu de servante de Dieu, lisez servantes de Dieu.
— 226, ligne 28, au lieu de Chapitre XIII, lisez Chapitre XIV.
— 232, Acte mortuaire, ligne 4, au lieu de postidié, lisez postridié.
— 241, ligne 32, au lieu d'une grande quantité de terrain, lisez d'un grand terrain.
— 245, ligne 6, au lieu de viendrait éclater, lisez viendrait à éclater.
— 244, ligne 1, au lieu en date du 16 et 26 Mars, lisez en date des 16 et 26 Mars.
— 250, ligne 28, au lieu de Abris Alsaciens, lisez des Abris Alsaciens.
— 264, ligne 14, au lieu modification, lisez modifications.
— 264, ligne 25, au lieu de Monsieur Azière et Cordier, lisez Messieurs.
— 269, ligne 2, au lieu de parfaitement accueillies, lisez parfaitement accueillis.
— 273, ligne 15, au lieu de Société Alsacienne et constructions mécaniques, lisez de la Société Alsacienne de constructions mécaniques,
— 278, ligne 30, au lieu de 500.005, lisez 500.000.
— 279, ligne 29, au lieu de et l'invite lisez et l'inviter.
— 287, ligne 2, au lieu de ce qu'il suit, lisez ce qui suit.
— 293, ligne 9, au lieu de des secours, lisez de secours.
— 310, ligne 8, au lieu de terre plein, lisez terre-plein.

HOPITAL DE BELFORT

SOUS

L'INVOCATION

DE

SAINTE-BARBE

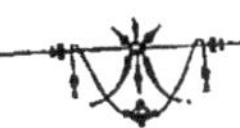

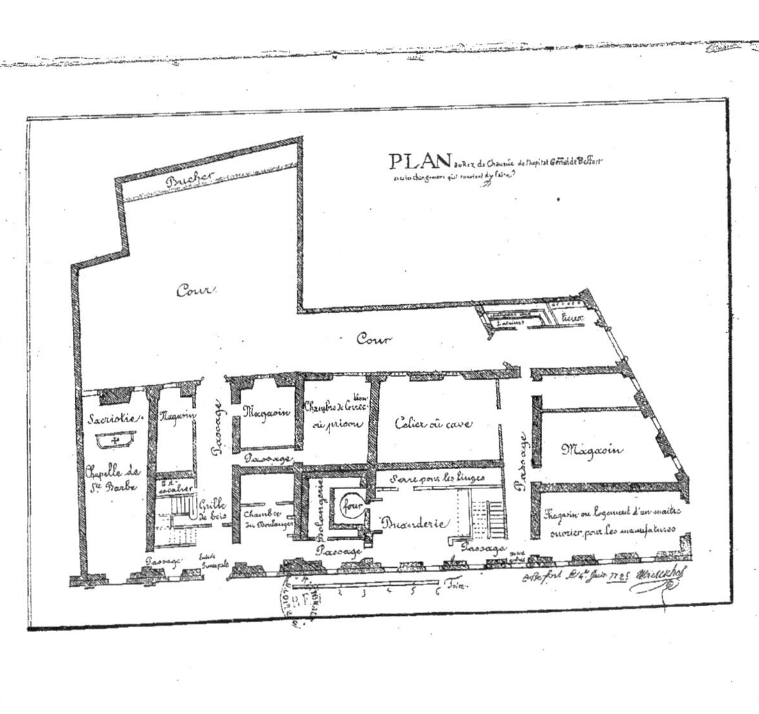
PLAN au Rez de Chaussée de l'hopital Général de Belfort
avec les changemens qu'il convient d'y faire
Bucher
Cour
Cour
Latrines
lieux
Sacristie
Magasin
Passage
Magasin
Chambre de Correction ou prison
Celier ou cave
Passage
Magasin
Chapelle de Ste Barbe
Escalier
Grille de bois
Chambre du Boulanger
Bolangerie
four
Serre pour les Linges
Buanderie
Magasin ou Logement d'un maitre ouvrier pour les manufactures
Passage
Entrée principale
Passage
Passage
Toise
1 2 3 4 5 6
Belfort le 4e Juin 1725

INTRODUCTION

La monographie des Œuvres Hospitalières de Belfort présente un intérêt tout particulier, aujourd'hui surtout, qu'il est question de reconstruire l'hôpital de Ste-Barbe dans la belle plaine du faubourg des Vosges. Je suis donc heureux d'offrir ces ébauches historiques à mes chers concitoyens, qui ont si bien conservé le culte du passé. Elles nous montreront les évènements de certaines périodes, qui offrent, je le crois, quelque intérêt pour l'histoire générale du Territoire de Belfort.

Ces recherches, que m'ont facilité les fonctions d'aumônier que j'exerce depuis dix-huit ans à l'hôpital, je les ai réunies sous une forme chronologique, aussi scrupuleusement que possible. Avant tout, je me suis efforcé d'être véridique et exact. — Donc, donner des renseignements précis sur l'origine de l'Hôpital des

Poules et de l'Hôpital Ste-Barbe, suivre les traces de leur développement, rechercher les causes de la disparition de l'Hôpital des Poules, dire leurs moyens d'existence et leurs privilèges, descendre enfin le cours des âges en rapportant les faits marquants dont ces deux maisons ont été le théâtre, tel est le plan que que je me suis proposé.

Malgré la stérilité des titres et des manuscrits, sur lesquels j'ai eu à travailler, j'ai tenu à porter aussi loin que possible, l'exposé des détails techniques, et à traduire avec la plus minutieuse exactitude les monuments allemands et latins que j'ai eus sous les yeux.

J'espère que l'aridité du sujet m'attirera la bienveillance des critiques, et d'avance, je m'incline devant leur jugement.

L'AUTEUR.

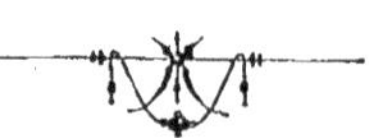

HOPITAL DES POULES

CHAPITRE Ier

FONDATION DE L'HOPITAL DES POULES

1349-1721

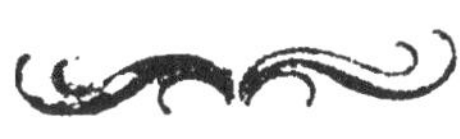

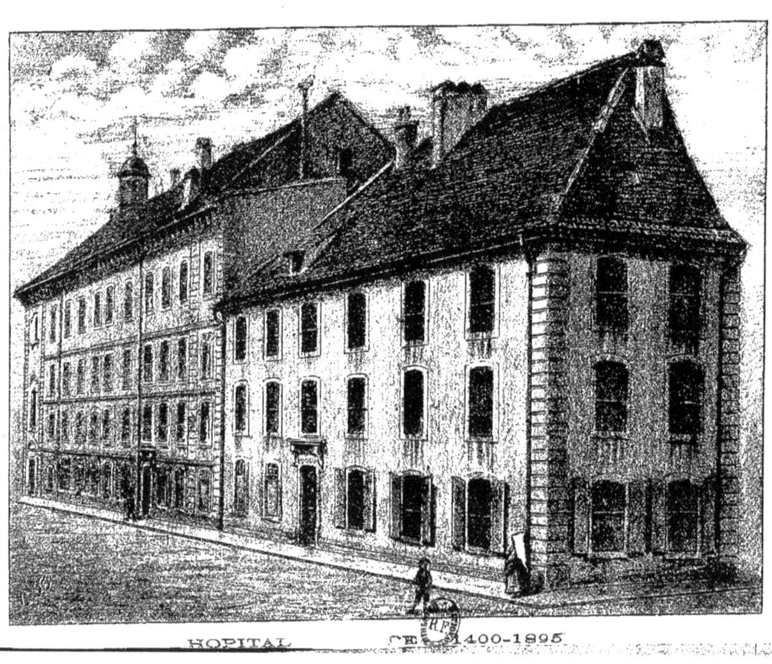

HOPITAL [illegible] CE 1400-1895

HOPITAL DES POULES

CHAPITRE I

Fondation de l'Hôpital des Poules

1349-1721.

C'est en 1349, le 2 Mai, que Haute et Puissante Dame, Jeanne Katzenellenbogen, comtesse de Montbéliard et de Belfort, fonda un hôpital dans la dite ville de Belfort. Jeanne de Montbéliard était la fille de Renaud de Bourgogne, comte de Montbéliard.

« En 1314, le 1er Novembre, Renaud de Bourgogne, prit au château de Grange des dispositions testamentaires, en vertu desquelles « le Château, le bourg et la ville de Belfort » adviendraient à sa fille Jeanne, avec une rente de 1200 livres sur la Châtellenie, dans le cas où son fils Othenin viendrait à mourir sans héritiers ». (1)

Or, Othenin mourut dans l'idiotisme et sans héritiers. Quant à Jeanne, elle fût mariée successivement à Ulric II, dernier comte de Ferrette, mort en 1324, dont la fille épousa Albert, fils de l'empereur Albert I ; ensuite à Raoul Hesse, marquis de Bade, mort en 1335, duquel devaient naître Marguerite et Adelaïde, qui furent mariées à leurs cousins Frédéric et Rodolphe Wecker, margraves de Bade ; et enfin mariée en 1336 à Guillaume, comte de Katzenellenbogen, dont elle n'eut pas d'enfant. C'est donc au commencement du 14e siècle, que Jeanne de Montbéliard fit passer son fief, Belfort et ses dépendances, dans la maison d'Autriche.

En 1342, Jeanne de Montbéliard résolut, pour assurer le sa-

(1) M. J. Liblin. Recherches historiques.

lut de son âme, de convertir l'église paroissiale de Belfort, l'église Saint-Denis, en église Collégiale, indépendante de celle de Montbéliard, puisque Belfort avait été distrait du comté de Montbéliard. La même année, le 24 Mai, la charte de fondation fut accordée par Monseigneur l'Archevêque de Besançon, Hugues VI de Vienne. Douze canonicats furent institués par la comtesse, treize prébendes affectées à cette création. Le Prévot du chapitre en avait deux, et chacun des onze chanoines en avait une. En outre, la noble fondatrice s'occupa du soin de procurer à son Chapitre, un édifice religieux convenable, ainsi qu'un cloître, la demeure des chanoines. Ce cloître fut contigu à l'église collégiale.

Mais, non contente d'avoir doté Belfort d'une église Collégiale, Jeanne de Montbéliard, voulut encore y laisser, sur la fin de sa vie, un dernier et pieux souvenir. En 1349, elle fonda un hôpital à Belfort. Cette œuvre de charité chrétienne pour les nécessiteux de la ville, devait être à ses yeux, comme le complément de son église Collégiale. Cet asile fut placé dans une maison appartenant à la comtesse, « près de la grande porte de la ville, les murailles d'un côté, les héritiers d'Henri Lamblin de l'autre ». Jeanne de Montbéliard le dota également de treize prébendes, savoir : Une pour un chapelain chargé de visiter les pauvres de l'hôpital, deux pour deux personnes *saines et robustes*, destinées à soigner les pauvres, dont elle fixa le nombre à dix, et qui furent appelés Poules. De là, cet hôpital fondé par Jeanne de Montbéliard, prit le nom d'Hôpital des Poules.

Pour assurer l'avenir de cette fondation, la pieuse comtesse, préleva le paiement des prébendes, tant du chapelain que des douze autres personnes, sur les revenus des tailles et dîmes de Meroux, avec cette clause expresse « qu'en cas d'insuffisance « des dits revenus, le surplus serait pris sur les autres biens ou « de ses successeurs, Seigneurs ou Dames de Montbéliard, « Comtes et Comtesses de Belfort. » Le titre de cette fondation porte encore, qu'après la mort de la Dame fondatrice, les Prévot, Chanoines et Chapitre de l'Eglise Collégiale de Belfort, fondée par la même en 1342, pourront élire et nommer d'autres chapelains, même dans le corps des chanoines, comme aussi pourvoiront aux autres places venant à vaquer dans l'hôpital des Poules.

Le chapelain qui avait une petite chapelle dans cet établissement, était le directeur spirituel du personnel de la maison. Il était aussi chargé de faire les distributions suivantes « à chacune des dix pauvres Poules et à chacun des deux domestiques, tous les samedis de l'année, un coupot moitié blé, moitié seigle, et un demi coupot d'avoine, mesure de Belfort, avec 12 sols estevenants (1)! de plus, le jour de St-Martin, un juste-au-corps, une espèce d'habit de drap gris, de la valeur de 15 sols.

Quant au chapelain lui-même, il devait percevoir annuellement cinq bichets de blé (2) et autant de bichets d'avoine, avec 15 livres estevenantes, à la charge de dire toutes les semaines quatre messes dans la chapelle du dit Hôpital des Poules. Les Poules, ainsi que le chapelain, recevaient en plus le bois de chauffage, pris dans les forêts appartenant à Jeanne, comtesse de Montbéliard.

Jeanne, comtesse de Montbéliard et de Belfort, mourut l'année après la fondation de l'Hôpital des Poules, en 1350. Usant de la faculté qu'elle s'était réservée, Jeanne, Dame de Belfort, nomma pour premier chapelain du nouvel hôpital, Monsieur le chanoine Berthold, du Chapitre de Belfort. Elle lui adjoignit Monsieur Gérard, curé de Danjoutin, pour l'aider dans la distribution des prébendes.

Aussitôt après la mort de Jeanne, commença la réunion effective de Belfort et de son ancienne Seigneurie, au comté de Ferrette, et au domaine de la Maison d'Autriche.

Jeanne, avons-nous dit plus haut, fut d'abord mariée à Ulric II

(1) Environ 60 centimes de notre monnaie actuelle.

(2) Ancienne mesure de capacité pour les grains.

dernier comte de Ferrette. De cette première union, sont nées deux filles : Jeannette et Ursule. Jeannette, en partie héritière de Jeanne de Montbéliard, épousa Albert II dit le Sage, duc d'Autriche et fils d'Albert I, empereur. Albert II mourut en 1338. De ce mariage sont issus plusieurs enfants, Rodolphe, mort en 1365, Frédéric, Albert et Léopold-le-Preux. Léopold-le-Preux périt à la bataille de Sempach en 1386. Albert son frère lui survécut neuf ans seulement.

En 1393, Léopold-le-Superbe, petit-fils d'Albert II et de Jeannette de Ferrette, épousa Catherine, fille de Philippe-le-Hardi, duc de Bourgogne. Léopold donna en dot à Catherine les terres landgraviales de la Haute-Alsace et, en cas de survivance, l'administration, l'usufruit du landgraviat et la collation des fiefs qui en dépendaient. Léopold étant mort le 2 Juin 1411, Frédéric, frère de Léopold, confirma la même année 1411, à sa belle-sœur, tous les avantages assurés à celle-ci, lors de son mariage avec Léopold-le-Superbe.

Catherine de Bourgogne, duchesse d'Autriche, affectionna tout particulièrement la ville de Belfort. Elle y fixa même quelques années sa résidence. Aussi bien, à l'exemple de Jeanne de Montbéliard, son aïeule par alliance, elle voulut enrichir de ses bienfaits l'hôpital des Poules. En 1415, en la fête de Ste-Catherine, le 25 Novembre, en souvenir de son cher seigneur et époux le duc Léopold d'Autriche et pour le repos de son âme, la noble veuve légua, à perpétuité, à la chapelle de l'Hôpital des Poules, le moulin de l'Assise, situé à Danjoutin, avec tous ses revenus et dépendances. Cette donation est signée par Saltzman, notaire.

Voici à quelles conditions, cette donation fut faite : nous transcrivons ici intégralement le texte même de cette donation, « Les dits chapelains, de l'Hôpital des Poules, seront tenus et obligés à toute perpétuité, outre ce à quoi ils sont déjà tenus, de chanter toutes les semaines, le jour de samedi, dans la chapelle, une messe de Notre-Dame, et feront sonner les cloches pour la dite messe, et allumer deux cierges, qu'ils laisseront brûler durant la messe; et si le maître d'école et les écoliers du dit Belfort *s'y trouvent* et *assistent,* à chanter la dite messe, et incontinent après la messe, l'on fera encore sonner les cloches, et les dits prêtre, maître d'école et écoliers se mettront à genoux devant l'autel et chanteront le *Salve Regina* avec le verset et sa collecte *Converte nos*, et cela ainsi fait, sera le dit chapelain tenu de donner au maître d'école une *pinte de bon vin* et un pain blanc, ou un pfennig de monnaie ayant cours dans la ville de Belfort; plus, seront tenus les dits chapelains, de célébrer annuellement quatre anniversaires, à chaque quatre temps, un, et de chanter aux veilles des quatre temps, les vigiles avec les leçons et psaumes tout du long, d'étendre un drap devant l'autel, d'allumer quatre cierges et les laisser brûler, pendant que l'on chantera les dites vigiles, et le lendemain chanter une messe de requiem, d'étendre le dit drap et de faire brûler les dits cierges comme auparavant. Les maître d'école et écoliers seront encore tenus de se trouver et d'assister à chanter et célébrer les dits anniversaires, comme dit est ci-dessus, en ce cas seront les dits chapelains tenus et obligés de donner au dit maître d'école un pot de bon vin et deux pains blancs, et à chaque écolier, deux pfennigs ou deux pains blancs. Et les dits chapelains seront héritiers comme il conviendra, les dits chapelains ne pourront vendre, engager, ni hypothéquer le dit moulin en façon quelconque, et au cas que les dits chapelains n'exécuteraient et n'accompliraient tout ce qui est porté ci-dessus, nous voulons et ordonnons que les prévôts et chanoines de notre Chapitre de Belfort, aient plein pouvoir d'exécuter et accomplir les choses susdites, au lieu et place du chapelain, nous jurons et promettons en parole de princesse, pour nous, nos hoirs et successeurs, de tenir et exécuter fermement et stablement tout ce qui est dit et écrit ci-dessus, de n'y jamais contrevenir, ni permettre qu'il y soit contrevenu en façon quelconque... en témoin de quoi nous avons fait mettre notre grand sceau à ces présentes lettres,

Donné à Belfort le jour de Ste-Catherine, l'an de grâce 1415. Signé Saltzmann, notaire, avec paraphe ».

Catherine de Bourgogne, noble et digne héritière de Jeanne de Montbéliard, devint ainsi la seconde et insigne bienfaitrice de l'Hôpital des Poules. Sa donation, datée de 1415, fut confirmée par des lettres patentes de Frédérick, archiduc d'Autriche en 1421.

« Catherine de Bourgogne mourut à Gray, le 26 Janvier 1425 et fut enterrée dans la Chartreuse de Dijon, fondée par son père ». (1).

Après la mort de Catherine, l'administration et l'usufruit de Belfort ainsi que du Landgraviat, retournèrent au frère de Léopold, l'archiduc Frédéric II. Frédéric II mourut le 25 Juin 1439. Sigismond, son frère, lui succéda.

CHAPITRE II

Cession ou union de la Chapelle des Poules et du Moulin de Danjoutin, en faveur du Chapitre de Belfort.

En 1440, Hugues Briot, chapelain de l'Hôpital des Poules et en même temps chanoine de Belfort, pour son propre intérêt disent les archives, céda comme titulaire et administrateur, à son Chapitre, la chapelle du dit hôpital avec tous ses revenus, à charge par le Chapitre de lui payer annuellement pendant sa vie une pension plus considérable que les revenus qu'il abandonnait aux chanoines. Le chapelain prétextait son grand âge et ses infirmités. D'autres disent qu'il succomba aux sollicitations pressantes, aux tentatives multipliées d'absorption de ses confrères du Chapitre de Belfort, qui ne négligèrent aucune occasion pour déposséder l'Hôpital des Poules de sa chapellenie. Quoiqu'il en soit, les chanoines de Belfort, préoccupés de leurs intérêts temporels, s'empressèrent d'accepter la démission de l'aumônier

(1) Giblin.

Briot qui crut ne pouvoir par lui-même remplir tous les devoirs des fondations susnommées, dont la chapelle des Poules s'était jusqu'alors enrichie.

Cette cession, ou plutôt l'union de la chapelle des Poules et du Moulin de Danjoutin en faveur du Chapitre, a eu lieu en 1440. Le marquis Guillaume de Nochemberg, grand bailli des pays d'Autriche consentait à cette cession, l'approuvait avec toutes ses cens et dîmes de Meroux et toutes autres rentes dues à la dite chapelle et obligeait ledit Chapitre de donner audit sieur Hugues Briot, une pension annuelle payable à la St-Michel.

Cette lettre est datée de Bâle et envoyée au chapelain Briot.

Or, l'acte de cette cession, ainsi que le fait remarquer une note couchée sur un vieux parchemin, fût fait sans l'accomplissement des formalités canoniques. Elle fut donc nulle et non avenue. Un enfant de la Miotte osa même crier à la simonie.

Dés lors, il ne faut plus être surpris de ce qui arriva plus tard, le Chapitre étant devenu par le fait. maître et dispensateur des prébendes de l'Hôpital des Poules. Conformément aux dispositions expresses de Jeanne de Montbéliard et de Catherine de Bourgogne, le Chapitre devait exécuter les clauses de l'une et de l'autre fondation. Mais à l'encontre de ces dispositions formelles, les pauvres Poules ont dû perdre bien des plumes, jusqu'à ce que justice fut faite et rendue.

Déjà, le 12 Juillet 1459, le Chapitre de Belfort exposa très humblement à l'archiduc Sigismond, que l'Eglise St-Denis de Belfort, ayant été érigée en église Collégiale depuis 117 ans, il convenait d'y établir « pour la gloire de Dieu, de la bienheureuse Vierge Marie et de toute la cour céleste, quatre enfants de chœur et un maître d'école laïque ou ecclésiastique pour les instruire, afin que le psaume de David 80 fût accompli « ex ore infantium et lactentium perfecisti laudem ». On affecterait à cette institution quatre prébendes appartenant à l'hôpital des Poules. »

L'archiduc Sigismond s'empressa de réunir son conseil et de mettre en délibération l'humble requête du chapitre. Pierre de

Morsberg ou de Morimont, chevalier, grand-bailli du comté de Ferrette et d'Alsace, reçut mission spéciale et pouvoir nécessaire pour faire droit à la demande du Chapitre. En qualité de plénipotentiaire, Pierre de Morimont fit et ordonna le changement proposé, au profit de quatre enfants de chœur, pour être employés dès ce moment au service de la Collégiale, avec promesse formelle de protéger et de faire protéger ce changement contre toute agression étrangère. Toutefois, en échange de cette concession, le grand bailli obligea le Chapitre de célébrer, le 4 septembre, une messe solennelle, avec diacre et sous-diacre, pour l'archiduc Sigismond, pour Madame son épouse et leurs prédécesseurs ; il obligea encore chaque chanoine, ainsi que le chapelain, de dire en ce même jour la sainte Messe pour le même archiduc, son épouse et ses prédécesseurs. Ensuite le bailli de Morsberg termina ainsi ses lettres d'autorisation au Chapitre : « et pour cause que nous avons fait et obtenu la dite fondation, « les chanoines et le chapelain célébreront aussi une grand « messe avec deux ministrants, solennellement tous les ans. le « troisième jour après la St Jean-Baptiste, pour nous, notre « épouse et fils Gaspard, et nos prédécesseurs ; et pour plus « grande corroboration de tout ce que dessus et que la dite fon- « dation ait son plein et entier effet, et puisse subsister toujours, « nous avons mis notre sceau aux présentes lettres.

Donné et arrêté le douzième du mois de Juillet l'an de Notre-Seigneur quatorze cent cinquante-neuf ».

Cependant, le Chapitre avait conscience de l'injustice de cette translation faite en dehors de toute règle canonique. Aussi eut-il recours, peu de temps après, à l'archiduc Albert, qui voulut bien confirmer, en 1461, tout ce que le Chapitre avait fait à ce sujet.

Mais cette confirmation, « surprise par la sainte ruse des chanoines », dit un annotateur contemporain, ne suffisait pas encore à la tranquilité du Chapitre de Belfort. Elle fut suivie d'une autre très importante à leurs yeux ; c'est celle de l'archiduc Sigismond, Ce seigneur qui, à la qualité de prince, ajouta le titre de souverain, ordonna en 1484, que le Chapitre continuerait à percevoir les rentes et les revenus de l'Hôpital des Poules, et notamment celles attachées au moulin de Danjoutin.

Ainsi donc, l'Hôpital des Poules était absorbé, en partie du moins, par le Chapitre de Belfort. Du reste, vers la même époque, celui-ci avait obtenu de dire et de chanter, dans l'église Collégiale et non plus dans la chapelle des Poules, les messes stipulées dans les fondations successives de la comtesse de Montbéliard et de la duchesse d'Autriche. La seule condition, imposée au Chapitre, fût de chanter une seule messe, tous les ans, dans la chapelle de l'Hôpital.

Certes, toutes ces confirmations devaient suffire pour tranquiliser les bons chanoines de Belfort. Néanmoins, et comme s'ils eussent eu le pressentiment de difficultés futures, ils s'empressèrent de présenter à l'archiduc Ferdinand, tous les titres authentiques que nous avons déjà cités, plus une lettre, concernant le prieuré de Meroux, cédé au Chapitre par le concile de Bâle. Sur l'examen qui fût fait de tout ce dossier, le prince Ferdinand ratifia à son tour, dans les termes les plus forts, tout ce qui avait été accompli jusqu'alors. Ses lettres approbatives sont du 27 Mars 1525.

Le prince Ferdinand, « était le frère de Charles, roi des Romains; devenu plus tard Charles-Quint, empereur d'Allemagne. Ce dernier avait déjà confirmé les franchises de Belfort. Devenu landgrave d'Alsace, il céda en 1521 son landgraviat à son frère Ferdinand, et lui imposa l'obligation de maintenir Belfort en la jouissance de ses droits ». (1).

Ces franchises et privilèges ont été renouvelés par le même archiduc, le 13 Décembre 1570, puis en 1581 et en 1589. Ces confirmations, il est vrai, concernèrent plutôt la ville de Belfort que l'Hôpital des Poules.

Au reste le Chapitre jouissait en paix des prébendes distraites de l'Hôpital des Poules au profit de sa Collégiale.

Personne ne songeait plus à *l'inquiéter*. Quelques murmures,

(1) Liblin.

arrivèrent bien encore aux oreilles des chanoines, mais ils furent si anodins et si peu fréquents que ceux-ci songèrent à anéantir en 1690 jusqu'au souvenir même de l'Hôpital des Poules, en vendant purement et simplement cette maison.

Du reste, les circonstances étaient on ne peut plus favorables. Mais avant de parler de cette vente, jetons un regard en arrière et rappelons ici, comme en passant, quelques événements qui agitèrent notre pays pendant plus d'un siècle.

CHAPITRE III

L'Hôpital des Poules pendant les guerres de religion et la guerre de 30 ans 1525-1690.

On sait comment éclata la réforme au commencement du XVIe siècle. On sait aussi que la révolte, les séditions, les guerres civiles, ne tardèrent pas à suivre en Allemagne la prédication des nouvelles doctrines. Or, cette révolution politique et religieuse fût pour l'Alsace une *source de guerres* horribles qui la plongèrent dans les larmes et le sang. On touchait à la fin de cette sanglande période lorsque survint la guerre de trente ans, cette grande et terrible lutte communément appelée la guerre des suédois (Schwedenkrieg). En 1630, Gustave-Adolphe prit le *rôle* de chef des forces protestantes dans la formidable lutte à laquelle l'Allemagne entière servait d'arène. Et cette lutte que la politique de Richelieu appuya, était principalement engagée contre le Saint-Empire et la maison de Habsbourg, attachée à la religion catholique. Le territoire de Belfort faisait partie du domaine de cette maison. A ce titre, il devait donc être défendu par elle. Déjà, le 8 Octobre 1625, le baron de Tilly, tué en 1632 au passage du Lech, en Bavière, était arrivé à Belfort avec son armée de croates; il s'y était logé, et avait réparti son armée dans les villages de la seigneurie.

En 1632, la ville de Belfort fût prise par le Rheingrave Othon-Louis, qui avait pris le commandement de l'armée suédoise après la mort de Gustave-Adolphe, tué à Lutzen dans la Saxe.

En 1634, la garnison suédoise fut retirée de Belfort et la place fut réoccupée par les Autrichiens. En 1635, ceux-ci sont bloqués dans Belfort par des troupes françaises, mais elles durent se retirer à l'arrivée du duc de Lorraine, accouru au secours des Impériaux. Le 11 Mars de la même année, le Rheingrave Othon s'empara de nouveau de la place. En 1636, le comte de la Suze, au nom de Louis XIII, roi de France, en prit possession, et en fût nommé gouverneur. Mais, comme il se rendit *coupable d'une trahison*, pendant la minorité de Louis XIV, le maréchal de la Ferté vint l'assiéger et devint maître de la place le 22 Février 1654.

En 1659, le duc de Mazarin, obtint de Louis XVI la seigneurie de Belfort, c'est-à-dire les terres patrimoniales de la maison d'Autriche, qui devinrent un comté avec Belfort pour chef-lieu. Le Roi en conserva la souveraineté et fit de Belfort une des places fortes les plus importantes du Royaume.

« Ainsi donc, dit M. Liblin, dans ses recherches historiques sur « Belfort, le comté de Belfort passa aux descendants du duc de « Mazarin, sans distinction de sexe, et, bien entendu, avec la ré- « serve de suzeraineté du roi de France, à qui foi et hommage « furent toujours rendus. Ces héritiers se sont succédé dans « l'ordre suivant : Hortense de Mancini, nièce du cardinal, et « mariée au duc de La Meilleraie ; Paul-Jules de Mazarin ; « Louise-Jeanne de Durefort-Duras, mariée au marquis de Ville- « quier-d'Aumont ; Louise-Félicité-Victoire d'Aumont, mariée à « Honoré-Maurice Grimaldi, duc de Valentinois. Ce dernier était « en jouissance du Comté, quand la loi du 25 Juillet 1791, révo- « quant la donation de Louis XIV, fit retourner au domaine « public toutes les terres concédées au cardinal de Mazarin ».

Jusqu'alors, Belfort-ville demeura en possession de ses anciennes institutions, de ses droits et priviléges.

Pour compléter ces souvenirs, ajoutons encore, qu'à la fin de l'année 1674, Turenne passa par Belfort, se porta à la rencontre des Impériaux au delà de Mulhouse et de Turckeim où ils furent battus en Janvier 1675, et chassés définitivement de l'Alsace. Le 3 Juin 1679, le marquis de Louvois, ministre de la guerre, et Vauban se trouvaient à Belfort en vue d'arrêter le plan des fortifications et de l'agrandissement de la ville. Les fortifications furent disposées de manière à couvrir le passage entre le Jura et les Vosges.

En ces quelques lignes, nous avons donné le résumé nécessaire à notre histoire, de tout un siècle de bouleversements et de guerres. Revenons maintenant à nos bons chanoines de Belfort et à l'Hôpital des Poules. De 1525 jusqu'en 1690, rien de bien saillant à noter concernant ces deux établissements. Les archives restent muettes. Peut-être ont-elles disparu pendant cette période si agitée? La chose serait facile à comprendre. Disons cependant que l'insuffisance des Dîmes de Meroux, pour acquitter les prébendes des enfants de chœur, a opéré, pendant ce temps, la suppression totale des dites prébendes, à laquelle les chanoines ont eu la faiblesse de consentir, plutôt que d'intenter un procès au Seigneur Comte de Belfort, pour l'obliger, suivant les clauses des donations antérieures, de parfaire le paiement. Mais comment l'auraient-ils fait? Les Seigneurs et Comtes étaient occupés à batailler et à se défendre contre les ennemis du dehors. Nous n'aurions donc pas le droit de faire le moindre reproche au Chapitre de Belfort, si celui-ci avait appris à oublier ses prétentions exorbitantes au sujet de l'Hôpital des Poules.

Nous avons dit que le duc de Mazarin, par lettres patentes, était devenu maître et seigneur de Belfort. Profitant de ce changement, le Chapitre de Belfort essaya d'anéantir jusqu'au souvenir même de ce pauvre Hôpital des Poules. Il est vrai, l'occasion était on ne peut plus propice. Les travaux des fortifications, le vieux fossé près de l'hôpital comblé par ordre du roi de France, les eaux croupissantes autour de l'hôpital, les chambres des pauvres devenues inhabitables par suite de l'humidité, en un mot l'Hôpital des Poules tombant en ruines, tout cela encouragea le Chapitre à présenter en 1690 une requête à Monseigneur le duc de Mazarin, à l'effet d'obtenir l'autorisation de vendre le bâtiment du dit hôpital, et d'en employer le prix au profit des pauvres.

Ce duc de Mazarin était le fils de Charles, duc de la Meilleraie. En 1661, il épousa Hortense de Mancini, nièce du cardinal de Mazarin et son héritière du comté de Belfort. Le duc de la Meilleraie prit, dès lors, le titre de duc de Mazarin, comte de Belfort, patron et collateur des prébendes, ayant les mêmes droits que les archiducs d'Autriche.

Donc, le duc de Mazarin trompé, obsédé, flatté, rendit à Giromagny, un décret de consentement, le 22 Juin 1690, à condition que le montant du prix de la vente serait employé aux œuvres pies, suivant qu'il serait réglé par Monseigneur l'Archevêque de Besançon, Antoine Pierre Ier, de Grammont, en qualité d'Ordinaire.

CHAPITRE IV

Vente de l'Hôpital des Poules. Translation des Offices à célébrer dans cet hôpital, dans l'Eglise Collégiale 1690-1731

Pour se conformer à l'intention de Monseigneur le Duc de la Meilleraie ou duc de Mazarin, le Chapitre présenta une requête à Monseigneur l'archevêque de Besançon, dont la bonne foi fût également surprise, et voici comment : le Chapitre fit entendre à Sa Grandeur que le prix de la maison vendue serait employé à l'établissement d'un maître d'école chantre et de deux enfants de chœur. Il eût grand soin de ne point parler des quatre enfants de chœur établis en 1461... il ajouta que si Monseigneur ne jugeait pas à propos d'agréer cette proposition, « il lui plaise de fonder un office à perpétuité qui serait fait par le Chapitre, en proportion du prix de la vente du bâtiment, dont on offrait deux mille livres ». Le Chapitre termine sa requête, en faisant observer à Monseigneur l'Archevêque que, « le cas échéant, il pourrait bien lui permettre de faire lui-même la distribution des prébendes aux pauvres restants, avec cette faculté expresse de pouvoir célébrer dans l'église Collégiale, la seule messe qu'il était obligé de dire, ou de la faire dire, tous les ans, dans l'Hôpital des Poules ». Les chanoines signèrent leur supplique, en assurant Sa Grandeur Mgr l'Archevêque qu'ils prieront pour elle.

Entre parenthèse, rappelons ici que par la fondation de 1349, il y avait quatre messes par semaine, et par celle de 1415, il fallait que le chapelain chantât tous les samedis une grand'messe, et un requiem tous les Quatre-Temps, avec les Vigiles, le tout dans la chapelle de l'hôpital.

Sur l'exposé du Chapitre, Monseigneur l'Archevêque rendit le décret suivant, le 28 Juin 1690.

« Vu cette requête et le consentement du Seigneur duc de Meilleraye, comte de Belfort et en cette qualité ayant droit des fondateurs de l'hôpital du dit lieu, et des prébendes qui se donnent aux pauvres... Nous permettons aux dits suppliants, de vendre au plus offrant et dernier enchérisseur, la maison du dit Hôpital des Poules, pour en affecter le prix à l'achat de biens, ou de rentes solvables, dont le montant devra être employé à l'entretien des pauvres Poules restantes, ou bien à l'augmentation des prébendes qui existaient encore ».

Quant à la seule messe à célébrer dans la chapelle de l'Hôpital des Poules cruellement dépouillées, Monseigneur l'Archevêque consentit à ce qu'elle fût dite à l'avenir, dans l'Eglise Collégiale.

Aprés ce décret, le Chapitre de Belfort usa largement de la faculté que lui avait accordée Mgr l'Archevêque de Besançon. Il avait surtout hâte de terminer cette affaire. Quatre jours aprés la décision de l'Ordinaire, sans publication préalable, l'Hôpital des Poules fut vendu à un sieur Dufaux pour 2000 livres qu'on laissa en constitution à l'acquéreur pour en payer 100 livres chaque année. « Comme c'était le bien des pauvres qu'on avait vendu, le contrat aurait dû être passé sous le nom de l'hôpital; mais le Chapitre eut la prudence de le faire passer sous son nom, de sorte que cette maison fut confondue parmi les biens du Chapitre avec les autres revenus de l'hôpital, comme les dîmes de Meroux qui ont été incorporées avec les biens du Chapitre et mises dans la même catégorie qu'eux. » (1) Dès lors, s'il faut en croire le témoignage de plusieurs contemporains, le Chapitre laissa voir, pour ne rien dire de plus, la plus grande négligence dans la distribution des aumônes aux pauvres Poules qui languissaient Elles recevaient à peine le quart de ce qui leur advenait... les enfants de chœur furent abolis, le bon Magister mis à la porte. On en murmurait bien en ville ; mais le public, animé du reste encore de sentiments indulgents pour le Chapitre, n'osa protester hautement contre cette façon d'agir. Il garda de conrart le silence prudent. Et les pauvres malades ainsi frustrés, subirent une nécessité, contre laquelle leurs plaintes devaient échouer. Quelques uns furent obligés d'aller demander asile dans l'hôpital des Bourgeois placé sous le vocable de Sainte-Barbe.

Cependant, les directeurs de l'hôpital Ste-Barbe, hommes de cœur, voyaient avec peine de pareils abus. Ils attendaient seulement une occasion favorable pour élever leurs voix, en faveur d'un droit sacré évidemment violé. Cette occasion ne tarda pas à se présenter, et voici comment :

En 1717, Monseigneur l'Archevêque François-Joseph de Grammont, qui mourût la même année le 20 Août, fit sa visite pastorale dans la ville de Belfort. Il convoqua les membres du Chapitre et les administrateurs de Ste-Barbe pour se faire rendre les comptes de l'Hôpital des Poules. Cette demande fût un coup de foudre pour le Chapitre... les directeurs de l'Hôpital Sainte-

(1) H. Bardy.

Barbe, au contraire, tressaillaient de joie et de bonheur ; ils n'avaient rien à se reprocher à ce sujet, vu que l'administration de l'Hôpital des Poules ne leur avait jamais été confiée jusqu'à cette époque, et que le Chapitre seul l'avait mis dans la triste position où il se trouvait, en dilapidant, en détournant les revenus, ou en les employant selon son bon plaisir. Sur cela, Monseigneur s'adressa aux chanoines, qui lui répondirent que toutes les prébendes de l'hôpital précité, avaient été réunies au Chapitre ; et, pour justifier la vente de la maison des Poules, ils produisirent la requête qu'ils avaient eu soin de présenter à Mgr le Duc de Mazarin, en 1690, mais ils affectaient de ne pouvoir trouver, pour le moment, celle qu'ils avaient présentée en même temps à sa Grandeur ; ils demandèrent un sursis pour fouiller dans leurs papiers, afin de trouver la pièce en question.

C'est que les bons chanoines savaient que les deux requêtes étaient contradictoires. Dans celle au duc de Mazarin, les chanoines demandent que les revenus de la vente soient employés au *soulagement des pauvres*. Dans celle à l'Archevêque, ils demandent que les revenus de la maison puissent servir à l'établissement d'un chantre et de deux enfants de chœur pour l'Eglise Collégiale.

Monseigneur qui, dans cette circonstance encore, fit preuve de trop de bonté et de patience, accorda le sursis demandé, mais en même temps il fit sentir aux prévot et administrateurs de Sainte-Barbe, *qu'étant les pères des pauvres*, ils devaient les maintenir dans leurs privilèges et défendre leurs droits ; il alla même jusqu'à leur enjoindre de ne rien négliger pour forcer le Chapitre par voie de justice. Le digne Prélat, que longtemps le Chapitre avait induit en erreur, proposa en même temps la réunion des deux hôpitaux en celui de Ste-Barbe ; il fût aussi d'avis, qu'un des membres du Chapitre fît partie de l'administration de Ste-Barbe, et qu'un autre remplit les fonctions de *chapelain dans cet hôpital*. Le Chapitre *voulant conjurer* l'orage qui se préparait, et ayant conscience de la mauvaise voie dans laquelle il s'était engagé, fut unanime à accepter cette proposition. Mais à peine Monseigneur l'Archevêque avait-il quitté les murs de Belfort, que le chapitre montrait qu'il n'avait pas oublié ce vieil adage : Autre chose est promettre, autre chose est tenir. Il refusa formellement d'accomplir sa promesse. Et les choses en restèrent là.

Les faits que nous avançons ici, sont consignés dans un mémoire que M. Dorival, promoteur et chanoine de Besançon, adressa aux directeurs de l'hôpital Ste Barbe, en date du 8 novembre 1717. « René de Mornay était alors nommé à l'Archevêché de Besançon. Au mois d'Octobre, « il en prit possession par « procureur ; mais il ne résida pas, parce que la cour de Rome « ne voulut pas lui accorder ses bulles, à cause de la cession « faite au roi de France par le chapitre métropolitain, du droit « d'élection au siége archi-épiscopal. Les difficultés qui s'élevérent à ce sujet, et de longues négociations qui eurent lieu entre « le pape Clément VI, et le roi Louis XV, n'étaient pas encore « terminées lorsque René de Mornay mourut, le 17 mai 1721 » (1). Pendant ces discussions, les vicaires généraux et l'évêque d'Aréthuse, in partibus infidelium, Gaspard de Grammont, gouvernèrent le diocèse.

Dans ce mémoire de M. Dorival, on indique encore aux administrateurs de l'hôpital, les moyens à prendre pour revendiquer avec succès les droits revenants de la fondation de l'hôpital des Poules. Là-dessus, les directeurs de Ste Barbe mirent tout en œuvre pour mener la chose à bonne fin. Ils commencèrent par demander, et obtinrent facilement de l'Ordinaire, l'autorisation de faire saisir de l'affaire, le Conseil souverain d'Alsace (délibération du 30 décembre 1717). Cette première tentative réussit à souhait. Le chapitre fut assigné le 8 janvier 1718, et statua ledit Conseil Souverain :

« Que la fondation faite par la noble dame Jeanne, comtesse de Montbéliard et de Belfort, serait exécutée suivant sa forme et

(1) Histoire du diocèse de Besançon, par M. Richard.

teneur, que le chapitre restituerait les fruits et revenus qu'il avait perçus en trop, depuis 1690 jusqu'au jour de la demande ; le condamna, en outre, à tous dépens ».

Le 14 Mai 1718, le chapitre répondit à la signification qui lui avait été faite de ce jugement, par des écritures d'une longueur excessive. Dans ces écrits, les directeurs de l'Hôpital Ste Barbe ne sont pas ménagés. Ils y sont traités d'hommes sans moyens, d'ignorants, ne sachant pas le latin, et d'autres épithètes non moins flatteuses. Aussi, il ne faut pas s'étonner que les magistrats de la ville de Belfort intervinssent dans ce débat et prissent fait et cause pour les administrateurs de l'Hôpital Ste Barbe. De son côté le chapitre porta ses vues vers le duc de Mazarin, le fit assigner en sa qualité de comte de Belfort, successeur de Dame Jeanne de Montbéliard et de Catherine de Bourgogne, pour le décider en sa faveur, contre l'administration. Le Duc en effet intervint. Le 9 septembre 1718, la cause fut *appointée* en droit. Elle fut jugée le 17 avril 1720 (1). A la suite de ce jugement, le Conseil souverain rendit un décret qui confirma le jugement *primitivement rendu* contre le chapitre, condamna le chapitre de payer et de fournir à l'avenir les huit prébendes qui restaient, ou mieux de laisser les biens mentionnés dans l'acte de fondation ; de restituer les fruits et revenus, que le chapitre avait perçus, du jour de la demande jusqu'au jour de l'arrêt porté, le tout après liquidation, qui en serait faite dans le mois, pour le tout être distribué selon

(1) Le 17 avril 1720, le Conseil Souverain rendit un arrêt par lequel, faisant droit sur l'instance, a reçu et reçoit les prévôts et magistrats de Belfort parties intervenantes, et en conséquence sans s'arrêter à la demande en sommation formée par le chapitre, contre le duc de Mazarin, quant à présent, faisant droit tant sur la demande principale que sur celle en intervention, a ordonné et ordonne que la fondation du 2 mai 1349 sera executée selon sa forme et téneur ; ce faisant a condammé et condamne les defendeurs de payer et fournir à l'avenir les huit prebendes restantes de la dite fondation, conformément à celle, si mieux n'aiment déguerpir des biens y mentionnés ; à la restitution des fruits et revenus qu'il en a perçus du jour de la demande jusqu'à présent, suivant la liquidation qui en sera faite : sur lesquels seront précomptées les distributions que les défendeurs justifieront avoir faites aux pauvres, tant en graines qu'en argent depuis 1717 ; et condamne les défendeurs aux dépens.

le désir, et conformément à la volonté de Monseigneur l'Archevêque de Besançon. Condamna le chapitre à tous les frais et dépens.

Cet arrèt fut signifié le 2 Mai 1720 aux chanoines de la Collegiale de Belfort.

Inutile de faire ici un long commentaire de l'accueil qui fut réservé à cet arrêt... Mais enfin, contre la force point de résistance, et si, n'en déplaise aux mânes de ces bons chanoines, pour lesquels nous sommes heureux d'offrir des prières, si, dis-je, les administrateurs de Ste Barbe ont été trop ignorants pour comprendre le latin, ils ne nous en fournissent pas moins la preuve, qu'on peut avoir raison, et obtenir justice quand même.

Le 29 Janvier 1721, le duc de Mazarin et les directeurs de l'hôpital de Ste Barbe, conclurent, à Paris, un traité d'union de l'Hôpital des Poules à celui de Ste Barbe. Ce traité fut approuvé, homologué, confirmé le 12 Novembre 1721, par le Doyen du chapitre de Besançon, Antoine-François de Bliterswich-Moncley, vicaire général et administrateur du diocèse par la vacance du siège.

Le 22 du même mois, le chapitre, répondant à Monsieur de Bliterswich, essaya encore de faire opposition aux justes réclamations des directeurs de Ste Barbe. Il en appela également au conseil souverain d'Alsace, pour casser l'arrêt rendu. Cependant de part et d'autre, cet arrêt fut maintenu dans son intégrité, et enfin, après un procés d'une longueur interminable, le chapitre fût définitivement condamné à restituer une somme de 1218 livres, 12 sols, dont 910 à l'hôpital de Ste Barbe, chargé depuis lors de l'administration de l'hôpital des Poules, et 300 livres aux pauvres de la ville.

Le 13 Novembre 1723, Messieurs les Prévot et directeurs de Ste Barbe poursuivirent la liquidation des revenus des Poules. Il se forma contestation sur la valeur de la livre estevenante, et sur ce qui devait revenir aux pauvres en argent de la même monnaie. Le 8 Juillet 1724, la cause fût portée à l'audience. De ce jour, il y eût de nouveau arrêts sur arrêts. Nous ne pouvons les relever ici, vu leur longueur. Signalons seulement la requête du 16 Janvier 1726, la requête du 14 et 16 Juin 1728, la fameuse requête du 10 novembre 1728 où le Chapitre tenta de tout bouleverser, et enfin la requête du 10 Novembre 1729, où le chapitre veut que le duc de Mazarin soit tenu de tout indemniser. Mais tous les efforts échouèrent. Les bourgeois de Belfort n'étaient pas d'humeur à céder, et le 27 Juillet 1731, les membres du chapitre ont exécuté fidèlement ou plutôt purgé leur condamnation. Et ainsi fut terminée cette longue, pour ne pas dire cette déplorable dispute, cette malheureuse chicane.

CHAPITRE V

Traité passé entre les Directeurs de l'Hôpital de Ste Barbe et Mgr le Duc de Mazarin.

Par devant les soussignés, notaires à Paris, furent présents très-haut et très-puissant seigneur, Monseigneur Paul Jules de Zuze, Duc de Mazarin, de la Meilleraye et de Mayenne, Comte de Ferrette, Thann, Belfort, Baron d'Altkirch, Seigneur d'Issenheim, Delle et Blotzheim, gouverneur pour le Roi au Port-Louis en Bretagne, pair de France, demeurant à Paris, en son hôtel, place de Louis-le-Grand, paroisse de St Roch, d'une part

Et monsieur Jean-Pierre Ferrier du Châtelet, écuyer, avocat au Conseil souverain d'Alsace, demeurant ordinairement en la ville de Colmar, étant présent à Paris, logé chez la dame Macaire, Rue St Honoré, paroisse St-Eustache, au nom et comme procureur de MM. les Directeurs et Conseillers de l'hôpital Ste Barbe, érigé et établi en la ville de Belfort, fondé de leur procuration spéciale, pour les présentes, passées devant François Mangenot, notaire royal au Conseil souverain d'Alsace, à la résidence de Belfort, présent témoin.

Le 17 Décembre 1720, l'original de cette procuration, dûment légalisée, est demeuré joint à la minute des présentes, après avoir été certifié véritable par ledit sieur du Châtelet de ce lieu, et des notaires soussignés, paraphés, d'autre part.

Lesquels ont dit, savoir : le dit Seigneur, duc de Mazarin, qui, pour seconder les pieuses prétentions et dispositions des feus Seigneurs et Dames, Comtes et Comtesses de Belfort, prédécesseurs du dit Seigneur, duc de Mazarin, et assurer la pleine et entière exécution de la fondation de l'hôpital dit des Poules, en la dite ville de Belfort, fondé le 2 Mai 1349 par feue haute et puissante dame, Jeanne de Katzenellenlogen, comtesse de Montbéliard et de Belfort, augmenté en 1415 par la haute et puissante dame Catherine de Bourgogne, lors veuve de très-haut et très-puissant prince Monseigneur Léopold d'Autriche, Comtesse dudit Belfort, et empêcher que dorénavant et à jamais, les pauvres dudit hôpital soient privés du patrimoine à eux laissé, par les prédécesseurs du dit Seigneur Duc de Mazarin, comme ils l'ont été *pendant un grand nombre d'années*, ledit Seigneur duc de Mazarin veut et entend que les revenus dudit hôpital des Poules, soient administrés par les sieurs Prévots et Directeurs du dit hôpital de Ste Barbe aux conditions suivantes, savoir :

Premièrement, qu'il y aura dans ledit hôpital Ste Barbe de Belfort, deux chambres particulières, au-dessus desquelles sera mise une inscription en ces termes : *Hôpital des Poules, fondé par Madame de Montbéliard, Comtesse de Belfort en 1349, administré par Messieurs les Directeurs de l'Hôpital Ste-Barbe.*

Deuxièmement, qu'il y aura, dans chacune des dites deux chambres, cinq lits, faisant les deux dix, pour cinq hommes et cinq femmes nécessiteux, hors d'état de gagner leur vie et deux autres lits pour un homme et une femme destinés au service des dix pauvres.

Troisièmement, que les dix pauvres seront nommés par ledit Seigneur Duc de Mazarin, et en son absence, par son bailli et procureur fiscal dudit Belfort, conjointement avec les dits sieurs Prévots et Directeurs dudit hôpital de Ste Barbe, du nombre desquels pauvres, les domestiques dudit Seigneur duc de Mazarin, malades et hors d'état de servir, seront reçus par préférence.

Quatrièmement, qu'il sera fourni à chacun des dits pauvres, et à chacune des deux personnes destinées à leur service, un boisseau par semaine, mesure de Belfort, moitié blé, moitié seigle, et douze sols estevenants aussi par semaine, et outre à chacun d'eux un habit de drap gris, au jour et fête de St Martin, l'hiver de chaque année.

Cinquièmement, que moyennant ce que dessus, les dits sieurs administrateurs dudit hôpital Ste Barbe, jouiront de tous les droits et revenus donnés audit hôpital des Poules, par la fondation dudit jour 2 Mai 1349, ainsi que des dimes et tailles de Meroux, de la totalité, le dit seigneur Duc de Mazarin voulant bien, par zéle et affection pour ledit hôpital, abandonner aux dits sieurs Directeurs, l'excédant qui lui vient, conformément à la dite fondation et dont il jouissait ci-devant. En considération de quoi, ledit sieur Du Chastelet au dit nom, renonce pour les dits successeurs administrateurs, à tout supplément, sans en pouvoir jamais prétendre aucun, sous quelque prétexte que ce soit, à peine de nullité des présentes. Et au cas que les fermiers dudit seigneur Duc de Mazarin, voulussent prétendre contre eux quelque indemnité ou non jouissance, pendant le temps de leur bail, à compter du premier janvier présent mois, jusqu'au dernier Décembre 1729, sous prétexte de l'entier abandon fait par ces présentes, des dites dimes et tailles de Meroux, ledit sieur Du Chastelet au dit nom, oblige les dits sieurs Directeurs d'en acquitter le dit Seigneur Duc de Mazarin, et de faire cesser toutes demandes, au cas qu'il en soit formées à ce sujet. Plus tard, les dits administrateurs jouiront de la rente de 110 livres, provenant du prix de la vente de l'ancienne maison dudit hôpital des Poules, même pourront, si bon leur semble, se pourvoir, ainsi qu'ils aviseront, en cassation de la vente de la dite maison, auquel cas ils seraient tenus de rembourser le dit *Empteur* ou acheteur de la dite maison, des améliorations utiles et nécessaires.

Sixièmement, qu'il sera établi un chapelain pour la désserte des deux hôpitaux, qui seront et demeureront réunis, lequel chapelain, au moyen des avantages que lui font les dits sieurs administrateurs, sera tenu de résider *dans ledit hôpital et de dire tous les jours* la messe dans la chapelle de ce lieu, et jouira pour sa rétribution des revenus et droits du moulin de Danjoutin, et aura de plus ce que les sieurs administrateurs avaient coutume de donner au précédent chapelain, ou ce qui sera réglé par Monseigneur l'Archevêque de Besançon, ou Monsieur son grand vicaire, lequel chapelain devra être tenu d'instruire les dits pauvres, tant en santé que malades, et leur administrer les sacrements, pourquoi le dit sieur Du Chastelet oblige les dits sieurs administrateurs, de fournir un logement convenable *dans ledit hôpital* au dit chapelain, qui sera commis et nommé par ledit Seigneur duc de Mazarin, et amovible à sa volonté, conformément à la fondation dudit jour 2 Mai 1349, en commettant un autre prêtre, qui prendra de Monseigneur l'Archevêque, les approbations du service divin et administration des sacrements.

Septièmement, le bailli et le procureur fiscal du dit Belfort, ou autres personnes commises par ledit Seigneur Duc de Mazarin, assisteront, avec le magistrat du dit lieu, au compte des revenus des dits deux hôpitaux unis, qui seront rendus tous les ans, tant de recettes que de dépenses, sans néanmoins qu'il puisse être employé aucuns frais pour la reddition et audition des dits comptes, sous quelque prétexte que ce soit.

Huitièmement, que ce qui reviendra de la restitution, à laquelle le chapitre de Belfort est condamné, par arrêt du Conseil Souverain d'Alsace du 17 avril 1720, sera appliqué aux accomodements qu'il conviendra faire, et aux achats des lits et autres meubles nécessaires pour le logement du dit chapelain, qui sera nommé par le Duc de Mazarin, des dix pauvres et des deux domestiques.

Neuviémement, que pour autoriser le présent acte, les dits sieurs Directeurs se pourvoieront, par devant Monseigneur l'Archevêque de Besançon ou Monsieur son official, pour avoir son approbation, sur ce nécessaire, conformément à l'arrêt de ladite ville de Colmar, et en cas qu'il survienne quelque opposition ou empêchement, en tout ou en partie de l'exécution des présentes, de la part du dit chapitre de Belfort ou autre, soit devant ou aprés l'approbation de Monseigneur l'Archevêque de Besançon ou de Monseigneur son Official, les dits sieurs Directeurs de l'hôpital Ste Barbe seront tenus de les faire cesser, par devant tout juge qu'il appartiendra, à leurs frais, risques, périls et fortune, sans aucune répétition contre ledit Seigneur Duc de Mazarin.

Dixièmement, que tout ce que dessus se fasse par forme d'union, le dit Seigneur duc de Mazarin veut et entend que toutes clauses et conditions ci-dessus, soient exécutées par les dits sieurs Directeurs du dit hôpital Ste Barbe comme administrateurs de celui des Poules.

Seront ces présentes ratifiées, ainsi que le dit sieur Du Chastelet s'y oblige, à peine de nullité des dites présentes, si bon semble au dit seigneur, Duc de Mazarin, par les dits sieurs Directeurs de l'hospice Ste Barbe et magistrats de la ville de Belfort, par acte en bonne forme, dont le dit sieur Du Chastelet promet apporter ou faire apporter l'original, pour être joint à la minute des présentes, au plus tard dans un mois à peine. Et pour l'exécution des dites présentes, et de tout ce que dessus, le dit sieur Du Chastelet a élu son domicile à Paris, en la maison où il est logé ci-devant déclarée, auquel lui nonobstant, promettant, obligeant, renonçant; fait et passé à Paris, à l'hôtel du Seigneur, Duc de Mazarin le 29 Janvier 1721, à midi, et ont signé la minute des présentes.

La ratification de ce traité a été faite le 19 mars 1721. Cet acte de ratification se trouve très bien conservé dans les archives de l'hôpital Ste Barbe.

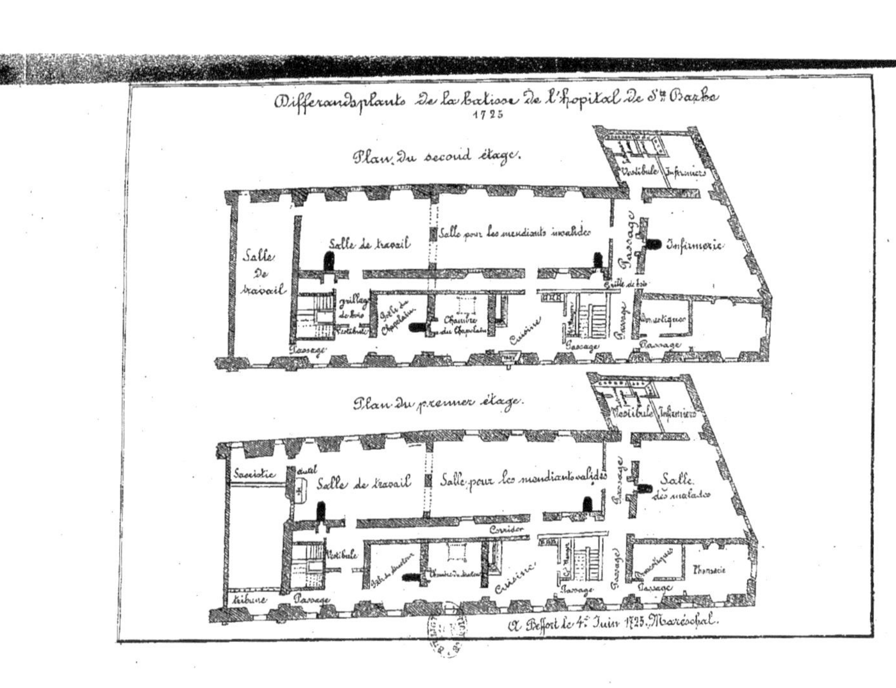
Differands plants de la batisse de l'hopital de Ste Barbe
1725
Plan du second étage.
Salle de travail
Salle de travail
Salle pour les mendiants invalides
Passage
Infirmerie
Vestibule
Infirmiers
Plan du premier étage.
Sacristie
Salle de travail
Salle pour les mendiants valides
Salle des malades
Vestibule
Infirmiers
Corridor
Vestibule
Cuisine
Passage
Tribune
Passage
Pharmacie
A Beffort le 4e Juin 1725. Maréschal.

HOPITAL DE BELFORT

SOUS L'INVOCATION DE Ste BARBE

CHAPITRE I

Fondation de l'Hôpital Ste Barbe
1400.

En entreprenant l'histoire de l'hôpital bourgeois de Belfort, placé sous l'invocation de Ste Barbe, nous nous en tiendrons également avec la plus grande exactitude, comme pour l'histoire de l'hôpital des Poules, aux titres authentiques que nous avons sous les yeux. Après la compulsion et l'examen de ces titres, qui se trouvent actuellement dans les archives de l'hôpital civil de Belfort, nous avons reconnu qu'il est difficile, sinon impossible, de fixer d'une manière précise, l'époque de l'établissement de cet hôpital. Nous savons seulement qu'il doit son origine à une confrérie de marchands et autres Corps de métiers de la ville de Belfort. Cette confrérie a voulu prendre Ste Barbe pour patronne, parcequ'on l'invoque contre la foudre et la mort subite, par allusion à celle de son père, frappé par la foudre.

Par suite, elle est la patronne naturelle de tous les artisans, dont le métier expose à la mort subite : artificiers, artilleurs, fondeurs, armuriers, couvreurs, charpentiers, maçons, mineurs. Jusqu'ici, nous n'avons pas pu trouver d'autres indications, sur l'origine de cette Confrérie, moins encore sur la date exacte de la fondation de l'hôpital Ste Barbe, administré par la confrérie des marchands.

Il est à présumer, que dans ces temps malheureux où des guerres continuelles désolèrent la contrée, les habitants de Belfort, pour se mettre à l'abri des persécutions incessantes de l'ennemi, laissèrent la ville en proie au pillage, et s'enfuirent jusque dans les forêts. Dès lors, nous nous expliquons facilement la perte des titres, qui font mention de l'établissement primitif de cette confrérie, et de l'hôpital Ste Barbe.

Nous savons cependant, que la Confrérie, ainsi que l'hôpital Ste Barbe, existaient déjà en l'an 1405. Nous avons en effet entre les mains une lettre en parchemin, du dimanche avant Pâques de l'année 1405, portant vente d'un pré au profit de la Confrérie et de l'hôpital, pour le prix d'un louis d'or. Et, déjà en l'année 1411, le 12 Décembre, Monseigneur l'Archevêque de Besançon, Gérard II d'Athier, a envoyé à la Confrérie des Marchands, une lettre écrite en langue latine, et qui permet aux confrères d'ériger une chapelle, en l'honneur de Ste Barbe. Disons ici que toutes les confréries de Belfort avaient alors leur autel ou leur chapelle, à l'église collégiale de St Denis. Ainsi, l'autel de St Nicolas, du côté de l'Evangile, était fondé par la confrérie de Saint Christophe. C'est à cet autel que les boulangers, les serruriers et tanneurs avaient établi leur confrérie. Donc, vraisemblablement, l'autel Ste Barbe, ou la chapelle Ste Barbe, était dans l'église collégiale même, ou tout près du cloître contigu à l'église Collégiale. Car, en 1456, le compte de la confrérie est relatif à la dépense faite pour le bâtiment du clocher, et pour pendre la cloche achetée de messire Jean Chevillot. Ce qui supposerait une chapelle indépendante, ou adossée au cloître.

Ajoutons à tous ces témoignages, 1° Un jugement couché sur parchemin, contre deux particuliers de Massevaux, détenus en prison à Belfort, et qui furent mis à l'amende au profit de l'hôpital Ste Barbe, en 1419 ; 2° le compte de 1453, qui nous apprend que les directeurs de l'hôpital Ste Barbe ont délibéré de donner *des assignaux* au chapelain, pour célébrer les messes à la chapelle Ste Barbe ; 3° un parchemin en allemand, donnant, en 1463, à la maîtrise des marchands de Belfort, confirmation de tous ses droits par Albert, archiduc d'Autriche ; 4° une nouvelle confirmation de ses privilèges en 1492, ou, pour mieux dire, un visa de cette confirmation, par le prévot et gouverneur d'Ensisheim, Martin Stor. Ce document est également en allemand ; 5° un compte de 1492, rendu par Pépin Viechy, et qui fait mention d'un chapelain, Messire Pierre Michelin. C'est le premier chapelain de Ste Barbe, dont le nom nous soit connu ; 6° une lettre de Monseigneur l'Archevêque de Besançon de Busleiden, cardinal, accordant en 1499 aux confrères, la permission de construire une chapelle, en l'honneur de Ste Barbe ; 7° enfin, un accord fait entre les dits confrères et le chapitre de Belfort, pour la collation de cette chapelle bâtie en 1501 et consacrée en 1511.

Cet accord fut fait par l'entremise de Monsieur le baron de Morimont.

En terminant, nous mentionnons volontiers encore, la confirmation donnée par Charles-Quint, roi d'Espagne, en date du 20 août 1521, et celle donnée par Ferdinand, Archiduc d'Autriche en 1567.

Nous avons dit que la chapelle St Barbe a été bâtie en 1501. Nous avons examiné les comptes de la Confrérie des années 1503, 1504, 1505. La dépense de tous ces comptes a été faite presque intégralement, pour la construction de cette nouvelle chapelle. Nous avons dit également que cette chapelle a été consacrée en 1511, et voici, à titre de curiosité, ce que nous avons trouvé dans le compte de cette année 1511 :

« Article III, lors du sacre de la chapelle Ste Barbe de Belfort, le jeudi et vendredi après la conception de Notre-Dame, dépense faite par MM. le Suffragant, Chapelain et Clercs, le chapitre et chapelain de Belfort..... y compris aussi la dépense des chevaux ».

1° Marché conclu avec l'hôtelier Ulvya, 8 livres,

2° pour luminaires et messes, 26 livres,

3° payé à M. le Suffragant pour son droit et peine d'avoir bénit et sacré la dite chapelle, 10 livres,

4° pour le chapelain et clercs du suffragant, 2 livres 10 pfennig,

5° pour monseigneur l'Archevêque de Besançon (Antoine de Vergy), 5 livres,

6° Pour le droit du doyen de Grange, 5 livres.

Mais où était placée cette chapelle, qui venait d'être consacrée avec la plus grande solennité ? Elle était bâtie au pied du château. Elle prenait son entrée au couchant sur le cloître du chapitre. Cette chapelle servait de lieu de réunion, aux confrères, pour leurs exercices religieux. Ils y célébraient surtout avec beaucoup de pompe, la fête de Ste Barbe, leur patronne.

Le prêtre qui desservait cette chapelle, recevait la somme de 20 livres par an, pour les messes à acquitter. Ce prêtre était au choix des confrères, avec l'approbation de l'ordinaire. Ceux-ci étaient propriétaires de la chapelle ; ils l'entretenaient à leurs frais et dépens.

En 1577, cette même chapelle de Ste Barbe fut reconstruite sur le même emplacement. La dépense du compte de l'année 1577 en fait foi. Elle est faite uniquement pour cette reconstruction.

Qu'est donc devenue cette chapelle de Ste Barbe, bâtie au pied du château? Elle ne subsiste plus, attendu que lors de la réunion de l'hôpital des Poules à celui de Ste Barbe, elle a été transférée au centre de la ville en 1721, dans la maison de l'hôpital, après qu'on eût demandé et obtenu la permission de cette translation de Mgr l'évêque Gaspard de Grammont. Il est probable qu'elle fut démolie, comme fut démoli plus tard le vieux Saint-Denis, et qu'on utilisa les matériaux pouvant servir, à la construction ou à l'aménagement de celle, transférée au centre de la ville en 1721 et reconstruite en 1752-53 sur la même place.

Longtemps avant de construire cette chapelle, les confrères de Ste Barbe avaient fait l'acquisition d'un bâtiment, destiné à recevoir les pauvres malades indigènes ou passagers ; ceux ci étaient primitivement soignés par une gouvernante. Ce bâtiment, espèce d'hôpital auquel la confrérie donna le nom de sa patronne, devait être peu considérable, et ce ne fut que dans la suite qu'il prit insensiblement l'accroissement, que nous lui voyons aujourd'hui. Nous voudrions pouvoir déterminer l'emplacement de ce bâtiment. Mais les titres que nous avons vus, n'en font aucune mention ; cependant il est probable que ce fût au centre de la ville actuelle, où est situé encore aujourd'hui l'hôpital civil.

Que cet hôpital ait été reconstruit en 1558 dans une maison de la ville, proche des fossés, il ne reste point de doute, à cet égard. Jacques Fernier, clerc de la ville de Belfort, a rendu compte des revenus de la dite confrérie des années 1558-1559-1560, au profit de cette construction.

L'Extrait de ce compte est collationné par Mangenot, notaire de Belfort, le 6 avril 1682 et légalisé par Messieurs les Prévot et Magistrats de la ville le 23 novembre 1686.

Presque un siècle après, pendant les années 1743, 1744, 1745, l'hôpital Ste Barbe fut reconstruit tout à neuf, suivant plan, devis et adjudication dressés par l'Architecte Henri Schuler, qui fut en même temps un appareilleur expérimenté, le tout s'élevant à la somme de 6078 livres.

Ce même H. Schuler a dirigé les travaux de l'église actuelle de St Christophe. Les plans, devis et dessins de la nouvelle église émanaient de M. Maréchal, ingénieur ordinaire du Roi.

CHAPITRE II

Revenus de l'Hôpital Ste Barbe depuis sa fondation 1400-1700.

La fondation des hôpitaux de ce temps et leur entretien peut se rapporter à trois causes : la foi et la charité des particuliers ; la libéralité des souverains, qui dotèrent autrefois les hôpitaux d'exemptions d'impôts, de priviléges, de monopoles, qui ne sont plus aujourd'hui qu'un souvenir ; et enfin, la prévoyance communale. Cette triple origine explique tout naturellement la nature des revenus hospitaliers. Elle nous apprend donc comment les confrères de Ste Barbe à Belfort, parvinrent à couvrir les dépenses que nécessitaient la construction de la chapelle Ste Barbe, et l'achat d'un bâtiment, destiné à servir d'Hôpital. Jusqu'en 1566, les revenus de cet établissement étaient bien minces ; son fonds se montait en tout à la somme ds 423 livres, 13 sols, 10 deniers. Mais bientôt les confrères trouvèrent des ressources, suffisantes pour réussir dans une entreprise, dictée par la charité chrétienne, et fécondée par le secours de Dieu, qui, dans cette circonstance, ne leur fit pas défaut. Les Ducs et les Comtes de Belfort avaient autorisé la confrérie et l'hôpital Ste Barbe, à hériter de ceux qui y mourraient et de ceux qui testeraient en sa faveur. Aussi, dans ces temps de foi et de piété, on devait user largement de cette autorisation, pour augmenter notablement le domaine de la maison de Ste Barbe. Nous avons, en effet, trouvé dans les archives de l'hôpital, beaucoup de titres, de donations et ordonnances de dernière volonté, faites au profit de cette institution de bienfaisance chrétienne. Pour nous en convaincre, nous n'avons qu'à citer ici les premières donations faites, après la reconstruction de l'hôpital Ste Barbe en 1558.

La première donation date de 1577. Un bourgeois de Belfort, nommé Nicolas Grosrenaud, lui fait une rente annuelle de 5 livres bâloises, afin d'acheter du pain aux pauvres malades. La deuxième donation est du 17 octobre 1586.

Elle est faite par feu honorable Pierre Besançon le Jeune, et Elisabeth Huguenot, sa femme ; ils lèguent à l'Hôpital de Belfort, fondé en l'honneur de Dieu et de Sainte Barbe, la somme de trente livres, monnaie bâloise de principal une fois payé. Huguenin, bourgeois de Belfort et Jeannette Faivre, sa femme, par leur testament du 1er novembre de la même année, lui donnent en rente 2 livres bâloises.

Le 15 novembre 1605, Nicolas Ferrey, bourgeois et conseiller de la ville de Belfort, et Jeanne Febre, son épouse, disposent en ces termes, d'une part de leurs biens : « ...par leurs dernières volontés, ils ont donné et légué en fondation à Ste Barbe, fondée au dit hôpital, la somme de 330 livres, monnaie baloise en principal, pour en recevoir la rente annuelle de 16 livres, 10 deniers, et les distribuer aux pauvres nécessiteux de la ville de Belfort ».

La même année, Marguerite Besançon donne plusieurs héritages à l'hôpital. Ces biens se trouvaient tous dans le finage d'Argiésans. En 1650, les directeurs de l'hôpital ont vendu ces biens à Claudat Bertin et à Claudat Lhoste d'Argiésans.

Et c'est ainsi que les donations se multiplièrent ; toutes sont empreintes de la plus pure charité. Nous aurions désiré inscrire ici, comme dans un livre d'or, les noms des bienfaiteurs ; nous craignons de trop allonger ces pages.

Mais, outre les donations, les directeurs de l'hôpital Ste Barbe surent se créer une source de revenus toujours considérables. En ce temps, les droits d'entrée de la ville de Belfort, et les droits d'y vendre appartenaient au seigneur de Belfort. Or, les confrères de Ste Barbe avaient obtenu, dès l'origine de la création de la confrérie et de l'hôpital, des archiducs d'Autriche et seigneurs de Belfort, toutes sortes de privilèges, de monopoles, comme le pouvoir de faire prêter serment à tous les marchands, négociants, ouvriers de tous métiers, non seulement de Belfort, mais à tous ceux du dehors qui venaient vendre leurs marchandises en ville, ainsi qu'à tous les apprentis qui prétendaient être un jour Maîtres, à condition que tous, marchands, maitres et apprentis payeraient au profit de la confrérie, un certain droit de deux livres environ.

Dans les archives de l'hôpital, il est parlé d'une lettre du lundi avant la St Denis 1495, elle oblige les drapiers, les falendriers, les passementiers et autres métiers de Montbéliard à payer des droits, à la confrérie de l'hôpital Ste Barbe .Les confrères obtinrent confirmation de leurs privilèges, d'Albert d'Autriche en 1462 ; de Ferdinand d'Autriche en 1567, de Maximilien en 1592. Ces trois documents ont été traduits de l'Allemand en français, par le sieur Jean-Pierre Noblat, secrétaire de la ville de Belfort, le 13 septembre 1657. Il était alors prévot de l'hôpital Ste Barbe.

C'est ainsi, on le comprend aisément, que les confrères de Ste Barbe, surent se créer un revenu assez considérable et toujours sûr. Il devait même, nécessairement, augmenter, par suite du nombre toujours croissant de nouveaux membres, immatriculés dans la dite confrérie. D'autre part, ceux-ci en mourant firent ordinairement quelques dons affectés au soulagement des malades de l'hôpital.

Nous avons trouvé les noms de tous les métiers, qui ont été reçus dans la confrérie de Ste Barbe. Nous transcrivons les noms de 1484 à 1553. Ce sont des marchands, des merciers, des drapiers, des tisserands, des tailleurs, des pelletiers, des chamoiseurs, des tanneurs, des bouchers, des hôteliers, des brasseurs, des tonneliers, des cordonniers, des tondeurs, des fondeurs, des barbiers, des sculpteurs, des corroyeurs, des cabaretiers de Bâle et autres lieux de la Suisse, de Strasbourg, de Mulhouse, de Thann, de Ferrette et de toutes les autres villes de l'Alsace.

A cette même époque, le Sundgau, le Briscau, le Comté de Bourgogne, la Lorraine demandèrent à être reçus dans la confrérie de l'hôpital Ste Barbe, érigée canoniquement, et confirmée par les empereurs Charles-Quint et Maximilien, par les Archiducs Albert, Ferdinand, Rodolphe et autres princes de la maison d'Autriche. Aussi, de l'année 1531 à 1629, nous relevons 68 métiers, qui sont déjà inscrits dans les registres de la confrérie, et 1217 particuliers ont passé maîtres, chacun de sa profession et de son art.

Jusque vers le milieu du 17e siècle, il nous est impossible de fixer d'une manière précise, les revenus de l'hôpital Ste Barbe. Il existe bien des titres de propriété de l'hospice, tels que maisons, jardins, vergers, prés et champs dans les communes de Belfort, Denney, Roppe, Essert, Cravanche ; des titres aussi, sur divers particuliers, depuis l'année 1405 ; il existe encore des constitutions de rentes, cens, fondations de messes et services religieux, moyennant des capitaux versés au profit de l'hôpital. La première lettre de constitution est du 8 mars 1464; elle est de sept sols bâlois de rente annuelle, au profit du dit hôpital Ste Barbe, sur Jacques Vendele, bourgeois de Belfort. Jusqu'en l'année 1500, nous avons trouvé onze autres lettres de constitutions ; de 1500 à 1596, vingt-trois lettres de constitutions ; enfin à partir de 1601 à 1691, il y a en tout 21 lettres de constitutions de rentes au profit de l'hôpital, soit sur des Bourgeois de Belfort, soit sur des particuliers des villages voisins. Mais encore une fois, nous ne pouvons donner le montant exact des revenus de l'hôpital Ste Barbe; ce n'est qu'en 1638 que nous avons trouvé un compte exact des cens et des intérêts fixes dus à l'hôpital de Ste Barbe. Ils montent à la somme de 357 livres, 13 sols. Plus tard, Jean-Pierre Noblat, prévôt de l'hôpital, nous apprend aussi la somme exacte des revenus annuels de cette maison. Dans le compte dressé par lui, des années 1675 à 1686, l'hôpital avait alors un revenu franc de 348 livres, 3 sols, 10 tournois.

Dès son origine, l'administration de l'hôpital Ste Barbe fut confiée à douze directeurs, dont le chef fut appelé Prévot, titre honorifique qu'il garda jusqu'en 1789. Ils nommèrent un receveur, auquel ils faisaient rendre compte toutes les années. L'excédant des recettes, après le service et le soulagement des pauvres, fût placé en rentes au profit de l'hôpital. Le receveur était nommé par le prévot et les directeurs, destituable à leur volonté, lorsqu'il ne remplissait pas ses fonctions avec honneur et probité. Le receveur restait responsable des deniers qui lui avaient été confiés. Ainsi le 20 Mai 1608, Martin Siney fut nommé receveur, sous le cautionnement de Balthazar Keller, son beau-père.

Ces comptes furent, autant que possible, visés par l'archevêque de Besançon ou son délégué, quand il était de passage à Belfort. C'est ce qui arriva particulièrement pour le compte de l'année

1665. Monseigneur l'archevêque, Antoine Pierre Ier de Grammont, dans sa visite générale du diocèse « dans le lieu de Belfort » le 2 septembre 1667, visa le compte de 1665 dressé par David Courtot, receveur.

L'ordinaire avait le droit de veiller à l'emploi des revenus destinés aux pauvres. Quant aux revenus des Confréries, il n'en fût pas ainsi. Elles disposaient à leur gré de leur avoir.

On se demandera peut-être, pourquoi ce fût le Prévot de l'Hôpital, Jean-Pierre Noblat, qui évalua les revenus fixes de l'hôpital de Belfort, pour les années 1675 à 1686? Nous présumons que ce compte a été dressé aussi minutieusement, pour prouver clairement l'emploi et la destination des revenus, et empêcher que ces mêmes revenus ne fussent remis à l'ordre de Notre Dame du Mont Carmel et de St Lazare de Jérusalem, en conséquence d'un édit du mois de décembre 1672. Ce décret avait concédé à cet ordre, l'administration et la jouissance perpétuelle des maisons, droits, biens et revenus, de toutes les maladreries, hôpitaux, Maisons-Dieu, aumôneries, confréries, chapelles et autres lieux où l'hospitalité n'était plus gardée.

Plus tard en 1676, Louis XIV chargea une commission, composée d'archevêques, d'évêques, d'intendants et de commissaires départis, de se faire présenter les titres de fondation de toutes les maladreries, léproseries, hôpitaux, hôtels-Dieu, Maisons-Dieu, aumôneries, confréries, chapelles hospitalières, et autres lieux pieux du royaume, de réprimer les usurpations commises sur les biens des pauvres, de rétablir l'hospitalité où elle avait été abolie, de consacrer les droits des fondateurs et de leurs descendants, de séparer ou d'unir les biens des hôpitaux selon l'intérêt, et pour le plus grand avantage des pauvres et des malades de chaque lieu.

C'est assez dire que les directeurs de la confrérie de l'hôpital Ste Barbe, savaient fort bien gérer et protéger les biens et revenus de leur corporation.

Avant de terminer ce chapitre, disons encore qu'à cette époque, un bourgeois de Belfort, David Hugonin, exerçait dans notre ville la profession de maître en chirurgie. Il était en même temps directeur de la confrérie de l'hôpital Ste Barbe.

CHAPITRE III

Les Corporations anciennes et les syndicats de nos jours.

Qu'est-ce que la corporation ancienne ? C'est le groupement des travailleurs, livrés à des fonctions semblables. Autrefois, chaque groupe industriel se donna des statuts et des réglements. Les statuts garantissaient, par un long apprentissage et par le chef d'œuvre, que le métier serait bien exercé, les bonnes traditions fidèlement observées. Les réglements exigeaient bonne qualité dans les produits, bon marché, et sincérité dans la vente. L'existence de ces communautés, dépendant d'un ou de plusieurs chefs électifs, soumis eux-mêmes au Prévot de Paris, rendait facile la police de l'industrie et du commerce. Dans l'intérêt de la corporation, il se forma une bourse collective, consacrée aux dépenses générales de la communauté. Dans la France du moyen âge, l'autorité royale sanctionna l'existence des corporations ; et les statuts des corps de métiers, délibérés par les artisans, étaient approuvés par des lettres patentes du roi. Ces lettres seules, les rendaient obligatoires. Du reste, nous l'avons plusieurs fois mentionné, en parlant de la maîtrise des marchands de Belfort.

On distinguait dans le métier, les apprentis, puis les compagnons ayant fait le temps d'apprentissage, sans arriver à la maîtrise, et, enfin les maitres. Nul ne pouvait exercer le métier, à son bénéfice, s'il n'était maître : nul ne devenait maître, qu'après un apprentissage d'un certain nombre d'années. Il fallait encore, pour obtenir ce titre, subir un examen, sur les règles du métier, et faire un chef-d'œuvre ; en outre, il fallait payer au corps du métier, un droit pour la bourse commune. La communauté industrielle fût en même temps une confrérie. Elle était unie par le culte d'un Saint ou d'une Sainte. La confrérie portait une bannière et s'assemblait pour célébrer la fête de son patron, ou de sa patronne. Voilà la corporation constituée.

Et que pouvait faire la corporation? Elle pouvait décréter tout ce qui lui semblait nécessaire, pour assurer la perfection des produits, pour interdire la fraude dans les ventes ; elle pouvait même fixer un maximum de prix à ses denrées. La confrérie de Ste Barbe avait des chefs zélés et expérimentés, pour sauvegarder les statuts.

Et que faisait-on des bénéfices, des revenus? La source des revenus, nous l'avons dit, était alimentée par les droits de réception, par une cotisation régulière et par des amendes. Avec ces revenus, la corporation pourvoyait aux frais de la fête du patron ou de la patronne, qu'elle avait choisi, pourvoyait aux frais des procès soutenus pour les privilèges de la corporation. Cette bourse avait encore pour objet de prêter assistance aux vieillards et aux infirmes du métier ; mais surtout plus d'une communauté entretenait à ses frais. un hôpital. Enfin, les confrères allaient à la messe, et marchaient sous des bannières religieuses. Le bien que ces communautés ont accompli, démontre que l'église leur avait communiqué, dès l'origine, une étonnante vigueur, puisqu'on voyait partout des hôpitaux et des asiles, fondés et entretenus aux frais des diverses confréries.

Evidemment, tout n'était pas parfait dans ces corporations ; mais elles devaient être perfectionnées et non détruites. La Révolution française vit dans les corporations la liberté du commerce blessée, et elle rompit d'un coup les liens qui unissaient les hommes d'un même métier, dispersa les industriels comme de la poussière, et ne leur donna d'autre loi que la concurrence illimitée. Déjà Turgot, ministre de Louis XVI, qui tenta en vain d'utiles réformes, fit un long éloge de la libre concurrence, et ne vit dans l'établissement des corporations, qu'un effet de l'égoïsme des maîtres. Il voulut émanciper les ouvriers, sans prendre aucune mesure d'ordre. Certes, proclamer la liberté pure et simple, ce n'est pas organiser. Les Etats Généraux de 1789, et l'Assemblée constituante mirent en pratique les idées de Turgot; on proclama le droit du travail imprescriptible, et on assura le libre exercice du travail dans la France entière, on abolit les corporations. C'était une faute. Il aurait fallu, au contraire, conserver le groupement industriel, rendre l'accès de la corporation plus facile, détruire les barrières qui en rendaient le recrutement si onéreux, et qui constituaient en faveur des maîtres établis, un privilége exclusif. Il fallait encore développer les germes de bien, que renfermaient d'autres éléments de la corporation, association pécuniaire, secours aux enfants, aux vieillards, aux infirmes. On y aurait également introduit l'organisation du travail si discutée de nos jours, l'avancement, les heures du travail, le repos hebdomadaire. L'ancien régime des corporations exigeait une réforme. La contrainte et le monopole n'étaient plus possibles. Mais ce n'était pas une raison, pour balayer les corporations elles-mêmes. On pouvait les garder, et les ouvrir comme des cadres déjà formés, pour la représentation des intérêts. comme la base d'une assistance mutuelle, déjà pourvue de ressources considérables. Cela eut dispensé la France de créer la charité légale, et tout en eût été mieux. L'ouvrier ne fût pas devenu, dans ce cas, l'homme isolé, nomade, que nous avons, et la proie fatale des passions socialistes. La transformation était inévitable, mais on l'a faite brutalement, sans respect des droits acquis, sans intelligence des besoins de l'ouvrier. La Révolution a proclamé qu'entre l'Etat et l'individu, elle ne reconnaissait point d'intermédiaire. C'est une erreur.

Ajoutons à ces réflexions qui viennent, je crois, bien à propos en parlant de la confrérie de Ste Barbe, qu'on a refait un pas vers les anciennes corporations. La loi de 1884 sur les syndicats est, en quelque sorte, un acte de réparation. Les associations ouvrières désormais sont libres. Le décret de 1791 est abrogé ; les syndicats, légalement autorisés. Il suffit pour cela, de déposer à la mairie une copie de leurs statuts, et le nom des administrateurs. Grâce à ces formalités, ils ont tous le droit de vivre, d'agir au-dehors et de paraître en justice. Ils ne pourront cependant avoir d'autres immeubles, que leur siége social, ni d'autres revenus que leurs cotisations. Ils ne pourront recevoir ni dons, ni legs.

On repoussa à la Chambre française un amendement de Monsieur le Comte de Mun, qui voulait étendre la loi aux syndicats mixtes de patrons et d'ouvriers. Les syndicats peuvent seulement se fédérer et établir des sociétés de secours mutuels.

Encore une fois, on a fait un pas vers la reconstitution des anciennes corporations ouvrières. Il est à souhaiter que ceux qui les étudient, et qui se proposent de les réaliser, s'occupent de plus en plus de la forme qu'elles doivent prendre, s'harmonisant avec l'organisation actuelle du travail, avec la législation sociale présente, et correspondant aux questions économiques de notre époque, qui, de plus en plus, prennent l'aspect et la gravité d'une question sociale, en raison de l'altération des rapports entre patrons et ouvriers.

Mais déjà maintenant, les syndicats pourront devenir une puissance pour le bien : tout dépendra du recrutement. Certes, les catholiques français ont ici une belle occasion de se jeter dans le mouvement, et d'en prendre la direction. Cependant, qu'ils se hâtent ! Autrement ces associations, si elles ne sont pas pénétrées du sentiment religieux et vivifiées par la foi et la charité, deviendront facilement des foyers d'anarchie et de révolte. Nos corporations d'autrefois avaient une âme, c'était la foi ; elles avaient une vie, c'était la charité ; elles avaient un lien de famille, c'était l'esprit chrétien. Ces trois éléments ont fait de la corporation de Ste Barbe, de la *Confrérie des Marchands* et autres corps de métiers, la gloire et la bonne renommée de notre chère ville de Belfort.

CHAPITRE IV

L'Hôpital Ste Barbe au commencement du XVIIIe siècle 1700-1752.

Avant de continuer l'histoire de l'hôpital Ste Barbe, jetons d'abord un regard rétrospectif sur les grands événements, qui troublèrent notre pays, pendant les XVIe et XVIIe siècles. Ces deux siècles furent, pour toute l'Alsace, des époques désastreuses. Dans notre mémoire historique sur l'hôpital des Poules, nous avons déjà fait le résumé des guerres cruelles, qui ont alors fait couler tant de sang et amonceler tant de ruines. Ajoutons ici qu'à ces guerres presque continuelles, se joignirent des pestes et des maladies terribles. La peste qui désola surtout la Haute-Alsace en 1564, fut des plus implacables. La terreur et la consternation furent partout. Les habitants prirent la fuite. L'archiduc, Ferdinand d'Autriche, se sauva d'Ensisheim pour se réfugier à Belfort. Une épitaphe de cette époque, gravée sur une pierre tumulaire du chœur de Notre-Dame de Brasse, du côté de l'Evangile, fait mention de la contagion en 1564, en disant que l'air en était obscurci, *infecté*. Cette épitaphe est aujourd'hui presque illisible. Nous regrettons de ne pouvoir la reproduire entièrement : Nous nous faisons cependant un plaisir d'en sauver les dernières traces.

Serenissimi. Principis. Sac. Domini. Ferdinandi. Archiducis. Austriae, etc... Excelso. Regimine. Superioris. Alsatiae. Ob. Grassantem. Pestem. Aerem. Ab. Ensisheim in Belfort. 25 Septembris. Anni. 1564. Commutante. Cornelius. Bernhart. Jussa. Dominorum. Ut. iisdem. Ab. Epistolis. Insequens. Ibidem 29 die prefati Mensis et Anni. Prema.., Quidem. Pie... Tamen... Vita. M. V. R... Hoc. Tumulo. Conditur... Miseri. Amen.

Plus tard vinrent d'autres épidemies. Celles de 1610, de 1624 et de 1628 éprouvèrent cruellement nos contrées. On était alors au commencement de ce drame épouvantable, dont nous avons parlé plus haut, la guerre des Suédois (schwedenkrieg). En 1632, les suédois se jetèrent sur le Sundgau, ravagèrent nos malheureuses campagnes, démolirent des villages entiers. Partout, ce ne furent que ruines fumantes ; les villes et les villages furent abandonnés ; le peuple fût réduit au désespoir. Cette même année, Gustave Adolphe tomba enseveli dans son triomphe à la bataille de Lutzen. Mais la mort du roi de Suède n'arrêta pas l'ardeur guerrière de ses soldats ; ceux-ci avaient compris que, pour payer le premier tribut qu'ils devaient à la mémoire de leur roi, il fallait vaincre ses ennemis, abreuver de leur sang, et joncher de leurs cadavres la terre où il avait rendu le dernier soupir. Le suédois Gustave Horn se trouvait alors dans la Basse Alsace. En apprenant la mort du héros du Nord, le général Horn résolut de continuer avec plus d'acharnement encore ses exploits en Alsace. Déjà, il s'était emparé de Benfeld, défendu par le brave Zorn de Bulach. Schlestadt avait succombé, après quatre semaines d'énergique résistance. Molsheim, Mutzig, Colmar, Munster, Kaysersberg, Turckheim, reçurent les troupes ennemies. Montecuculli et Osso, chefs des Impériaux, durent plier partout. Cependant, le suédois Horn fût obligé de quitter subitement l'Alsace, pour se rendre sur les bords du Danube, où l'appelait un grand péril, mais le rheingraf Othon, qui représentait la Suède, continua d'opprimer nos malheureuses provinces. Rouffach Cernay, Thann, Ferrette, Belfort se soumirent à lui. Tous les excès signalérent son passage. Les paysans sundgauviens, en furent révoltés, ils se soulevérent en masse. S'étant emparé, dit M. Sitzmann, du château de Ferrette, ils jetérent le lieutenant-colonel d'Erlach et plusieurs officiers, par les fenêtres, les hachérent en pièces, et promenèrent ces sanglants trophées jusqu'à Altkirch. Les Suédois, usant de représailles, en massacrérent plus de 2000 prés de Blotzheim et en emmenèrent 900 prisonniers à Landser, prés Mulhouse ; 1600 autres, qui

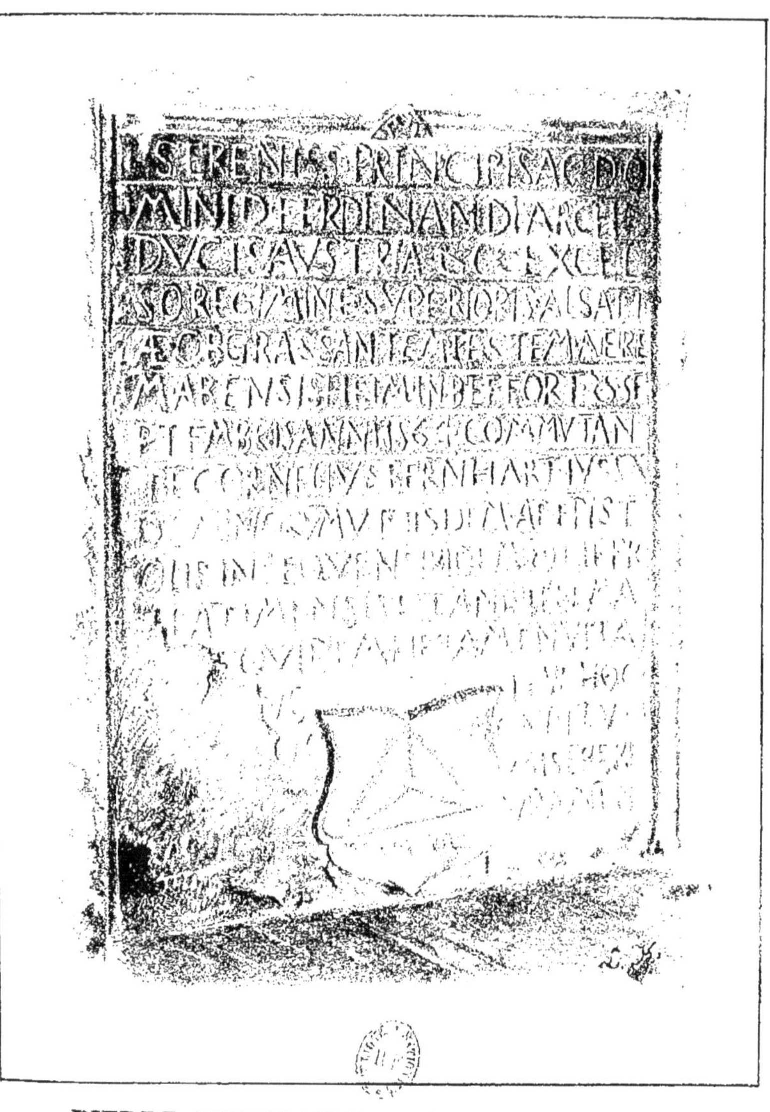

PIERRE TUMULAIRE - EGLISE DE BRASSE
1564

s'étaient retranchés dans le cimetière de Dannemarie, furent passés au fil de l'épée ; des centaines furent suspendus aux arbres, le long des routes. Quoi d'étonnant, après cela, que la famine se fit bientôt affreusement sentir, et que la peste reparut plus cruelle que jamais, en 1632, en 1635, en 1636 et les années suivantes. Les ravages furent tels, qu'on défendit d'enterrer les morts pendant le jour, pour ne pas épouvanter les vivants.

Pendant ce temps, la France, jalouse de la prépondérance de la Maison d'Autriche, prit insensiblement pied en Alsace. Richelieu avait abattu le protestantisme en France, comme parti politique, mais il le soudoyait en Allemagne et secondait le parti protestant et les Suédois contre l'empereur. Effrayé cependant par la fortune rapide de Gustave-Adolphe, le Cabinet français se contenta de veiller uniquement au maintien de l'équilibre européen. Ce n'est qu'après la mort du roi de Suède, et au moment où l'Allemagne, épuisée, demandait la paix, que Richelieu entra ouvertement dans la lice. Dès lors, les événements se précipitèrent. Le Chancelier Axel Oxenstiern, qui, depuis la mort de Gustave Adolphe, dirigeait les affaires en Suède, voyant les conquêtes de Horn échapper à cette puissance à Nordlingen, se jeta dans les bras de la France. Déjà, il avait cédé à Richelieu Philisbourg et plusieurs autres forteresses importantes; renchérissant sur ces concessions, les princes protestants lui envoyèrent une ambassade, chargée de confier l'Alsace, et toutes les places fortes du Haut-Rhin à la protection française. En échange des sacrifices qu'on venait de lui faire, Richelieu s'engagea à entretenir sur les bords du Rhin, une armée de 12.000 hommes qui, en cas de besoin, s'unirait aux Suédois et aux Allemands, pour marcher contre l'Autriche. Puis, pour engager le duc Bernard de Weimar, chef des armées du parti protestant, à hâter la conquête de l'Alsace, on lui avait promis cette province à titre de récompense, à la fin de la guerre.

La forteresse de Brisach, dans le Haut-Rhin, passait à juste titre pour la clef de l'Alsace. Le duc Bernard prit la résolution de s'emparer de cette place, non par la force, mais par la famine. Elle se rendit le 7 Décembre 1638, après un siége de quatre mois.

La nouvelle de la prise de Brisach, causa une telle joie au Cardinal de Richelieu, qu'il courut à l'instant même chez son ancien confident; et sans s'apercevoir que le pauvre capucin était à l'agonie, il lui cria à l'oreille « Courage, père Joseph, Brisach est à nous. »

Cette ville assurait à la France la possession de l'Alsace. Le prince saxon, en effet, ne jouit pas longtemps de son triomphe. Subitement pris de la fièvre à Huningue, il mourut au mois de juin 1638, à Neubourg sur le Rhin, avant même qu'il eût atteint sa trente-sixième année, et fût enterré à Brisach. La maladie pestilentielle fit dans l'espace de deux jours, plus de quatre cents victimes dans le camp de Neubourg. Cette mort prématurée remit l'Alsace au pouvoir de la France, après qu'elle en avait été séparée depuis l'année 870.

Pour consolider cette annexion, la France continua ouvertement et en son nom, la campagne contre l'empereur Ferdinand III. Le maréchal Guébriant écrase partout les impériaux. Le jeune Condé, vainqueur des phalanges espagnoles à Rocroy, accourt en Alsace, et se rend maître du cours du Rhin depuis Brisach jusqu'à Mayence. Turenne refoule l'ennemi jusqu'à Munich et menace Vienne, tandis que le duc d'Enghien fait subir à l'Autriche, en 1645, une défaite complète à Nœrdlingen.

Ces revers multipliés, décidérent l'empereur Ferdinand à la paix. Elle fut signée à Munster et à Osnabruck, le 24 Octobre 1648. Cette paix célèbre, connue sous le nom de paix de Westphalie, devait mettre un terme aux batailles, qui depuis trente ans désolaient l'Allemagne. L'article 74 de ce traité donne à la France tous les droits, domaines et juridictions, qui jusqu'alors avaient appartenu à l'Empire, et à la Maison d'Autriche, en Alsace.

Le Comte de Suze était alors déjà établi à Belfort avec sa femme, Henriette de Coligny. Il était en possession des avantages qu'il avait retirés de cette guerre. Mais, nous l'avons dit dans l'histoire de l'hôpital des Poules, il fût bientôt évincé de ses terres. Louis XIV accorda au duc de Mazarin, son ministre, toutes les terres matrimoniales de la maison d'Autriche, qui devinrent un comté, avec Belfort, pour chef-lieu.

Nous ne parlerons pas ici de la campagne qui commença en 1674, pour finir en 1679. L'Europe alarmée des progrés de Louis XIV, se coalisa de nouveau contre la France. Les Impériaux occupent l'Alsace depuis Strasbourg jusqu'à Bâle et Belfort. Turenne écrase l'ennemi à Mulhouse, le 29 Décembre 1674; il taille en pièces l'infanterie impériale à Turckheim, le 6 Janvier 1675; le grand Condé rejette définitivement les Impériaux au-delà du Rhin. Enfin, la paix de Nimègues, met fin aux hostilités, et laisse la France en paisible possession de l'Alsace.

Pour mieux assurer sa conquête, Louis XIV fit augmenter les fortifications en Alsace. Belfort devint une des places fortes les plus importantes du royaume. Les travaux de fortifications et d'agrandissement commencèrent en 1687, sous les ordres de Louvois et de Vauban. Les casernes commencées en 1699, furent terminées en 1703.

Toutes ces guerres et ces dévastations, la famine et les maladies contagieuses, ont bouleversé profondément, on le comprend, l'œuvre de l'hôpital Ste Barbe de Belfort. Malgré cela, les faits sont là pour l'attester, les directeurs de la confrérie et de l'hôpital Ste Barbe, ont continué avec autant de courage que de zèle, à travailler au maintien de leur établissement de bienfaisance. Nous pouvons dire que cette œuvre de charité n'a pas subi un moment d'interruption. Sans doute, des manuscrits importants concernant l'origine de la confrérie et de l'hôpital, ont dû disparaître pendant cette période si agitée. Mais nous avons sous les yeux assez de monuments authentiques, pour pouvoir affirmer sa marche ascendante dans son développement, depuis 1405 à 1709. Certes, nous n'avons pas pu en dire autant de l'hôpital des Poules. Lors de la conquête de Louis XIV il en restait à peine le souvenir.

Les premières années du XVIIIe siècle furent encore troublées par l'ennemi. La guerre d'Espagne vit reparaître les Impériaux en 1702. Après quatre mois de siège, ils enlevèrent Landau. Mais Villars accourut de Metz, expulsa les Autrichiens et tira les lignes de Wissembourg, longue suite de redoutes qui s'étendent depuis le Pigeonnier jusqu'à la place de Lauterbourg, à 4 kilomètres du Rhin. La Haute-Alsace ne fut pas inquiétée. Louis-le-Grand put achever tranquillement la fortification de Belfort, conformément au projet de Vauban. Les ambulances militaires établies à Danjoutin, furent définitivement changées en un hôpital royal militaire de Belfort, sur le pied des hôpitaux de Strasbourg et des autres places de la province. En 1720, on construisit un hôpital, dans l'enceinte même de la place. Plus tard, l'ancien couvent des capucins, qui était devenu propriété nationale, fut concédé à la ville de Belfort, par un décret impérial daté de St Cloud le 19 Juin 1811, pour y réunir l'hospice civil à un hôpital militaire (1). Quand le moment sera venu, nous parlerons de la réunion des deux hospices, et de l'organisation de ce nouvel établissement. Disons seulement ici, que l'hôpital Ste Barbe continua à jouir jusqu'à la Révolution, de tous les droits, privilèges, monopoles dont il fût doté par les Comtes de Belfort, les Archiducs d'Autriche et les Rois de France.

Nous sommes en l'année 1707. Le 4 Décembre, fête de Ste Barbe, on procéda à l'élection de Messieurs les Prévot et Directeurs de l'hôpital : furent élus.

Les sieurs Jean-Pierre Noblat, prévot, mort en 1713.
Pierre Courtot, mort en 1712.
Joseph Keller, receveur.

(1) H. Bardy.

Pierre Chardoillet.
Jacques Belot, mort en 1709.
Georges Vernier.
Thomas Delaporte, marchand, mort en 1735.
François Violand, mort en 1735.
Guillaume Duparé, menuisier, mort en 1743.
François Bené, mort en 1728.
Pierre Besançon, cordonnier, mort en 1746.
Jacques Maillard, secrétaire.

Séance tenante, ces douze administrateurs, ont délibéré que les apprentis payeraient désormais à la dite Confrérie, pour y être reçus, et au profit de l'hôpital Ste Barbe, chacun un florin, dont les maîtres qui les prendraient, seront responsables, le tout sans préjudice du droit de leur maîtrise.

Dans la même séance, les Directeurs ont délibéré de veiller, chacun un mois, au bon ordre de la maison. Disons, en passant, que MM. nos administrateurs actuels, continuent ces louables usages, visitent nos pauvres malades et viennent s'enquérir gracieusement des besoins de l'hôpital.

En 1713, l'hôpital Ste Barbe fut cruellement éprouvé, par la mort de Jean-Pierre Noblat, prévot. On pleura longtemps cet homme de bien. La même année, par une délibération, en date du 19 Novembre, les Directeurs ont arrêté qu'il serait célébré une messe solennelle pour le repos de son âme. Ce qui, à l'avenir, devait se pratiquer et se pratique toujours, pour chacun des directeurs ou des administrateurs venant à décéder.

Comme il fut dit plus haut, le compte des recettes et des dépenses devait être soumis à l'approbation de l'Ordinaire de Besançon. En 1717, Monseigneur l'Archevêque François-Joseph de Grammont, en faisant sa tournée pastorale en sa ville de Belfort, commet Monsieur Dorival, chanoine de Besançon, à l'effet de visiter l'hôpital, et le charge de faire représenter le compte des recettes et des dépenses des années 1714 et 1715, arrêté le 29 Novembre 1716. C'est à cette époque, que commença le fameux procès entre les administrateurs de Ste Barbe et le Chapitre. Nous avons consulté un grand nombre de lettres, relatives à cette chicane. Elle sont datées du 8 et du 15 Novembre, du 13 Décembre 1721 ; des 9 Janvier, 17 et 27 Février, 27 mars, 20 mai, 11 et 24 Décembre 1725 ; des 8 et 10 Juin, 26 Octobre, 10 et 23 Décembre 1726 ; des 3 Février, 20 Mai 1728, des 13 Février, 1er et 24 Juin, 20 Novembre 1729, et enfin la dernière lettre du 12 Août 1730. Toutes ces lettres ont rapport au procès intenté, par les administrateurs de l'hôpital Ste Barbe, aux chanoines du chapitre de Belfort. A cette même époque, l'administration de Ste Barbe fut en procédure contre les dames de charité et obtint encore gain de cause dans cette affaire.

Voici un extrait de la copie de l'acte signifié aux dites dames de charité, le 17 juillet 1724.

« Que les requérants ont été informés, que les dites dames « de l'association des dames de charité, établie dans les mis- « sions par les prêtres missionnaires prétendaient ériger « dans la dite ville un nouvel hôpital sous le nom de la maison « de charité ; qu'elles ont même commencé cet établissement. « en louant une maison, située au dit Belfort, dans laquelle elles « ont retiré des pauvres, et, prétendant même, sous ce titre, « arroger à cette maison les droits d'un hôpital légitimement « établi, au préjudice de l'hôpital Ste Barbe, qui en a joui seul « d'un temps immémorial, ce qui a été confirmé par les diffé- « rents arrêts ; que, quoiqu'il soit défendu de faire des établis- « sements de cette nature, que concuremment avec la permis- « sion de l'autorité des supérieurs spirituels et du souverain, « néanmoins les dites Dames l'ont entreprise sans être ap- « prouvées ni de l'une ni de l'autre ; que dans les recherches, « qu'en ont faites les requérants, ils ont appris que le seul et « unique titre, sur lequel les dites Dames prétendent être « fondées, est un livre intitulé : « Règlement pour les associa- « tion des Dames de la charité, qui s'établissent dans les mis- « sions, par les prêtres missionnaires » et pour l'exécution

« duquel, les dites dames n'ont pas obtenu du Roi, les lettres « nécessaires, pour un établissement pareil à celui qu'elles « entreprennent, donations, legs, amendes, choses nécessaires « pour l'entretien d'un hôpital ; ils demandent que les pauvres « des Dames soient renvoyés à l'hôpital Ste Barbe ainsi que tout le reste. »

Voici maintenant la quittance qui a donné lieu à ce procès. Nous l'avons trouvée dans les archives et nous la joignons volontiers à cet intéressant débat :

« Nous, soussigné, chanoine et curé de Belfort, diocèse de Besançon, Directeur de la Charité des Dames de la dite ville, certifions avoir reçu du sieur Clavey, la somme de 1500 livres, que le sieur Adam Clavey, son frère, a donné à la dite Charité, pour la rente être employée pour les pauvres ; plus, nous avons reçu du sieur Clavey, 75 livres pour la rente de l'année 1730. Il est réservé, que si la dite Charité venait à manquer, les sus dites 1500 livres seraient employées pour les pauvres de l'hôpital Ste Barbe de la dite ville.

Fait à Belfort, le 11 Janvier 1731.

FOURNIER.

NOBLAT, *supérieure de la dite Charité.*

FOURNIER, *assistante.*

PIERRON, *trésorière.*

Nous avons dit que la procédure contre le chapitre, commença vers l'année 1719. Cette même année, les administrateurs de l'hôpital présentèrent une lettre à l'administration diocésaine de Besançon, à l'effet d'obtenir l'autorisation de bâtir une chapelle, près de l'hôpital, et de transférer la chapelle Ste Barbe, qui était au cloître, à la maison de l'hôpital. Le 8 Décembre 1719, Monsieur Talouze, curé de Courchaton et doyen du décannat de Granges, vint à Belfort, envoyé par monsieur François de Bliterswich, vicaire général de Besançon, et administrateur du diocèse, pour mesurer la distance de l'hôpital Ste Barbe à la chapelle Ste Barbe du cloître. Il constata, que de la chapelle Ste Barbe, située à l'extrémité de la ville, au pied du château, jusqu'à la maison de l'hôpital, il y a 500 pas. Cette enquête faite, et après avoir visité l'hôpital, il dressa le procès-verbal de sa visite à Belfort, et l'envoya immédiatement à Besançon. Monsieur de Bliterswich en prit connaissance, et le 15 Janvier 1720, il adressa aux administrateurs de l'hôpital Ste Barbe, l'autorisation de bâtir la chapelle Ste Barbe, dans la cour de l'hôpital; défendit de démolir l'ancienne et ordonna de la conserver en bon état. L'année suivante, le 26 Mai 1721, Monsieur le curé de Courchaton vint une deuxième fois à Belfort, délégué par M. Hugon, chanoine et vicaire général de Besançon, à l'effet de voir et d'examiner où en était la situation de la nouvelle chapelle Ste Barbe; et enfin le 6 Juin 1721, il se rendit à Belfort, une troisième fois pour la bénédiction solennelle de cette nouvelle chapelle.

Il y avait alors dans cette chapelle, dit monsieur Talouze, dans son inventaire fait ce même jour « un autel, un tableau en peinture de Ste Barbe, un tableau en marbre, des nappes d'autel, des aubes, des chasubles, des tuniques, des corporaux, des purificatoires et une sacristie derrière l'autel, de plus, un calice de 190 livres, une aube et deux chasubles de 62 livres, achetés cette année-là pour la bénédiction de la chapelle Ste Barbe... enfin le lendemain 7 Juin 1721, continue M. Talouze, dans son procès-verbal, nous avons bénit la chapelle Ste Barbe, et à la plus grande gloire de Dieu. — Furent présents, MM. les Prévôt et Directeurs de l'hôpital, Messieurs les Prévot et et chanoines de la ville ».

L'année suivante, on paya au sculpteur pour un rétable, six chandeliers et un crucifix, 196 livres.

Pendant les années 1724, 1725, 1726, 1727 et 1728, il y avait dans l'hôpital de Belfort un nombre considérable de pauvres malades, des mendiants et des vagabonds. Le pays était alors de nouveau ravagé par les contagions, comme il le sera pendant

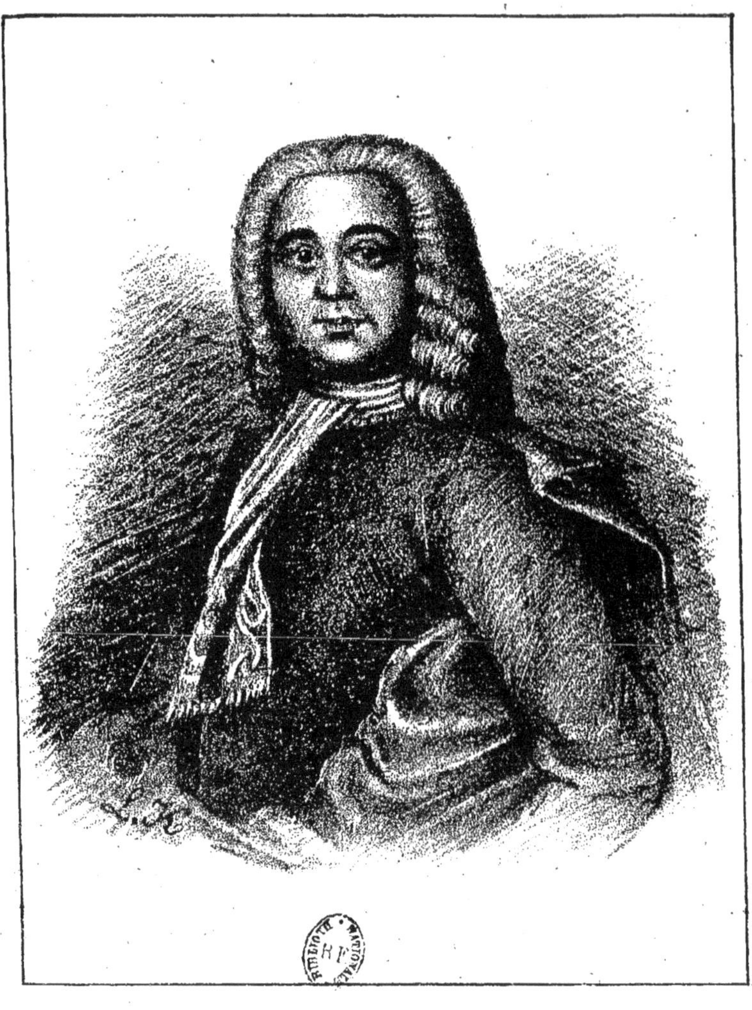

FRANÇOIS BOURQUENOT
Prévot de l'Hôpital Ste-Barbe
1754-1767

toute la durée du 18e siècle, comme en 1729, 1761, 1776 et 1780. Le roi Louis XV vint alors au secours des administrateurs de l'hôpital Ste Barbe ; il paya par jour 4 sols pour ration d'homme et de femme, et 3 sols 9 deniers pour ration d'enfant. Un sous-entrepreneur s'engagea à fournir la ration pour 3 sols par homme et femme, et pour 2 sols par enfant.

Egalement, par suite du nombre plus considérable de malades, il était payé au chapelain, 5 livres par mois ; à deux domestiques, 4 livres chacun par mois; au receveur 6 livres, et à l'administrateur de service 12 livres, le tout réglé par Monsieur l'Intendant de la province, et payé par le roi de France.

De 1731 à 1743, il ne se passa rien d'extraordinaire à l'hôpital Ste Barbe. Nous avons dit qu'en 1743, on a reconstruit presque à neuf l'hôpital, et qu'on a dépensé à cet effet 6078 livres. A cette époque, l'inventaire des lettres obligatoires de l'hôpital Ste Barbe, se montait à la somme principale de 39469 livres, 6 sols, 8 deniers; en 1757, il montait à la somme de 54643 livres, 17 sols, 4 deniers ; et en 1764, à la somme principale de 57835 livres, 5 sols, 1 denier.

En 1744, le 19 Juillet, l'administration fut complétement renouvelée. Elle se composa donc des sieurs

François Bourquenot ;
Jean-Pierre Besançon, mort en 1746 ;
Jacques Testu, mort en 1747, le 13 avril ;
Joseph Vernier, médecin, mort en 1748, le 8 février;
Jean Claude Cuenin, mort en 1746 ;
Desle Clerc ;
Jacques Genty ;
Jacques Keller
Henri Schuller ;
André Berthelot, mort en 1758, le 5 mai ;
Laurent Merandet, mort en 1756 ;
Paul Jules Ferrier ;
Pierre Lacroix, secrétaire et receveur, en remplacement de Pierre Besançon.

Le 12 Octobre 1752, les directeurs de l'hôpital Ste Barbe se réunirent extraordinairement. Ils résolurent de confier l'administration intérieure de l'établissement de Ste Barbe, à des religieuses hospitalières.

Déjà le 21 Octobre 1750, Monsieur François Noblat, ancien Prévot et bailli du Comté de Belfort, subdélégué en Haute-Alsace, pardevant le tabellion général des ville et seigneurie du comté de Belfort, avait donné et constitué à l'hôpital de Ste Barbe de Belfort, une somme de 500 livres « qu'il s'obligeait de payer annuellement pendant sa vie durant, à charge pour les directeurs du dit hôpital, d'obtenir de Monseigneur l'Archevêque de Besançon, l'établissement de sœurs hospitalières, ainsi qu'il y en a dans les autres hôpitaux du diocèse ».

Jusqu'alors, les pauvres de l'hôpital, les malades ne reçurent les soins que de la part de personnes laïques, et à gage. Assurément, ces personnes laïques, si elles avaient des natures élevées, pouvaient avoir de la bienveillance, du dévouement, mais elles n'avaient pas l'amour total, désintéressé, nécessaire cependant pour réussir auprès des pauvres malades, et pour goûter des joies ineffables dans l'accomplissement des besognes, parfois les plus viles et les plus répugnantes. Aussi, la tâche si délicate et si sainte, de présider à la direction d'un Hôtel-Dieu à Belfort, ne devait être confiée plus longtemps à des mercenaires, à des infirmiers et infirmières salariés, quand, sur tous les points de la France, il y avait des hôpitaux, confiés à des religieuses, à des femmes évangéliques dans le sens élevé du mot, et qui réalisaient depuis des siècles, depuis l'origine du christianisme, dans sa plénitude à l'égard du pauvre malade, ce grand nom d'hospitalité, d'où est dérivé le nom même d'Hôpital. Non, l'hôpital de Belfort, bâti par le Christ-Jésus, on peut le dire, ne devait pas rester plus longtemps en retard sur tous les Hôtels-Dieu de France. D'ailleurs, les administrateurs de l'hôpital Ste Barbe, avaient déjà entendu parler de l'hospitalière de Beaune, de Dôle, de Vesoul, de Besançon et d'autres villes encore. On leur avait appris son dévouement, son sacrifice, son immolation volontaire. Il leur tardait donc de confier leur hôpital Ste Barbe à ces vaillantes femmes, qui vivent au chevet de la souffrance, au milieu de la douleur, et de toutes les infirmités dont la pauvre nature humaine peut être affligée, non pour la fortune, non pour l'intérêt, non pour l'argent, non pour la gloire, non pour rien de terrestre, mais qui vivent pour leur Dieu.

On s'adressa, à cet effet, à Mgr l'Archevêque de Besançon, Antoine-Pierre 1er de Grammont. On lui demanda respectueusement, en même temps que l'autorisation de fonder ce nouvel établissement religieux, deux sœurs expérimentées et instruites, pour diriger le commencement de la communauté hospitalière à Belfort.

La première demande fut accordée sans difficulté, mais le noble Prélat ne put déférer à la seconde, attendu qu'il n'avait d'hospitalières formées, que le nombre nécessaire pour le service des hôpitaux de son propre diocèse. Néanmoins, comme il aimait à voir se multiplier ces sortes de pieux asiles, il offrit aux directeurs, de recevoir dans un de ces hôpitaux, et d'y faire instruire dans le service des pauvres malades, deux jeunes personnes de leur choix, pendant l'espace de deux années ; cette lettre est du 20 Octobre 1752.

Monsieur Bourquenot, alors Prévot de l'hôpital, de concert avec MM. les Directeurs, fut heureux d'agréer la bienveillante proposition de Mgr l'Archevêque. On envoya sur-le-champ deux demoiselles de Belfort à l'hôpital de Vesoul, pour y faire leur noviciat. Ce furent Mesdemoiselles Anne Joseph Bevalet et Anne Pierron. Cette dernière ne resta que peu de temps à Vesoul, et fût remplacée par Mademoiselle Marie Thérèse Françoise Siméon Fournier.

Voici le texte de la délibération, au sujet de l'établissement des sœurs hospitalières à Belfort :

« Ce jourd'hui, 12 Octobre 1752, les Prévot, Conseillers et

Directeurs de l'hôpital Ste Barbe, étant assemblés en la manière ordinaire, pour délibérer, au sujet de l'établissement des sœurs hospitalières qu'ils se sont proposé pour le bien du dit hôpital, ils ont convenu de ce qui suit : Ils ont choisi Mademoiselle Marie Anne Pierron, fille du sieur Jean Pierre Pierron, de cette ville. et Mademoiselle Anne Joseph Bevalet, fille du sieur Jean Claude Bevalet, de cette ville, pour hospitalières, lesquelles se sont dévouées à cet état, les ayant fait proposer à Mgr l'Archevêque de Besançon, qui a bien voulu autoriser cet établissement, suivant sa lettre du 20 Septembre dernier ; que, pendant qu'elles resteront à l'hopital de Vesoul, leur pension sera payée aux dépens de l'hôpital de Belfort, de même que leur voyage et retour à l'hôpital de cette ville ; et, étant de retour, elles y seront nourries de toutes choses nécessaires à la vie, tant en santé qu'en maladie, aux dépens du dit hôpital ; qu'elles se comporteront suivant les règles de l'institut, et comme les autres sœurs hospitalières du diocèse.

Les dits susnommés Directeurs, par considération pour la dite demoiselle Anne-Joseph Bevalet, ont bien voulu lui assurer, aux dépens de l'hôpital, la rente annuelle de cinquante livres, pendant qu'elle restera hospitalière, sans que ce don puisse tenir à aucune conséquence, pour celles qui se présenteront ici après, qui seront obligées de se procurer cette somme de leurs parents, comme il est d'usage dans les autres hôpitaux du diocèse, et comme la demoiselle Pierron l'a d'une personne de sa famille. Le tout, délibéré à Belfort, les jour, mois et an que devant, et ont les dits Prévot, Conseillers et Directeurs et les dites demoiselles Pierron et Bevalet signé. »

CHAPITRE V

Le véritable fondateur des sœurs hospitalières de N. D. des Sept Douleurs et de Ste Marthe.

L'établissement des sœurs hospitalières en France, connues sous le nom de sœurs de Notre Dame des Sept Douleurs et de Ste Marthe, remonte à la fondation même de l'Hôtel-Dieu de Beaune. L'admirable hôpital de Beaune qui, au dire de Paradin, n'a son égal au monde (1), fut créé en 1441 par Nicolas Rolin, chancelier de Bourgogne, et sa compagne Guigone de Salins. Homme supérieur et habile diplomate, mais surtout homme de foi et de vertu, Nicolas Rolin demanda au pape Eugéne IV, de fonder un hôpital, et le pria de l'enrichir de privilèges et d'indulgences. Déjà Philippe III, dit le Bon, avait approuvé ce louable dessein, et le 8 Septembre 1441, le pape Eugéne donna l'autorisation de commencer cette œuvre charitable. Le chançelier de Bourgogne, demanda cinq ans pour la mener à bonne fin. Il lui en fallut huit, et les travaux ne furent achevés qu'au 31 Décembre 1451 (2). Le lendemain, 1er Janvier 1452, Nicolas et Guigone accueillaient au seuil de la maison, six sœurs venues des pays de Flandre, du béguinage de Malines, pour soigner les pauvres. Il leur donna pour supérieure l'une d'elles, sœur Alardine Gasquière. C'était, dit l'historien de l'Hôtel-Dieu de Beaune, auquel nous empruntons tous ces détails, une femme d'une rare intelligence, d'une vertu et d'une énergie toutes viriles. Elle présida admirablement à l'ameublement de l'hospice, mais sa sévérité de direction n'allait pas à l'esprit de sagesse et de douceur du chancelier Rolin. Sœur Alardine avait apporté des pays de

(1) Guillaume Paradin, Annales de Bourgogne p, 854.

(2) Histoire de Beaune, par M. Rossignol.

Flandre, la régle des hospitalières de Valenciennes « qui en leur estat estoient les mieulx renommées qui fussent de ça les mons » ; elle avait un religieux respect pour cette régle « faicte à grande délibération par Mgr le cardinal de Ste Croix, et maistre Nicolas, son chapelain et secrétaire, maistre en théologie et depuis Pape ».

Cette régle ne répondait cependant pas à l'idéal que le chancelier Rolin avait rêvé. Il craignit surtout que le joug ne fut trop lourd, et que les vocations naissantes ne vinssent à se décourager. Il fit donc des remontrances à la mére Gasquière, qui persista dans la voie qu'elle croyait seule bonne. Elle dit même avec franchise, au fondateur de l'Hôtel Dieu « qu'aprés son décés, ni elle, ni ses hospitalières n'entendaient rester soumises à ses héritiers ». Sur ces entrefaites, le grand chancelier remercia la mère Alardine des services qu'elle avait rendus à l'Hôtel-Dieu, pendant près de onze ans, et la pria d'aller exercer sa charité à Malines ou à Valenciennes. Aussitôt la bonne supérieure, Alardine Gasquière dressa l'inventaire des biens qui lui avaient été confiés, dit adieu à ses compagnes, et repartit pour la Flandre. Alors, usant du droit qu'il s'était réservé, dans la charte de fondation, écrite et signée par lui le 4 Août 1443, le chancelier de Bourgogne, statua sur la manière dont il voulait que son hospice fut gouverné ; puis, il traça de main de maître, le réglement de la maîtresse et des novices. Rolin fut si heureusement inspiré, qu'il réalisa, ajoute son historien, l'une des plus belles créations de la charité chrétienne, l'hospitalière de Beaune.

« Je veux et ordonne, qu'il y ait dans mon hopital une maitresse, chargée de la direction et de la conduite des sœurs, pour le service convenable des sœurs ; elle aura autorité pour conduire et diriger les sœurs, les former aux bonnes mœurs et les maintenir de tout son pouvoir dans les sentiments de la vraie charité. Elle les exhortera à servir les pauvres avec soin et diligence, le mieux qu'elles pourront ».

Cette maîtresse est l'âme et la providence de la maison. C'est la mère des pauvres malades! C'est notre mère, disent aujourd'hui encore les malades. Elle les accueille au seuil de l'hospice; elle veille à ce qu'ils soient entourés de soins intelligents et dévoués, et, quand ils sont guéris, elle les éconduit aimablement pour faire place à d'autres infirmes. Cette maîtresse, c'est aussi l'archange de la céleste légion; elle veille sur les sœurs, les encourage, les dirige, les reprend au besoin. Elle assigne à chacune son emploi; elle place toujours deux sœurs dans chaque office, une jeune et une ancienne, pour que l'humilité et l'obéissance soient au service de l'expérience et de la charité.

Comme cet emploi demande beaucoup d'intelligence, de tact et de vertu, l'élection de la mère supérieure se fait avec soin et solennité. Le fondateur s'était réservé cette nomination, mais le cardinal Rolin l'abandonna aux sœurs, et exigea seulement que le patron confirmerait la nouvelle élue. Aujourd'hui encore, après quatre siècles écoulés, quand la supérieure est morte, les professes se réunissent sous la présidence du père spirituel, qui les invite à se recueillir devant Dieu, et à élire, sous l'inspiration du St Esprit et de leur conscience, la sœur qu'elles jugent plus apte à gouverner la maison, et à y faire fleurir la charité. L'élue est présentée aux administrateurs de l'hospice, qui ratifient le choix qui vient d'être fait. La nouvelle supérieure renouvelle ses vœux, et s'engage à remplir fidèlement ses fonctions. Puis, toutes les sœurs, en signe de dilection et de déférence, lui donnent le baiser de paix.

La grande et belle mission de la maîtresse, est de préparer des servantes aux pauvres et des épouses à Jésus-Christ : Je veux, dit le Chancelier, que dans mon hôpital, on reçoive des jeunes filles de dix-huit à trente ans, en aussi grand nombre que l'exigera le service des pauvres. Elles doivent être de bonnes catholiques, d'une vie louable et d'une conduite honnête.

Les jeunes filles qui aspirent à cet honneur, s'adressent à la mère supérieure, qui juge si la pureté de leur vie, la docilité de leur caractère, la force de leur santé et l'honorabilité de la famille, les rendent dignes de postuler. Quand elles réunissent ces conditions, la supérieure leur ouvre les portes de l'hôpital, même dés l'âge de quatorze ans, afin qu'une épreuve plus longue rende leur vocation plus certaine.

Et quand cette jeune personne est bien résolue à se donner aux pauvres malades, la supérieure prend l'avis des hospitalières, du père spirituel, et des administrateurs, et admet la postulante à recevoir l'habit de novice. Cette touchante cérémonie se fait aujourd'hui encore presque de la même manière que du temps du chancelier Rolin. Les archevêques de Besançon y ont apporté quelques changements insignifiants !

A l'école du noviciat, la jeune sœur comprend mieux les qualités que doit avoir une garde-malade. Elle apprend vite cette douceur angélique qu'on ne peut traduire ici, et qui fait de l'hospitalière au chevet du malade, comme une mère, prés du berceau de son enfant qui souffre. Elle sera donc douce dans le ton de sa voix, et elle parlera aux malades comme aux petits enfants, avec calme, d'une façon posée et peu bruyante. Elle sera douce dans les manières, et sa démarche preste et silencieuse, sans précipitation, mais aussi sans lambinerie, sera une de ses qualités précieuses. Une seconde qualité, qu'elle devra acquérir, c'est la gaieté. Nous le savons, si le bon Dieu n'est pas au fond du cœur, on ne peut avoir la gaieté. Et cependant la gaieté, non pas bruyante, mais souriante, est nécessaire au malade. Ordinairement le malade, nous en avons l'expérience, n'aime pas avoir autour de lui un visage triste, mais un visage aimable, qui soulage et encourage. La gaieté est donc nécessaire à l'hospitalière. La joie seule de l'âme peut la soutenir, au milieu des fatigues de son service. Une troisième qualité maitresse, que la jeune postulante apprend au noviciat, c'est le dévouement. Le dévouement, qui ne se cherche pas, qui ne s'épargne pas, qui ne se plaint pas, un dévouement qui supporte tout avec patience, et qui n'attend sa récompense que du ciel. Enfin, pour parfaire l'éducation de cette jeune hospitalière, ses compagnes l'initient peu à peu à cet esprit d'observation, qui seul, donne l'expérience si nécessaire à la garde-malade, l'initient à cet ordre parfait, à cette propreté qui reposent si bien les yeux du malade ; elles lui apprennent les paroles qui consolent l'infirme, qui lui font accepter la douleur, et le préparent à mourir saintement.

Quand la novice a passé ainsi de longs mois, quelquefois plusieurs années, dans cette école de dévouement et de charité, la supérieure, après avoir de nouveau consulté les sœurs et les directeurs spirituels et temporels de l'hospice, conduit alors la jeune aspirante, au pied du saint autel pour faire profession. Et là, agenouillée devant l'évêque, ou le prêtre délégué par lui pour présider la cérémonie, la novice d'aujourd'hui, comme la novice du temps de Rolin, répond avec une douce et sainte joie, à l'évêque, qu'elle s'offre de bon cœur, volontiers et très-librement, pour servir Dieu et les pauvres en cet hôpital, en pauvreté, chasteté et obéissance, conformément aux statuts et règlements qui s'y observent, espérant avec la grâce de Dieu, de persévérer tout le temps de sa vie. L'Evêque lui met le voile sur la tête, pour marque de la servitude qu'elle professe, et qu'elle voue à J. C., en la personne des pauvres. Il lui place la croix d'argent sur la poitrine, en lui disant : « Recevez, ma fille, la croix de N. S. J. C. en mémoire de sa Passion, de sa mort et des douleurs de sa très-sainte Mère, et conservez-la dans votre cœur comme vous la porterez toujours sur la poitrine ». Enfin le père spirituel prend la couronne, la pose sur la tête de la professe et tandisque la supérieure l'y attache, il entonne l'antienne suivante : Veni sponsa Christi, accipe coronam quam tibi præparavit in æternum. Et cette couronne, la professe la portera pour une dernière fois après sa mort, emblème de la couronne de l'éternité. Voilà, en deux mots, la touchante cérémonie de la profession de la religieuse hospitalière, qui vivra désormais, au milieu des pauvres malades, en pauvreté, chasteté et obéissance.

Disons cependant que la pauvreté que promet l'hospitalière, n'est pas celle des religieuses cloitrées. Elle peut hériter, jouir des donations qui lui sont faites, administrer ses biens et en disposer. Ce vœu l'oblige seulement à un plus grand détachement du monde, à ne travailler que pour les pauvres, à éviter les dépenses superflues, à veiller avec soin sur toutes les choses qui lui sont confiées, et à mener une vie laborieuse.

C'est donc une ravissante création que l'hospitalière de Beaune. Par la piété, la chasteté, l'obéissance, dit le chroniqueur de l'Hôtel-Dieu, c'est la sœur des anges. Elle se lève, dès le matin, à 4 1/2, sonne l'Angelus, et consacre ses premiers instants à la prière. Elle entend la messe tous les jours, récite l'office de la Ste Vierge et celui des morts. Les sœurs veillent, deux avant minuit et deux après minuit, autant que leur santé le permet. Le soir et le matin, elles offrent de l'eau bénite aux malades et font la prière à haute voix. Elles exhortent doucement ceux qui souffrent, les préparent avec une maternelle prudence à une mort chrétienne. Quant le malade touche au trépas, la sœur récite la prière des agonisants. Enfin, après la mort, les deux sœurs qui l'ont soigné, accompagnent son corps à la chapelle mortuaire, et quand l'heure est venue, elles le déposent elles-mêmes dans le cercueil, priant pour son âme.

Le chancelier, en traçant la règle de ses hospitalières, s'occupa aussi du costume des servantes des pauvres. « Je veux que la maitresse et les sœurs de mon hôpital, soient habillées de vêtement gris en drap commun et fort, et que le vêtement de dessous soit en drap blanc, et qu'elles conservent la coiffure qu'elles ont portée jusqu'à aujourd'hui ». Peu de temps après la fondation, on adopta le blanc depuis la Pentecote jusqu'à la Toussaint, et le gris, le reste de l'année. Après la tourmente révolutionnaire, les sœurs de Beaune, avec toutes les maisons issues de Malines, adoptèrent le bleu comme costume d'hiver. Aujourd'hui le costume bleu est à peu près général. Dans sa forme, il a conservé tout ce qui peut nous rappeler l'habit pittoresque et charmant du moyen âge.

Nous ne pouvons ici entrer dans tous les détails de la règle sublime, tracée par le chancelier Rolin. Qu'il nous suffise de dire que les vœux du bon et pieux Rolin ont été exaucés. Ses hospitalières remplissent discrètement leur mission de dévouement et de charité chrétienne. Nous avons interrogé quatre siècles, et les quatre siècles forment, autour de ces saintes filles, un concert de louanges et de reconnaissance publique. Que Dieu leur permette, longtemps encore, de continuer leur œuvre de zèle et d'abnégation. Ce vœu est on ne peut plus opportun à cette heure remplie d'angoisse, pour tout chrétien, où un nouveau système de gouvernement semble prévaloir partout, et avoir pour but d'écarter officiellement des institutions publiques, la religion et tout ce qui tient à la religion. Et pourquoi donc rejeter des hôpitaux, les religieuses qui, pendant de longs siècles, se sont signalées par leur compétence et leur dévouement? Pourquoi? Parce qu'elles représentent une religion devenue, pour une poignée de sectaires intransigeants, un objet de répulsion, de haine, quelquefois de mépris.

Nicolas Rolin mourut à l'âge de 80 ans, le 18 Janvier 1461. Il fut inhumé dans l'église de Notre-Dame d'Autun. Guigone son épouse resta inconsolable. Mais comme la Sainte Veuve de l'Evangile, elle se donna toute entière à Dieu, et se revêtit, elle aussi, de la robe de bure de l'hospitalière. Comme elle avait le droit plein et entier de l'administration de Beaune, après la mort du chancelier, Guigone de Salins avait le privilége d'instituer et de changer, comme il lui plairait, les officiers préposés à la direction et au gouvernement de cette maison. Elle prit donc « solennellement possession de son patronage. Sœur « Géliste, née à Beaune est choisie pour supérieure. Elle lui « livre l'administration et le gouvernement des sœurs, des « pauvres et des meubles de l'hôpital. Toutes les sœurs lui « devront obéissance, suivant les prescriptions et les règles. « Elle lui donne pour associée et compagne, Clémence Chau- « noy, qui l'aidera en son office, et tiendra sa place en cas

« d'absence. Elle institue et nomme au service des pauvres dans « son hôpital, treize autres sœurs. Elle nomme, et supplée enfin « à toutes les autres charges de la maison. Puis, descendue du « siége d'honneur où elle n'avait fait qu'apparaître, la veuve du « chancelier Rolin, comme la plus humble hospitalière, reprend « sa place au chevet des malades et des mourants. Elle rendit « son âme à Dieu, le 24 Décembre 1470 (1) ».

Jehan, fils du Chancelier, le plus illustre de la famille, naquit en 1408. Docteur en droit canonique et civil, il fut archevêque d'Autun, en 1436, et promu au cardinalat le 13 janvier 1448. Il exerçait le droit de patronage sur l'Hôtel-Dieu. Il mourut le 30 Juin 1483.

Antoine, le second fils du chancelier, exerça noblement son patronage. A sa prière, les Papes Innocent VIII et Alexandre VI, confirmèrent, par une bulle datée du 11 février 1492, toutes les réformes, statuts, privilèges de l'Hôtel-Dieu. Il eut surtout la joie de voir sa petite famille religieuse, fondée par son père, et approuvée déjà par les Papes Eugène IV, Nicolas V, Calixte III, et Pie II, Innocent VIII et Alexandre VI, entrer en participation de mérites avec les plus grands ordres de l'Eglise. Les Chartreux l'accueillirent en 1467 ; les frères de St François et de St Dominique en 1470 ; les Hospitaliers du Mont St Bernard en 1477 ; les Chevaliers de Saint-Jean de Jérusalem en 1480 ; ceux de l'Ordre Teutonique en 1481 ; les Pères de la Merci pour la Rédemption des captifs en 1483.

Comme les filles de Nicolas Rolin étaient le type de l'hospitalière, d'autres villes demandèrent bientôt des anges semblables à ceux qui desservaient l'hospice de Beaune. L'hôpital de Châlon, fondé en 1528, au bord de la Saône, fut desservi d'abord par de pieuses filles. Comme elles manquaient de la force et de l'intelligence, que donnent la discipline et la vie religieuse, on reconnut qu'elles étaient au-dessous de leur tâche. Le dévouement, l'ordre et l'économie ne régnaient point dans la maison. La peste de 1628 fit comprendre la nécessité d'appeler

(1) Histoire de l'Hôtel-Dieu de Baune.

d'autres servantes « les praticiens se plaignirent du peu de charité des sœurs pendant la contagion, et de la spoliation de plusieurs meubles, tant des particuliers que de l'hospital ». Le 28 Octobre 1632, les magistrats arrêtèrent que les infirmières laïques seraient remplacées par des religieuses de Beaune. Sœur Jeanne Ruchon fut la première fondatrice de la communauté de Châlon. Son premier soin fut de mettre la communauté naissante sous le patronage de Ste Marthe. En 1641, elle comptait 12 sœurs ; en 1662, 16 sœurs et bientôt 24. Châlon envoya lui même des colonies hospitalières aux cités voisines. Villefranche, Pont-de-Vaux, Belleville, Beaujeu, Charlieu, Cluny, Cuiseaux, Louhans, Mareigny, Montmerle, Paray-le-Monial, Tournus, Villersexel, Grenoble, furent tour à tour dotées des filles de Ste Marthe, qui parurent si admirables et si gracieuses avec leur charmant costume, leur visage riant et modeste, et leur exquise charité.

En 1663, les habitants de Dôle bâtirent un hôpital, et demandèrent pour le desservir, six sœurs de l'Hôtel-Dieu de Beaune. Sœur Madeleine Navetier fut élue maitresse. C'était une hospitalière d'environ 50 ans, d'un sens parfait et d'une maternelle charité. Elle mourut le 4 mars 1675. Mais Dôle, dans les desseins de la Providence, devait aussi devenir une ruche féconde également, qui envoya des essaims aux quatre vents du Ciel.

En effet, avant de mourir, sœur Madeleine Navetier avait formé de vaillantes filles, qui, sous la direction de sœur Claire Barbotin, accomplirent des merveilles.

Ecoutons notre modeste historien : assurément sœur Claire n'a point les grâces de style de Madame de Sévigné, mais en retour, ses actes sont ceux de la femme forte des livres saints :

« Le 24 février 1680, nous sommes allées établir l'hospital de St-Jean-de-Losne, dans l'ordre et la régle de la maison de Dôle. Je fus commise à cela avec ma sœur Charlotte Claire, qui y demeura trois années. Nous l'avons remplacée par ma sœur Anerot.

» Le 2 juillet 1680, nous avons fondé l'hôpital de Seurre. Cette mission fut donnée à moi et à ma sœur Jeanne Gombeault, qui y demeura quatre ans et laissa des sœurs à sa place.

« Le 11 novembre 1680, nous avons établi l'hospice d'Auxonne. J'ai fait cette fondation avec ma sœur Elisabeth Guillemin.

» Le 12 mai 1683, nous sommes allées établir l'hospital de Vesoul : j'y menai ma sœur Charlotte Claire et ma sœur Marie Annote ».

De retour à Dôle, la sainte et vaillante maîtresse, sœur Barbotin vécut encore quelques années ; riche de jours et comblée de mérites et de vertus, elle s'endormit dans le seigneur, en 1692.

Disons ici, en finissant ce chapitre, que le 24 Mars 1667, les directeurs de l'Hôtel-Dieu de Dôle, cédant aux instances de l'Archevêque et des Magistrats de Besançon, leur accordèrent une petite colonie hospitalière pour desservir leur hospice St Jacques. Cette fondation, la plus laborieuse de toutes, fut cependant heureuse et féconde. C'est aujourd'hui la maison mère de beaucoup d'hospices en France et en Suisse. La dernière fondation est celle du Creuzot, Saône-et-Loire, de 1894. L'hôpital construit et entretenu aux frais de M. Schneider, qui préside aux grandes usines métallurgiques, est, dit-on, une merveille d'hôpital moderne, approprié à tous les progrès du siècle.

CHAPITRE VI

Etablissement des sœurs hospitalières à Belfort

1752-1780.

Après tout ce que nous venons de dire, dans le chapitre précédent, il n'est pas surprenant de voir que les directeurs de l'hôpital Ste Barbe songèrent, eux aussi, à confier l'administration intérieure de leur maison à de telles hospitalières, ainsi qu'ils le voyaient pratiquer dans les hôpitaux du diocèse de Besançon. Du reste, le bon M. Noblat, l'ami des pauvres, s'était engagé à payer de ses deniers, annuellement, 500 livres, à condition qu'on ferait venir des religieuses.

Nous donnons ici la copie de l'acte :

« Par devant le tabellion général des ville et seigneurie du comté de Belfort, fut présent M. Noblat, ancien prévot et baillj du comté de Belfort, subdélégué en Haute-Alsace, lequel a dit, qu'étant mu d'une sainte compassion pour les pauvres malades, voulant aider et soulager les membres de J. C. affligés, il a donné et constitué, à l'hôpital Ste Barbe, pendant sa vie durant, la somme de 500 livres, à la charge par les directeurs du dit hôpital, d'obtenir de Monseigneur l'Archevêque de Besançon, l'établissement de sœurs hospitalières, comme il y en a dans les hôpitaux du diocèse, pour soigner les malades. Fait et passé à Belfort, le 21 Octobre 1750, en présence de François Xavier Besançon et Georges Gugnotet, praticien au dit lieu, témoins requis qui ont signé, avec le dit sieur comparant Noblat ».

En 1752 donc, deux demoiselles de Belfort furent envoyées à Vesoul, pour faire leur noviciat ; les demoiselles Anne Marie Bevalet et Anne Pierron. Cette dernière fut remplacée, peu de temps après, par Marie-Thérèse-Françoise-Siméon Fournier. Elles y restèrent deux ans. L'Hôpital de Belfort a payé pour l'instruction et la nourriture des deux novices, la somme de 1083 livres, 10 sols, aux directeurs de l'hôpital de Vesoul.

Pendant ce temps, la chapelle Ste Barbe fut reconstruite à neuf. Les dons et legs se multiplièrent. En 1753, les directeurs de l'hôpital Ste Barbe, achetèrent deux petites maisons contigues, pour l'agrandir ; ils démolirent, en même temps, la chapelle, et en édifièrent une nouvelle.

Voici comment un des directeurs à décrit l'hôpital en 1754.

« L'Hôpital, dit-il, est aujourd'hui composé de 4 salles, pouvant contenir chacune dix lits, et ayant toute vue surla chapelle, de sorte que les malades convalescents peuvent entendre la messe, qui se dit régulièrement, tous les jours, à la même heure.

« Le logement nécessaire aux sœurs, n'a aucune communication avec les salles.

« L'une des salles du 1er étage est attribuée aux hommes, l'autre aux femmes ; elles ne renferment actuellement que 6 lits garnis convenablement. C'est dans ces salles qu'on recoit et gouverne les malades, qui ne sont admis, qu'après avoir été visités par le médecin, ou chirurgien de l'hôpital, parce que, d'après le règlement général des hôpitaux du diocèse, on ne doit point recevoir d'incurables ».

Les deux petites maisons dont il est question plus haut, furent achetées pour la somme de 4016 livres. On dépensa 6480 livres, pour mettre ces deux maisons en harmonie avec l'hôpital. On affecta de plus, 2733 livres pour l'ameublement du susdit. Le sieur Lacroix, receveur de la maison, fait mention dans son compte rendu à l'administration, des dépenses occasionnées pour cette reconstruction.

Le 16 Juillet 1754, la chapelle actuelle de l'hôpital Ste Barbe, fut solennellement bénite par Monsieur Fournier, chanoine et curé de Belfort. Le procès-verbal de cette cérémonie est conçu en ces termes : « Ce jourd'hui, 16 Juillet 1754, en vertu de la permission de Mgr Antoine-Pierre de Grammont, archevêque de Besançon, contenue en la lettre adressée à Messieurs les Prévot et Directeurs de l'hôpital Ste Barbe de Belfort, en date du 18 Juin dernier, la chapelle dudit hôpital, bâtie à neuf, a été bénite parMonsieur Fournier, chanoine et curé de la dite ville, commis à cet effet, par Monseigneur ; lequel a chanté solennellement la grand messe ; faisaient diacre et sous-diacre, MM. Gallet et Taiclet, chanoines ; ont assisté à la cérémonie MM. les prévot et directeurs de cet hôpital ».

Le terme prescrit de deux années d'épreuves, des sœurs Bevalet et Fournier, expira au commencement du mois d'Octobre 1754, et le 15 de ce mois, les deux novices, accompagnées de deux sœurs professes de Vesoul, sœur Jacques, supérieure et sœur Jeanne Miredonde, se rendirent à Belfort, pour y faire leur profession, dans la chapelle de l'hôpital, suivant les ordres de Monseigneur l'Archevêque dans sa lettre du 16 Juin 1754.

La cérémonie de la profession des deux premières religieuses hospitalières, enfants de la Miotte, leur installation et mise en possession de l'hôpital Ste Barbe, eurent lieu solennellement le 22 Octobre 1754, en vertu de l'autorisation de Mgr l'Archevêque de Besançon, et avec la permission de Monsieur Neef, conseiller du Roi, et son procureur général au conseil souverain d'Alsace.

Monsieur Fournier, chanoine et curé de Belfort, reçut les vœux des deux hospitalières; il leur adressa de suaves et éloquentes paroles : Cette cérémonie fut une fête pour toute la ville.

A cette cérémonie, assistèrent les directeurs de l'hôpital Ste Barbe, Pierre Louis Fournier, frère de la nouvelle hospitalière, Pernot, le père spirituel des hospitalières de Beaune, sœur Jeanne Claton, supérieure de Beaune, les deux sœurs de Vesoul, et René, chanoine de l'Insigne Chapitre de Vesoul, père spirituel et directeur ecclésiastique de cet établissement.

Pour faciliter aux nouvelles professes les commencements du service, Mgr l'Archevêque eut la bonté de permettre à sœur Miredonde, professe de l'hôpital de Vesoul, qui les avait formées à la vie hospitalière, de rester trois mois à Belfort pour les diriger dans leur nouvel emploi.

Le 3 Novembre 1754, sœur Bevalet fut nommée supérieure. Elle unissait une âme virile à un cœur de mère. Qualités nécessaires pour fonder cette nouvelle communauté hospitalière à Belfort, et qui, depuis 150 ans bientôt, remplit sa noble mission, avec un zèle, une charité et un dévouement auxquels les Belfortains ne sauraient donner trop d'éloges. La nomination de sœur Bevalet, la première supérieure de l'hôpital de

Belfort, a été unanimement ratifiée par les directeurs de l'hôpital Ste Barbe. Monsieur Taiclet, chanoine et père spirituel des sœurs, l'a approuvée et confirmée.

Les hospitalières ne furent pas plutôt installées à Belfort, qu'une troisième demoiselle, Jeanne Philibert d'André, se présenta et se joignit à elles, pour partager le service des pauvres malades et pour se former à leur belle vocation. Trois mois ne furent pas écoulés, qu'une autre demoiselle, Françoise-Félix Taiclet, fit la même demande. Il était bon que la communauté naissante augmentât ; de cette façon, elle pouvait désormais suffire à assurer le service qui lui était confié.

Mademoiselle Françoise Félix Taiclet fut admise au petit tablier, le 11 Janvier 1755, au noviciat le 19 Juin 1755 et à la profession le 29 Juin 1757. Tandis que Jeanne Philibert d'André fut admise au petit tablier le 21 Octobre 1754, à la prise d'habit et au noviciat le 15 avril 1755, et à la profession le 3 mars 1757.

En 1755, les revenus fixes de l'hôpital étaient de 2509 livres, et la dépense ordinaire de 1164. Dans le courant de cette année, on a fait les barreaux aux fenêtres du rez-de-chaussée, pour lesquels on a payé à la forge 237 livres, 3 sols, 4 deniers.

En 1756, le 26 du mois de Février, est mort M. Laurent Merandet, marchand et bourgeois de Belfort, et directeur de l'hôpital Ste Barbe, Son corps a été inhumé, le 1er du mois de mars, dans la chapelle dudit hôpital, par M. Vernié, prêtre chapelain.

En 1755, le 20 septembre, le docteur Antoine Carlhan est nommé médecin de l'hôpital militaire, de la commune et de l'hôpital Ste Barbe, dont il fut un des douze directeurs. Il succéda au docteur Melchior Chardoillet, qui n'avait rempli ces mêmes fonctions que très peu de temps. Melchior Chardoillet était le neveu du docteur Vernier, le premier médecin du nouvel hôpital militaire, nommé le 15 mars 1710 et médecin de l'hôpital Ste Barbe.

CHAPITRE VII

L'Hôpital Ste Barbe au milieu du XVIIIe siècle

Un nom mériterait d'être écrit en lettres d'or, à côté de ceux de Haute et Puissante Dame Jeanne de Katzenellenbogen, comtesse de Montbéliard et de Belfort, et de Catherine de Bourgogne, Duchesse d'Autriche : C'est celui de Monsieur François Noblat, commissaire des guerres et Prévot de Belfort. Né à Belfort le 2 mars 1676, François Noblat mit son crédit et sa fortune au service de l'hôpital Ste Barbe. Pour ce généreux bienfaiteur, ce ne fut pas assez de soutenir la maison des indigents et des malades ; son désir le plus vif fût aussi de doter la maison des pauvres, de garde malades selon le cœur de Dieu, et il consentit à cet effet à verser annuellement 500 livres de rente à l'hôpital jusqu'à sa mort. Hélas ! cet homme de bien et d'honneur, qui porta à l'hôpital une profonde affection, ne devait pas acquitter longtemps sa dette sacrée. Il mourut le 12 octobre 1752. Voici l'extrait mortuaire de ce fidèle serviteur des pauvres :

« Dominus Franciscus Noblat inuptus, urbis Belfortensis præfectus et Alsatiae præfecti subdelegatus septuagesimum septimum agens, sacramentis Ecclesiae munitus, obiit die duo decimo Octobris 1752 et postridie sepultus est in ecclesia nova, præsentibus Dominis Canonicis et pluribus aliis. Fournier, Canonicus et parochus ».

Monsieur François Noblat, avant de rendre sa belle âme à Dieu, légua, dans un testament fait le 26 avril 1748, ses titres, ses charges, sa fortune, à son frère Jean Pierre Noblat.

Ce testament nous est apparu, comme le commentaire éloquent de la foi profonde qui animait alors les bourgeois de Belfort. Au reste, nous ne pouvons mieux faire que de transcrire ici, pour nos lecteurs, la partie concernant les legs pieux.

« Je soussigné, François Noblat, ci-devant prévot et bailli de la ville et du comté de Belfort, et actuellement encore, subdélégué de Messieurs les Intendants en Haute Alsace, département dudit Belfort, j'ai résolu de faire un testament, et pour cet effet, j'ai demandé à Dieu la lumière qui me sera nécessaire, dans la seule vue de lui plaire, et pour satisfaire aux obligations de ma conscience, j'ai fait et écrit, de ma propre main, mon testament comme il s'ensuit, sans conseil, ni suggestion de personne, mais bien de mon unique volonté.

Dieu m'ayant fait la grâce de naître dans la religion catholique, apostolique et romaine, je veux y vivre et mourir, en recommandant, comme je le fais, mon âme à Dieu, le suppliant d'en avoir pitié, et de ne pas entrer en jugement avec moi ; de me pardonner, par sa divine miséricorde, mes péchés, et de me faire la grâce de les expier, par le sacrifice de mes peines, pendant cette misérable vie, et de mourir de la mort des justes, afin de l'adorer éternellement dans le ciel, ce que j'espère de son infinie miséricorde, par les mérites du précieux sang de J. C., par l'intercession de la Très Sainte Vierge, de mon patron St François, de tous les Saints et Saintes du Paradis.

J'élis la sépulture de mon corps, dans le caveau de mes ancêtres, sous la chapelle du Très-Saint Sacrement érigée en l'église actuelle de Saint Denis de Belfort, dans le cas que ma mort advienne, avant l'exercice paroissial dans la nouvelle église ; et que, si au temps de ma mort, le service de la paroisse se faisait dans la nouvelle église, je veux que mon corps soit inhumé dans le caveau qui y doit être établi, ainsi qu'il l'est sous l'autel de cette chapelle dans l'ancienne église (1).

Je laisse à mes héritiers, y après institués, le soin de mes obsèques, enterrement et prières que l'église a coutume de faire pour les défunts, leur recommandant plus de prières que de

(1) Quand on a établi le calorifère actuel dans le sous-sol de l'église, on fut étonné de trouver dans le caveau sous le chœur, dans la direction du maître-autel, des crânes et des ossements humains. Ne serait-ce pas la famille Noblat et les chanoines qui reposaient là en attendant la résurrection future ?

cérémonies et fastes mondains, qui ne sont que les effets et la preuve de la vanité des vivants.

Je donne et lègue à la confrérie du Saint-Sacrement, la somme de 150 livres, pour, la rente, en être employée à l'entretien des lanternes, qui précèdent le viatique pour les moribonds, des robes et surplis de ceux qui portent les dites lanternes, ainsi que des capotes ou manteaux de ceux qui portent le dais, décoration nécessaire pour exciter le peuple au respect, et adoration qu'il doit à l'adorable sacrement.

Je donne et lègue à la fabrique de Belfort, ma paroisse, la somme de 150 livres, pour être employée à un ornement de l'Eglise, tel que mes héritiers ci-aprés, et de l'avis de Messieurs les prévot et chanoines, le trouveront à propos et le plus nécessaire.

Je donne et lègue aux prévot et chanoines du chapitre de cette ville, la somme de deux cent livres, à charge de dire à perpétuité une messe à diacre et sous-diacre, et aprés la messe, un libera, avec un De Profundis, tel jour que celui de mon décés, la veille ou le lendemain, dans le cas que celui de mon décés se trouvât à un jour que l'on ne dût faire service de mort.

Je donne et lègue aux Révérends Péres Capucins de cette ville, la somme de cent livres, à charge que les péres qui composeront la communauté, lors de mon décés, célébreront chacun deux messes pour le repos de mon âme, indépendamment de celles que l'ordre a bien voulu m'accorder de tous les religieux, en ma qualité de syndic temporel dans la communauté de ce lieu.

Je donne et lègue à l'hôpital Ste Barbe de cette ville, la somme de 10.000 livres, dans ma volonté que les revenus en seront employés, suivant les bonnes intentions, zéle et esprit de charité des directeurs temporels de cet hôpital, et particuliérement selon les ordres et dispositions des directeurs ecclésiastiques de l'archevêché de Besançon, mes vives intentions étant principalement pour un commencement de l'établissement d'une marmite, à tremper la soupe aux pauvres externes, après le service des malades au dit hôpital.

Après la mort de mes héritiers ci-après, j'institue, je donne et légue encore au dit hôpital, et aux applications ci-dessus, la somme de 5000 livres, lors du décés du 1er mourant, et encore pareille somme de 5000 livres, au décés du dernier mourant, priant mes dits héritiers de suivre mes intentions, non seulement pour l'exécution de mes dispositions ci-dessus, que je veux être exécutées en faveur des pauvres, mais aussi, de les augmenter suivant leur charité, etc. etc. »

Le riche héritage laissé par M. François Noblat arrivait à propos. Les années alors étaient mauvaises et les revenus manquaient. Pour pourvoir aux pauvres qui se présenteraient, les administrateurs, par une délibération du 24 février 1757, firent un réglement de prix pour les malades payants soignés à l'hospice :

« Ils ont statué 1° que ceux qui voudront être traités dans les salles payeront 20 sols par jour ; 2° que ceux qui voudront avoir une chambre et leur bouillon avec celui des autres malades payeront 40 sols par jour ; 3° que ceux qui voudront avoir une chambre et un pot-au-feu à part, pour eux seul, payeront 3 livres par jour ; en outre, les deux dernières classes payeront les frais du médecin et du chirurgien, avec faculté d'augmenter les prix selon les circonstances.

En 1756, M. Jean Louis Ventrillon est nommé chirurgien de l'hôpital Ste Barbe. La direction lui fit un traitement de 100 livres. Il mourut à Belfort le 3 septembre 1782.

En 1759, quelques difficultés s'élevèrent entre les directeurs de l'hôpital et M. Bernardin Noblat, à propos d'une femme aveugle de Vauthiermont. Monsieur Bernardin Noblat était, comme son oncle, subdélégué de Messieurs les intendants en Haute-Alsace. A ce titre, sans doute, il voulait imposer à l'hôpital Ste Barbe une malade incurable. Les directeurs repoussèrent énergiquement cette décision, invoquant les réglements de l'hôpital et la volonté des fondateurs. Trouvant M. Noblat inexorable, les directeurs en appelèrent à M. Neef, conseiller du roi et son procureur général au conseil d'Alsace, ainsi qu'à Monseigneur de Choiseul, archevêque de Besancon. Ils obtinrent gain de cause. Monseigneur l'Archevêque, dans sa lettre du 17 avril 1759, défendit expressément aux directeurs de recevoir cette femme aveugle. « Il serait dangereux, dit-il, que cet exemple ne tirât à conséquence. »

Les administrateurs accueillirent avec joie cette défense. Malgré de nouvelles menaces, ils s'y conformèrent fidèlement. Ainsi ils sauvèrent d'une ruine certaine leur établissement de charité qui était alors en pleine voie de prospérité.

En ce temps, il y avait 110 messes de fondations faites en faveur de l'hôpital. Un aumônier était chargé de dire tous les jours la Ste Messe dans la chapelle. Il acquittait les 110 messes de fondations, le tout moyennant 100 livres par an. En ce même temps, Monseigneur l'Archevêque de Besançon avait permis de chanter des grand'messes dans la chapelle de Ste Barbe, et d'y donner des bénédictions du Très-Saint Sacrement. La chapelle Ste Barbe, dit M. Belot, alors directeur, fut regardée comme paroisse depuis l'établissement des sœurs hospitalières, auxquelles Mgr l'Archevêque adressa régulièrement les mandements annuels, qui sont conservés dans les archives.

Alors déjà, la chapelle de Ste Barbe était considérée, à Belfort et dans les environs, comme un lieu béni, et un sanctuaire où les fidèles accouraient de loin, pour obtenir les faveurs célestes par l'intercession de Ste Barbe. Il en est encore de même à l'heure actuelle. Mais ce petit sanctuaire est cher surtout aux hospitalières. Là, en effet, au pied de l'autel, dorment ensemble leur dernier sommeil, les premières consœurs. C'est d'abord, sœur Françoise Taiclet de Delle. Après avoir mené une vie plus angélique qu'humaine, elle rendit son âme à Dieu le 6 mai 1759, et fut inhumée dans la chapelle de Ste Barbe, le lendemain par M. le chanoine de Morière, le père spirituel de la communauté.

C'est ensuite, sœur Françoise Besançon de Baume les-Dames. Sœur Besançon fut la femme laborieuse des livres saints. Pendant onze ans, assise au chevet des infirmes, elle consacra à la couture et au soin du linge, tout le temps que lui laissaient les malades. La mort vint la frapper presque subitement le 15 mars 1772. Le 16, elle fut inhumée dans la chapelle par M. de Morière. Sœur Françoise Besançon était entrée à l'hôpital le 3 août 1760, et avait remplacé sœur Taiclet. Les deux ont recueilli, les premières, le prix de leur vie de dévouement et de sacrifices.

Dieu cependant, n'abandonna pas cette petite communauté naissante. Le 38 novembre 1759, Jeanne Marie Courtot de Botans est admise au petit tablier, et l'année après, le 4 Janvier, les administrateurs délibèrent d'admettre comme cinquième sœur, mademoiselle Jeanne Baptiste Clerc de Vesoul. Le 10 Janvier 1764, Mademoiselle Marie Françoise Hann de Bourogne est admise au petit tablier. Elle vint remplacer sœur Anne-Joseph Bevalet, appelée par l'autorité diocésaine à l'hôpital de Poligny, pour y être supérieure. On demandait une sœur étrangère à la communauté de Poligny. Le départ de sœur Bevalet fut vivement regretté à Belfort et à l'hôpital. Enfin, mentionnons encore ici, à titre de renseignement, l'admission de mademoiselle Marie Felmez de Belfort, en 1765, le 17 avril ; de mademoiselle Jeanne-Baptiste Vindrez de Vesoul, le 21 mars 1766 ; de mademoiselle Anne Charlotte Janson, de Besançon, le 30 Juin 1768. Sœur Janson a pris le grand habit, le 30 mars 1769, et a fait profession le 5 février 1771. C'est ainsi que cette petite famille religieuse grandit et prospéra. Sœur Fournier était réélue supérieure.

Au mois de Janvier 1767, toute l'administration temporelle est renouvelée ; est nommé prévot, François Bourquenot, et Jacques Genty, Henri Schuler, Jacques Keller, Antoine Belot, Jean-Pierre Chardoillet, Antoine Carlhan, Georges Delaporte, Louis Felmez, Jacques Mengaud, Joseph Royer, Claude Barthe-

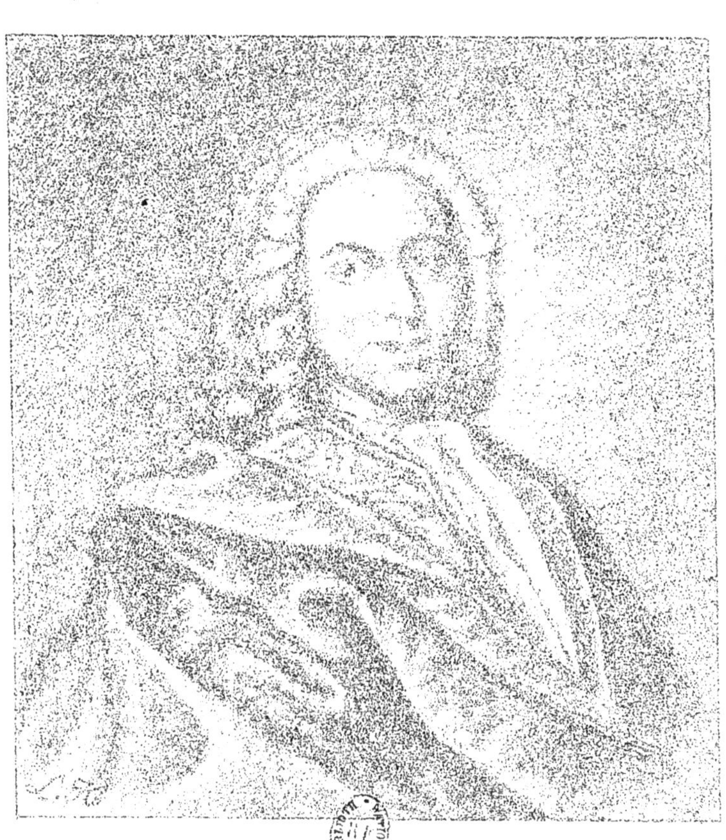

FRANÇOIS NOBLAT

Prévot et Bailli de la Ville et du Comté de Belfort

1676-1752

lemy, sont nommés directeurs ; le sieur Pierre Lacroix est nommé receveur et secrétaire. Il occupait déjà ces fonctions depuis le 9 octobre 1742.

Un mois après, le 21 Février, mourut M. François Bourquenot, prévot et fondateur des religieuses hospitalières. Le 23 du même mois, les administrateurs se réunirent pour lui nommer un successeur. Tous les suffrages se portèrent sur M. Georges Delaporte. En 1770, le 8 septembre, M. le curé de Belfort est admis comme directeur ecclésiastique. A cette époque, l'hôpital hérita 6000 livres de M. Jean François Durosoir, bourgeois, négociant à Belfort. Sa veuve Hélène Vernier versa cette somme dans la caisse du receveur en 1776. Suivant les clauses du testament « les intérêts de 6000 lui devront être annuellement payés pendant sa vie, et si sa mort arrivait avant celle de M. J.-B. Durosoir, prêtre et professeur au collège royal de Colmar, le receveur dudit hôpital payera audit abbé Durosoir, 200 livres annuellement sa vie durant, et sera tenu seulement de commencer la célébration des 24 messes basses, qui font la charge voulue du testateur ».

C'est à ce moment là aussi, qu'une personne pieuse, qui a voulu rester inconnue, donna à l'hôpital 150 livres à charge de célébrer pour elle deux messes basses annuellement.

En 1773, l'administration était composée ainsi qu'il suit :

L'hopital avait pour directeurs ecclésiastiques : Messieurs Jean-François-Chabiel de Morière, chanoine et Père spirituel nommé par l'ordinaire, et François-Félix Pierron, chanoine et curé de Belfort, directeur élu le 8 septembre 1770 ; et pour directeurs laïques, Messieurs Georges Delaporte, prévot, Jacques Genty, Antoine Belot, Jeanpierre Chardoillet, Antoine Carlhan, Louis Felmey, Joseph Mengaud, Joseph Royer, Claude Barthélemy, François Delaporte, François Ugonin, Jean-Louis Roussel. Le sieur Pierre Lacroix était receveur et secrétaire.

Le 30 décembre 1773, mademoiselle Marie Pierrette Chardoillet de Belfort est admise au petit tablier.

Le 29 Mars 1774, le sieur Lacroix, invalide, est admis à être directeur de l'hôpital et est remplacé par le sieur Royer.

En 1775, le 26 Novembre, sœur Janson est nommée supérieure. Le 9 novembre 1776, sœur Marvilliers est admise à la profession. Monsieur le chanoine Degé était alors le père spirituel de la communauté.

Le docteur Carlhan mourut cette année, le 2 Juillet 1776. Le 6 du même mois, les magistrats procédèrent à la nomination d'un médecin de la commune et de l'hospice civil. Les suffrages se réunirent en faveur de Claude-François Touvet, docteur en médecine. En 1779, M. Touvet fut nommé médecin de la ville et du baillage de Ferrette, et peu de temps après, médecin du roi au fort Louis-du-Rhin. Le docteur Feltin, médecin du roi à l'hôpital militaire de Belfort, remplissait, depuis le départ du docteur Touvet, les fonctions de médecin de la commune et de l'hospice civil « aux mêmes titres, charges, conditions et émoluments » que le docteur Touvet. En 1780, mourut monsieur le chanoine François Félix Pierron, curé de Belfort. Ce saint et vertueux pasteur fut une des premières victimes de la maladie contagieuse, qui sévissait dans nos contrées en 1780, et connue sous le nom de pneumonie putride, la véritable peripneumonia pestifera de Schenckius et de Guy de Chauliac. (1)

Atteint le 7 décembre de la maladie, qui dévastait alors le Valdoie où il allait presque chaque jour, il succomba le 11 décembre, à l'âge de 55 ans. M. Pierron jouissait, à juste titre de la plus haute réputation de sainteté. Il était né à Belfort en 1725, dans celui des faubourgs qui porte le nom de Fourneau. Les malades de l'hôpital Ste Barbe, étaient l'objet spécial de sa sollicitude pastorale. Il aimait surtout à pourvoir l'hospice civil de bons livres, et pour l'usage des religieuses et pour celui des malades. Sa bonne et respectable sœur, Marie-Anne Pierron, alla mourir à l'hôpital, huit jours après, entre les bras des mères Fournier et d'André, ses émules de vertu.

(1) H. Bardy.

CHAPITRE VIII

Etat des messes de fondations qui doivent être célébrées, aux frais de l'hôpital bourgeois de la ville de Belfort, depuis 1716 jusqu'en 1783 inclusivement.

En Janvier

Le 3 Marie-Anne Blétry, épouse d'André Berthelot
12 Antoinette Collon
13 François Gascard
15 Jean-Jacques Bermont, curé d'Essert
16 J.-B. Frachet
17 Balthazar Viguier et son épouse Marguerite Monnier
19 Antoine Jarcé
20 J.-B. Godard
21 J.-Pierre Besançon
22 Claude-François Belot
23 Jacques Testu
27 Elisabeth Despoires
31 Jeanne Carpentier

En Février

1 Jean-Pierre Legrand, curé de Morvillars
3 Jeanne Forçat
10 Guillaume Dupart
12 Antoinette Collon
15 Jean-Jacques Bermont, curé d'Essert
21 Jacques Testu
24 Marie Anne Millly
26 Marie-Anne Marmet

En Mars

1 Laurent Mérandet
3 Jeanne Forçat
5 Guillaume Dupart

6 Nicolas Paclet et son épouse
12 Antoine Gercé
15 Jean-Jacques Bermont, curé d'Essert
16 Jean-Baptiste Frachet
21 Jacques Testu

En Avril

1 Jean François-George, messe haute
3 Jeanne Forçat
5 Madeleine Delung, épouse George, messe haute
15 Jean-Jacques Bermont, curé d'Essert
16 St Etienne, invalide
17 Brissé Pierre, invalide
18 Balthazar Viguier et son épouse
21 Jacques Testu
27 Louis Maréchal et ses prédécesseurs

En Mai

1 Jacques Genty
2 Jeanne Forçat
4 Françoise Donzé, épouse Ugonin
5 id.
6 Antoine Cupillard
7 id.
8 id.
12 Melchior Noblat, prévot de la ville
15 Jean-Jacques Bermont, curé d'Essert
21 Jacques Testu
31 Marie Barbe Clavey, femme Lacroix, avec un De Profundis

En Juin

1 Pierre Sarazin, curé de Bourogne
3 Jeanne Forçat
4 Guillaume Dupart
12 Antoinette Collon
15 Jean-Jacques Bermont, curé d'Essert

16 J.-B. Frachat
21 Jacques Testu

En Juillet

2 Jeanne Forçat
3 Marie Lambert
4 id.
12 Antoine Jerie
15 Jean-Jacques Bermont, curé d'Essert
19 Joseph Belot
20 Marguerite Faivre, femme Carpentier
21 Balthazar Viguier et sa femme
22 (bis) 24 Jacques Testu
26 Marie-Anne Carpentier, femme Berthi

En Août

4 Paul-Joseph-George, curé de Réchésy, messe haute
9 Pierre Brisse
11 Antoine Jérie
12 François Thomas et son épouse
15 Jean-Jacques Bermont, curé d'Essert
16 François Thomas et son épouse
21 Jacques Testu
27 Pierre Gillet

En Septembre

7 Marie-Anne Thann
12 Guillaume Dupart
15 Jean-Jacques Bermont, curé d'Essert
16 St Etienne
17 Jean-Baptiste Frachet
21 Jacques Testu

En Octobre

4 François Pierrette
5 Georgine Bermont
6 Guillaume Dupart
10 Marie-Anne Thann

15 Jean-Jacques Bermont, curé d'Essert
21 Jacques Testu

En Novembre

1 Alexandre Pigenot, curé de Petit-Croix
3 Guillaume Dupart
4 Nicolas Paclet et son épouse
15 Jean-Jacques Bermont, curé d'Essert.
19 Elisabeth Despoires
20 Marie-Anne Carpentin, femme Berthe
21 Jacques Testu
30 Alexandre Pigenot, curé de Petit Croix

En Décembre

1 Pierre Sarazin, curé de Bourogne
3 Jean Nicolas Donzé
6 id.
4 Jeanne Forçat
15 Jean-Jacques Bermont, curé d'Essert
18 Marie-Anne Milly, femme Berthe
21 Jacques Testu

Indépendamment des messes ci-dessus mentionnées, l'hôpital était encore chargé de faire célébrer les messes suivantes :
Les 1er Lundi de chaque mois pour monsieur De Sauvolle ;
Les 1er Mardi de chaque mois, pour madame de Villancourt ;

A chaque quatre-temps de l'année, pour Jean-Baptiste Grosjean ;

A chaque quatre temps de l'année, pour Jacques Genty.

Le nombre de ces messes monta à 134; pour la rétribution desquelles, il était payé annuellement, par le receveur du dit hôpital, la somme de 134 livres au prêtre. Si le nombre des dites messes augmentait, la rétribution serait aussi augmentée, à raison d'une livre pour chaque messe d'augmentation. Délibéré et arrêté au dit hôpital de Belfort, le 13 décembre 1781.

En 1781, le gouvernement proposa de réunir les deux hôpitaux civil et militaire, à la charge, pour ledit hôpital bourgeois de Belfort, de construire le bâtiment qui serait nécessaire pour la réception des malades militaires. On demandait 120 lits militaires. Les Directeurs, après un examen réfléchi, ont unanimement reconnu qu'une pareille entreprise était au-dessus de leurs moyens.

En 1783, Léopold Felmey remplace son frère Louis, par délibération du 10 mai, comme directeur de l'hôpital.

Le 15 mai de la même année, l'administration a reçu quatre nouvelles fondations de messe pour M. Viguier, et sa mère, Marie-Madeleine Monnier, veuve de Balthazar Viguier.

Le 9 octobre 1783, les directeurs de l'hospice acceptent en argent la valeur des huit prébendes de l'hôpital des Poules, et les 50 livres d'indemnité annuelle.

Onze ans auparavant, le 24 août 1772, étant assemblés en conseil, les directeurs avaient déjà délibéré de poursuivre le jugement définitif, du procès toujours pendant et indécis au Conseil Souverain d'Alsace, contre MM. les Prévot et Chanoines du chapitre de Belfort, concernant les revenus de l'aumônier de l'hôpital des Poules.

Le 25 novembre 1784, sœur Janson est élue supérieure ; elle fût nommée de nouveau le 25 novembre 1787. Le 2 septembre, sœur Marie-Françoise Coudre d'Altkirch, en Alsace, est morte à l'hôpital munie des sacrements de l'église, et âgée seulement de 26 ans ; son corps a été inhumé le lendemain, au cimetière de Brasse par monsieur le chanoine Degé, directeur de l'hôpital et père spirituel des sœurs. Son convoi funèbre a été accompagné de tous les membres du chapitre de cette ville, des grandes et petites conférences des demoiselles, des religieuses de la présentation, de Messieurs les Directeurs, et d'un grand nombre d'habitants. Deux années après, en 1789, deux autres religieuses moururent, la première, sœur Marie Marvillet, d'Ovanches, en Franche-Comté, âgée de 32 ans, en qualité de professe hospitalière au service des pauvres et des malades, la seconde, sœur Anne Joseph Bevalet, la première supérieure, âgée de

61 ans, après en avoir passé 38 en qualité de professe hospitalière, dans toute la ferveur, le zèle et la charité d'une vraie servante des pauvres, dont 15 en qualité de supérieure de l'hôpital de Belfort, et presqu'un nombre égal dans d'autres maisons de charité du diocèse, par la mission expresse des supérieurs et au contentement des religieuses.

Sœur Jeanne-Marie Courtot d'Andelnans, est admise au petit tablier le 9 mars 1788, au noviciat le 21 août 1788, et à la profession, le 2 octobre 1790, avec la solennité accoutumée. Elle fût présentée aux administrateurs, par monsieur le chanoine Degé, père spirituel de la maison. Le 16 Mars 1790, mademoiselle Benigne Lassus de Dambenoît avait été reçue au petit tablier, et elle fut reçue novice le 2 octobre 1790. Sœur d'André fût élue supérieure. Ce fut la dernière supérieure avant la tourmente révolutionnaire.

CHAPITRE IX

L'Hôpital Ste Barbe à la fin du XVIIIme siècle 1789-1800.

Pendant que le bien se faisait à l'hôpital Ste Barbe, un souffle de révolte, d'irréligion et d'impiété passait sur la France. La Révolution approchait, une grande crise sociale se préparait terrible. Déjà Louis XV entendait dans le lointain, gronder l'orage qui menaçait son trône, mais regardant d'un œil froid et indifférent le déplorable état dans lequel se trouvait plongée la France, il se contenta de dire « cela durera bien autant que moi, » « Il meurt, ce roi égoïste et corrompu, et laisse à son petit fils, Louis XVI, une couronne avilie, un trône vermoulu et chancelant, un gouvernement usé dans ses ressorts, et désormais impossible ». (1)

Si l'amour du bien, les dons de l'esprit et du cœur, les senti-

(1) L'abbé Darras.

ments d'humanité, de justice, de désintéressement, de probité, étaient des qualités suffisantes pour faire un bon prince, Louis XVI aurait été le plus heureux des rois. Mais il faut à ceux que Dieu appelle à la redoutable mission de gouverner les hommes, plus de fermeté encore que d'autres vertus. Louis XVI était trop bon, pour ne pas être faible. Sa vie toute entière fût, contre le mal et contre le crime, une lutte, où Louis XVI céda toujours ; le mal et le crime ont triomphé, pour instruire à la fois et les rois et les peuples.

Bientôt, les mots magiques, de liberté, d'indépendance, d'égalité, de fraternité se font entendre. Ces mots semblaient ouvrir aux imaginations exaltées des horizons nouveaux. Cet état d'esprit fut le présage funeste de l'ouragan épouvantable, qui allait briser toutes les institutions, renverser le trône et l'autel, et inaugurer, au milieu de fleuves de sang, la souveraineté populaire. Les riches, les nobles, les savants avaient semé les vents, il n'était que juste qu'ils recueillissent la tempête.

Certes, il n'entre pas dans notre cadre, de nous occuper de la Révolution française. Disons seulement qu'une révolution générale ne s'improvise pas. La foule des abus la fait naître. Or, à cette époque, l'esprit de redressement et de réforme devenait l'esprit dominant. Louis XVI, dont le caractère était d'une si molle contexture, qu'on pourrait l'assimiler au plus faible de tous ses aïeux, commença à voir la gravité des circonstances, et à sentir la nécessité des concessions. Le 4 mai 1789, une procession solennelle a lieu à Versailles pour l'ouverture des Etats généraux, après 175 ans d'interruption. Le 14 juillet, la Bastille, cette forteresse construite sous les Valois, pour tenir en respect la ville de Paris, et qui depuis quatre siècles, semblait être debout pour brider la liberté, est attaquée et prise par le peuple. La Bastille était une idée, celle de l'autorité absolue et de l'arbitraire ; cette idée fut vaincue le 14 Juillet. La prise de cette forteresse servit désormais de date à l'ére de la révolution. En peu de jours, une frénésie atroce s'empara des esprits, etl a lie du peuple fut mise en fermentation, par des agitateurs, par les chefs de l'Assemblée Constituante. Aussi, celle-ci, s'arrogeant un pouvoir souverain, donna à la France une constitution nouvelle. Et, dans ce travail, elle ne respecta rien de ce qu'avaient établi les siècles précédents. Non contente de toucher à l'ordre civil, elle prétendit transformer à sa guise l'ordre religieux. Le 13 février 1790, elle supprima les ordres monastiques, et mit les biens du clergé à la disposition de la nation, se réservant d'édicter des mesures encore plus graves.

Cependant, disons-le à l'honneur de la cité de Belfort, si elle a accueilli avec des transports de joie, la nouvelle de la prise de la Bastille, si les principes de la révolution y furent proclamés et reconnus, au bruit des acclamations de nos concitoyens, et avec l'adhésion des magistrats, Belfort ne fut pas, comme d'autres villes, le théâtre de réactions sauvages, qui portèrent au loin le deuil et l'effroi. La ville de Belfort resta relativement digne et calme, au milieu du soulèvement général, qui gagna la France entière. Le bonnet rouge, la Carmagnole étaient encore l'apanage d'un petit nombre de révolutionnaires de bas étage. On se tutoyait bien cependant, même entre les citoyens administrateurs et les citoyennes religieuses ; mais c'était alors pour s'en amuser et pour faire avancer dans la cité, disait-on, les principes d'égalité !! Au reste, le vieux Belfortain, s'affranchissait avec peine de la coquette urbanité qui est un de ses caractères saillants.

Même plus tard, en pleine terreur, les dénonciations multipliées forçaient souvent les autorités à prendre des mesures, qu'ils n'osaient rejeter, mais qu'il leur répugnait de prendre, et qu'ils atténuaient toujours. Aussi bien, les sœurs hospitalières continuèrent tranquillement leur service auprès des pauvres malades. Jusqu'en 1792, personne ne fût inquiété à l'hôpital Ste Barbe, alors qu'il était notoire, que cette maison, ainsi que la maison des sœurs de la Charité chrétienne, étaient le rendez-vous des prêtres insermentés, et des catholiques qui fuyaient les prêtres jureurs. .

Cependant les jours de religieuse tristesse, étaient arrivés. Le 16 avril 1792, la direction de l'hôpital est extraordinairement convoquée. Les hospitalières sont appelées à se présenter devant cette assemblée, à seule fin d'entendre leurs plaintes ; on dressa procès-verbal de ce qu'elles dirent ; savoir,

« Que depuis au-delà de trente ans, qu'elles consacrent leurs veilles et leurs peines au soulagement et guérison des pauvres de Belfort, sans aucune rétribution que celle de leur nourriture, elles n'ont reçu que des témoignages d'affection et de reconnaissance, mais que malheureusement, depuis une huitaine de jours, un acharnement affreux se manisfeste contre elles, et contre la maison de Ste Barbe ; que d'abord, on placarda la maison de signes de réprobation, et de désignations pour aventures sinistres, tels que croix, potences et lanternes ; que chaque nuit servait au renouvellement de la présentation ; qu'elles ne crurent pas devoir prier la direction de s'assembler par rapport à ces faits, n'en concevant pas alors toutes les conséquences; que, samedi dernier, 14 du courant, à six heures du soir, six commissaires de la municipalité se présentèrent, apposèrent scellé sur la porte d'entrée de la chapelle intérieurement, s'emparèrent de la clef de cette entrée, et firent défense d'y recevoir, par l'entrée de la maison, aucun citoyen, pour assister à des messes, pas même à celles qui se célébreront pour les pauvres malades ; qu'ils terminèrent par la lecture d'un procès-verbal préalablement dressé, du contenu duquel elles ne se rappellent, que l'énonciation d'une dénonciation existante contre l'une d'elles, pour des faits non retenus en ce procès-verbal ; qu'elles respectèrent ce scellé apposé, et ces ordres donnés par une autorité constituée et reconnue, se réservant simplement d'en faire part à la direction ; que le peuple avait en foule suivi les municipaux ; qu'une partie se crut sans doute autorisée, par cet acte d'autorité, d'en commettre d'autres d'une nature différente ; que hier, entre dix et onze heures du soir, plusieurs hommes se sont attroupés devant cette maison, ont brisé à coups de cailloux le vitrage de la chapelle, ont frappé avec violence la porte de la chapelle, faisant des efforts pour la fracturer ; s'apercevant de l'impossibilité de parvenir à leur projet, se sont adressés aux volets, en ont fait sauter et arracher trois avec des leviers, ont attenté aux barreaux des fenêtres, dont ils n'ont cependant brisé que des carreaux ; que cette scène, qui faisait trembler les malades et les gouvernantes, dura prés d'une demi-heure, sans qu'aucune garde ni patrouille soit accourue au bruit, qui cependant dût épouvanter tous les voisins ; que ce ne fût qu'aprés ce temps, qu'elle parût et que les auteurs furent dispersés. Dans cette position, les sœurs déclarent qu'elles ne peuvent que supplier l'administration, d'aviser au parti à prendre, pour empêcher les récidives qu'elles craignent d'autant plus, qu'elles ne pensent pas que dans des émeutes semblables, leurs vies soient sans danger.. Ont signé cette délibération, les sœurs d'André, Fournier, Janson, Courtot, Lassus. »

« La direction, délibérant sur l'exposé des faits ci-dessus, dont chaque administrateur connait la vérité du délit, a arrêté 1° que le cas étant urgent, l'asile des misérables malades ayant été sur le point d'être violé, et peut encore l'être, ce qui a pu ou peut aggraver leurs maux, que les gouvernantes de cette maison, respectables à tous égards et par leur sexe et par leurs fonctions, courent les dangers de l'atrocité, que copie de la présente délibération sera remise au juge de paix aux fins de droit.

2° Que dans la journée, le sieur Roger, l'un des directeurs, se transportera avec le sieur Degé, secrétaire de cette maison, tant au district séant en cette ville (1) qu'à la municipalité, aux fins

(1) Le 15 Janvier 1790, l'assemblée Constituante remplaça l'ancienne division de la France en provinces, par une organisation nouvelle en 83 départements. L'Alsace forma dès lors les départements du Haut-Rhin et du Bas-Rhin, le Haut-Rhin fut divisé en trois districts : Colmar, Altkirch, Belfort.

d'obtenir garde et protection spéciale pour la maison, à dater de la nuit prochaine.

3° Que, quant au scellé, les mêmes commissaires députés à la municipalité, la prieront de faire délivrer par le secrétaire, et requérant ce dernier, en vertu de la loi, de délivrer copie du procès-verbal d'apposition, et autres pièces y relatives, ou de leur en laisser prendre communication, dont les mêmes commissaires feront leur rapport demain, pour auquel les directeurs s'ajourneront à quatre heures de relevée, pour, sur cela être avisé et délibéré, ce qu'au cas appartiendra; fait et arrêté les jour, mois, et année que dessus. »

Cette délibération, toute à l'honneur des courageux directeurs de l'hôpital Ste Barbe, est signée par les citoyens Royer, Nicolas Blétry, Pierre Clavey, Grandidier, François Clavey, Viguier, dernier prévot nommé le 17 avril 1792 et Degé.

Les sieurs Royer et Degé se sont effectivement transportés à la municipalité. Voici les griefs qu'on avait contre l'hôpital :

1° La tranquillité des malades est troublée, par le concours des personnes qui assistent aux messes de cette chapelle, et par des prêtres qui y célèbrent.

2° Que cette tranquillité ne peut être rétablie que par la fermeture de cette chapelle.

3° Que la sœur Janson est sous le poids d'une accusation.

Les mêmes sieurs Royer et Degé, sont allés également au district, faire inscrire la délibération au bureau du juge de paix.

Enfin les directeurs de Ste Barbe se réunissent de nouveau, et délibèrent qu'il y a injuste dénonciation, et ils louent à l'unanimité le zèle, l'activité, la charité de sœur Janson.

Cependant l'Assemblée Nationale continuait ses travaux, sous la double menace de l'émeute au dedans, de la guerre au dehors. Au fond, l'Europe était bien indifférente au sort du malheureux Louis XVI, aux prises avec la Révolution, mais elle ne pouvait se faire illusion sur les dangers que courait alors, le principe même de la royauté. Il devenait urgent d'arrêter les progrès de l'esprit révolutionnaire, et le Cabinet de Vienne en particulier, récriminait contre l'esprit de propagande républicaine. De son côté, la France jura de sauver la liberté et sa constitution ; le 20 avril 1792, sur un rapport du ministre Dumouriez « le roi Louis XVI, d'une voix assez ferme, quoique son cœur chancelât, proposa à l'Assemblée Constituante, la guerre contre le roi de Hongrie et de Bohême... Les Français ont juré de vivre libres ou de mourir, dit-il, j'ai fait le même serment qu'eux. »

Pour faire face aux dépenses occasionnées par les armées de la révolution, on fit argent de tout. D'autre part, les persécutions dirigées contre la religion, redoublèrent. Un décret législatif défendit de porter en public toute espèce de costume religieux. Le 22 avril 1792, la sœur Janson dut quitter l'hôpital à la hâte. Il y avait prise de corps sur elle. Les autres hospitalières restèrent à leur poste de dévouement. On les força bien à déposer le voile et la cornette, qui mettaient une auréole de sainteté à leur front, et qui inspiraient à tous la vénération et le respect. On les contraignit à prendre des habits séculiers. Ce sacrifice fût pénible. Mais elles s'y soumirent, heureuses de pouvoir encore servir Jésus-Christ dans la personne des pauvres. On changea aussi leur titre de sœurs et de religieuses pour celui de citoyennes, mais elles restèrent encore les dignes épouses du Christ, les servantes et les sœurs des pauvres. Ce n'est qu'au moment où elles ont vu l'établissement ruiné, tant par le remboursement des capitaux versés dans les Caisses Nationales, que par ceux affectés entre les mains du receveur particulier, qu'elles ont été obligées, par la force des circonstances, de se retirer les unes après les autres, dans leurs familles respectives. Mais elles ont eu soin de confier à sœur Marie Courtot, attendu qu'elle était la plus rapprochée, la garde du mobilier de l'hôpital, qui a été en partie conservé intact, à l'exception des objets relatifs à l'exercice du culte religieux. Ces objets ont été indignement profanés, vendus publiquement aux enchères dans l'établissement même, ainsi que les autres vases sacrés volés dans les églises du Territoire de Belfort.

A propos des vases sacrés, nous ne devons pas omettre une scène, qui nous rappelle bien la fureur révolutionnaire. « Un soir, au milieu du silence de la nuit, dit un contemporain, une troupe de malheureux, semblables à des loups ravisseurs, viennent s'attrouper autour de l'hôpital, dont ils forcent cette fois-ci, la porte à coup de hache. Ils se précipitent dans l'intérieur de la maison, et se jettent pêle-même dans les salles des malades. La servante, tremblant comme une feuille, court avertir les sœurs, qui déjà s'étaient rendues au dortoir, pour se reposer des fatigues de la journée. Halte-là! s'écrie un de la troupe, écumant de rage et coiffé d'un bonnet rouge, j'irai bien moi même faire la commission. Là-dessus, il monte les escaliers, suivi de quelques compagnons dignes de lui. Ils arrivent au dortoir qu'ils font retentir de leurs vociférations et de leurs menaces, et somment les sœurs de leur livrer les vases sacrés. Cependant, les hospitalières averties à temps, éveillées par les crix infernaux dont ils remplissaient la maison, n'avaient rien négligé pour sortir de leurs lits, et pour s'habiller aussi lestement que le leur permettait le temps et le danger, auquel elles se voient exposées. Semblables à de chastes colombes, qui tremblent à l'approche de l'oiseau de proie, elles aussi tremblent à la vue de la scène déchirante qui s'offre à leurs regards. Mais les chéres filles avaient prié ce soir là, et leur Père, qui du haut du ciel veillait sur ses entants, leur inspirait cette confiance et cette résignation, dont on a besoin dans les circonstances pénibles de la vie. Une seule d'entre elle, sœur Lassus, ne s'était pas laissée réveiller tout de suite. C'est que cette pauvre enfant s'était beaucoup fatiguée le jour... puis elle avait passé une nuit entière au chevet d'un malade... elle était la plus jeune des hospitalières, et quand on est jeune, qu'on a bien travaillé, qu'on a la conscience tranquille, on dort si bien!! Cependant une de ses consœurs s'approche de son lit, pour mettre en fuite le sommeil qui appesantissait sa paupière, lorsqu'un des sans-culotte s'écrie d'une voix de stentor à faire trembler le dortoir : « laissez-la dormir !! » sans doute, le malheureux fût touché, comme malgré lui, de la douceur et de l'innocente sérénité que respirait le visage de la pauvre enfant, qui, aussitôt, ouvrit les yeux, jeta à la hâte quelques habits sur elle, et se trouva réunie à ses conseurs.

Les sans-culotte ne s'en tiennent pas là. Les vases sacrés ou la guillotine. C'étaient le refrain qu'ils ne cessaient de répéter. Puis, quittant le dortoir, ils se ruent sur la chapelle. L'un d'entre eux, qui avait concentré sur lui seul, la fureur de tous les autres, osa porter une main sacrilège sur le tabernacle. Il s'empare du ciboire qu'une des hospitalières, par une inspiration toute divine, avait eu soin de vider quelques instants auparavant, en versant les saintes espèces sur un corporal. Alors, à ce spectacle douloureux, un des sans-culotte, qui faisaient retentir la chapelle de leurs cris féroces, ne peut s'empêcher de rendre un témoignage public à la présence réelle. C'est pourtant toi, s'écrie t-il, Notre Dieu !!! Oui, malheureux, tu dis vrai. C'est vraiment ton Dieu... Mais là aussi, est ton juge. Puissiez-vous, tes compagnons et toi, puissiez-vous le reçonnaitre avant de paraitre devant lui. » (1)

Pendant qu'on se livrait ainsi au pillage de la chapelle, et qu'on continuait ces actes de vandalisme, les artilleurs de la ville, avertis que les démolisseurs étaient sur le point d'enlever la statue de Ste Barbe, leur patronne, pour la brûler sur la place publique, avec d'autres statues, que ceux-ci avaient enlevées dans différentes églises, vinrent, en toute hâte, se présenter à la porte de la chapelle Ste Barbe, et sommérent les ravisseurs de respecter la statue de leur patronne. Les révolutionnaires n'opposèrent point de résistance, et la statue de Ste

(1) Ce pauvre égaré et plusieurs autres de ses compagnons sont morts à l'hôpital quelques années après, soignés par les mêmes sœurs qu'ils avaient si indignement outragées.

Barbe, conserva la place qu'elle occupe, aujourd'hui encore dans la chapelle qui lui a été dédiée par nos ancêtres.

Ce fut au milieu de la scène que nous venons de retracer, que les sœurs hospitalières, à l'exception d'une seule, ainsi que nous l'avons dit plus haut, quittèrent l'hôpital en habits séculiers, et se retirèrent dans leurs familles respectives, où elles n'ont cessé de prodiguer leurs soins, surtout aux malheureux qui furent obligés de fuir la fureur des ennemis de Dieu, de la religion et de l'humanité.

Et maintenant, pourquoi ne le dirait-on pas ici ? Oui, les sœurs hospitalières conservèrent, en pleine révolution, toute l'énergie de leur zèle et de leur foi. Et, au péril de leur vie, elles ouvrirent les portes de Ste Barbe, à des prêtres qui confessaient les malades et célébraient les divins mystères. J'ai sous les yeux un carnet de notes, appartenant à l'un de ces prêtres poursuivis et accusés. Ce prêtre, exilé comme tant d'autres, était, avant la révolution, curé dans la Haute-Saône. Habillé en marchand de baromètres, taffetas d'Angleterre, essence de savon, feux d'artifice, lanterne magique, il arrive à Glovelier, premier village de la république, s'arrête à Porrentruy, à Bourogne et se dirige sur Belfort.

Nous transcrivons ici textuellement tout ce qui est relatif à Belfort : « Belfort fut le premier endroit où j'eus lieu d'exercer le Saint ministère. J'avais une lettre pour la supérieure de l'hôpital (1). Mais j'eus mille peines de trouver accès. Après avoir sonné à la porte dans la salle d'entrée, une servante vient ouvrir. Que voulez vous, me dit-elle ? Je veux parler à la supérieure. Mais que lui voulez-vous? Il faut que je lui parle. Elle n'y est pas. Et on me ferme la porte. Je ne perds pas courage, après quelques moments je sonne une seconde fois. La servante rouvre, et voyant que c'est encore moi, elle semble

(1) Cette lettre était, me dit-on, de Pierre Degé, émigré, chanoine à Belfort, Père spirituel des sœurs-hospitalières avant la Révolution, et promoteur diocésain pour la partie du diocèse de Besançon appartenant à l'Alsace. 1813.

vouloir s'impatienter. On me prenait sans doute, pour un de ces coureurs qu'on daigne à peine écouter d'une oreille, ou pour un de ces passants, de ces mendiants, auxquels on ne fait pas même attention.

De mon côté, je ne trouvais pas prudent de me faire connaître à cette servante. Je ne pouvais non plus donner la lettre, qu'on ne pouvait lire sans une petite cérémonie nécessaire pour faire reparaître l'écriture. Pendant que la servante me parlait, j'entendais causer derrière la porte, la supérieure qui ne voulait pas paraître, de sorte qu'on me ferma une seconde fois la porte. Alors, j'hésitai quelques instants, si je voulais m'en aller ou sonner encore. Après avoir fait quelques pas, je me décidai à sonner une troisième fois. Dans ce moment, une autre porte s'ouvre et la supérieure, un peu émue, se présente et semble vouloir me gronder. Alors m'étant un peu approché d'elle pour me faire connaître, je lui dis, à basse voix, un mot auquel elle parut faire attention, et me fit entrer avec assez d'indifférence.

Je ne pouvais bien me faire connaitre que par la lettre dont j'étais porteur. Mais il fallait une petite opération pour la rendre lisible : ce qui fut fait en peu de temps.

On ne l'eut pas plutôt lue, qu'on me fit tant d'excuses, que j'en fus plus fatigué que des refus que j'avais éprouvés. Je fus accablé d'honnêtetés, de soins, d'attentions et très bien logé.

Ce fut là, que pour la première fois depuis mon départ du *Landron*, j'eus le bonheur de célébrer les saints mystères. Les cinq jours que j'y ai passés ont été aussi employés à d'autres fonctions... beaucoup de confessions, une réhabilitation de mariage. »

Comme nous l'avons dit, on avait contraint les religieuses hospitalières à quitter leur sainte maison. Ce fut avec serrement de cœur, qu'elles virent devenir profane, ce lieu où elles aimaient à prier et à se sacrifier. Mais, pendant que la révolution persécutait ainsi l'hôpital Ste Barbe dans ses servantes, elle le ruinait aussi dans ses biens. Elle lui enleva toutes ses franchises. Elle supprima les dimes, les cens et autres droits qui formaient le plus notable de ses revenus. Elle lui confisqua toute sa fortune et s'engagea de l'entretenir. Cependant, avons-nous besoin de le dire, à la suite de ces mesures, la gêne fut grande. L'hôpital se trouva vite sans pain. On essaya bien à plusieurs reprises, de demander au comité, des secours publics, des subsides pour remèdes, bois de chauffage, blé et autres denrées, au moins pour trois mois, mais ce fut en vain. Dès lors, on se vit obligé, à l'hôpital Ste Barbe, de refuser tous les malades de la ville et tous ceux des villages.

Et c'est ainsi que le souffle révolutionnaire, qui passait sur notre hôpital, non seulement chassa les religieuses, la Providence de la maison, mais encore dissipa ses biens, ses fondations, en un mot ruina l'asile des pauvres.

Cependant, il tardait aux révolutionnaires d'en finir avec l'infortuné Louis XVI. Ni le temps, ni les victoires remportées sur les armées coalisées, n'avaient un seul moment, fait perdre de vue à la révolution, le soin de la vengeance. Toutefois, les armements et les arrogantes injonctions de la coalition, accélérent la perte du malheureux monarque. Dès le 26 Juillet 1792, on parla de la déchéance du roi. Le 13 août, le roi et la famille royale sont reclus au Temple, la commune de Paris en a la garde et la responsabilité. Le 21 septembre, la seconde Assemblée Nationale, surnommée législative, est close. L'ouverture de la troisième assemblée, appelée Convention Nationale, a lieu, et la République est proclamée. Le 21 Janvier 1793, la tète de Louis XVI tomba sur l'échafaud révolutionnaire.

Quelques mois après, le 16 octobre, l'arrêt de mort est prononcé contre la reine, Marie Antoinette. Aucun mouvement de faiblesse humaine n'a altéré l'âme ni la physionomie de cette princesse, ni avant, ni après sa condamnation. La contenance de l'auguste victime fût la même quand elle alla à la mort. Le 7 novembre, le duc d'Orléans est arrété. Il resta impassible jusque sous le fer. Aucune victime du tribunal révolutionnaire ne déploya autant de fermeté, autant d'héroïsme que lui. Il fit preuve du plus grand courage, en montant sur l'échafaud.

A partir de ce mois de Novembre 1793, le délire irreligieux est à son comble. Le 10, la convention décréte que le culte catholique sera remplacé par le culte de la Raison. Le 24 du même mois, un décret fixe la nomenclature, les dénominations et les dispositions de l'Annuaire républicain. L'an 1er de l'ère nouvelle remontera au 22 Septembre 1792 ; à partir de ce jour, l'année sera partagée en douze mois, composé chacun de trente jours. Les mois de l'automne furent nommés vendémiaire, brumaire, frimaire ; ceux de l'hiver, nivose, pluviôse, ventose ; ceux du printemps, germinal, floréal, prairial ; ceux de l'été, messidor, thermidor, fructidor.

Pendant ce temps, Robespierre décime par intervalles la Convention. Le 5 avril 1794, il envoie au supplice le fougueux Danton, et d'autres conventionnels dont il redoutait l'éloquence populaire. Dés ce jour, le parti de Robespierre, c'est-à-dire, ce qui aura paru de plus inique et de plus atroce pendant la révolution française, dominera sans opposition. Le 8 juin 1794, on célébre une fête en l'honneur de l'Etre suprême. Robespierre pontifie et permet aux Français de croire à l'existence de Dieu, et à l'immortalité de l'âme.

Enfin va paraitre le jour qui verra, sinon cesser entièrement, du moins beaucoup diminuer l'effusion du sang humain. Le 9 thermidor 1794 (27 juillet) Robespierre est accusé aux cris de : à bas le dictateur. Sa défaite sera ignoble comme sa vie. Le 28, Robespierre, la mâchoire inférieure fracassée d'un coup de pistolet, est porté aux Tuileries, et jeté sur une table. Pendant deux heures, il essuie les injures et les imprécations de ses adversaires. Ce même jour, à six heures du soir, les deux Robespierre, Couthon, Saint-Just, Henriot, etc., sont exécutés aux acclamations de ces mêmes Parisiens, qui, depuis un an, ont regardé d'un œil sec le supplice de quatre mille victimes de ce tribunal, dont le Comité de salut public dictait la sentence.

Peu de temps après la chute de Robespierre, les catholiques commencèrent de nouveau à se rassembler, à faire célébrer dans l'intérieur des maisons, mais désormais sans crainte, les saints mystères, trop longtemps interrompus par l'espionnage et l'échafaud. Le culte privé était toléré, il était libre, mais l'État ne voulait ni le reconnaitre encore, ni payer ses ministres, et les églises étaient toujours changées en casernes, en arsenaux, en magasins d'habillements et de vivres.

Dans sa séance du 4 Brumaire, an IV (26 Octobre 1795), la Convention Nationale rendit un décret célèbre, aux termes duquel la peine de mort devait être abolie en France, à dater de la paix générale. Elle décréta également que la place de la Révolution serait appelée, place de la Concorde. A la fin de cette séance, le président de cette assemblée agite sa sonnette et prononce ces mots d'une voix grave : « La Convention Nationale déclare que sa mission est remplie, et que sa session est terminée ».

Avec elle aussi, la cruelle tourmente allait finir. On touchait à des jours meilleurs.

Qu'on nous pardonne cette longue digression sur la révolution française ; elle nous a paru indispensable à l'intelligence de l'histoire de l'hôpital Ste Barbe, dont nous continuons maintenant à décrire toutes les autres phases.

Nous avons dit que les sœurs hospitalières furent obligées de se retirer toutes dans leurs familles, à l'exception de sœur Courtot. Mais déja, le 17 Frimaire, l'an V de la République (1796), la commission hospitalière, composée suivant la loi du 16 Vendémiaire, invita les citoyennes d'André, Janson, Fournier, Lassus et Jeanne Courtot, à reprendre leurs fonctions à l'hôpital Ste Barbe.

« Considérant, disent les membres administrateurs, que pour prendre les mesures nécessaires au rétablissement de l'hospice, il est indispensable de rappeler les citoyennes qui avaient ci-devant soin de l'intérieur de la maison ; que l'ordre et la décence y régnaient ; que l'économie qu'elles apportaient, et le parti avantageux pour la maison, qu'une d'elle tirait de la pharmacie, sont autant de motifs légitimes, pour les inviter à reprendre leurs précédentes fonctions, de préférence à toutes autres... La dite citoyenne Janson sera chargée en chef, et provisoirement de l'économie intérieure de la maison, auquel effet ces citoyennes s'occuperont, pendant la quinzaine, de dresser l'inventaire détaillé de tous objets et effets appartenant à la maison, et y existant, qui sera présenté à la première assemblée, de la dite commune ».

Ont signé la dite délibération, le citoyen Chrysostome Royer, nommé président de la Commission en remplacement de M. Balthazar Viguier, dernier prévot de l'hôpital, des citoyens Nicolas Blétry, François Clavey, Stroltz Mainrad, l'aîné, Gérard Jean-Claude, membres administrateurs, des citoyennes Anne-Charlotte Janson et Jeanne-Marie Courtot, et enfin du citoyen Pierre Degé, sècrétaire et receveur de l'hôpital Ste Barbe.

Ainsi donc, sœur Janson, cette vaillante religieuse que la tourbe révolutionnaire avait forcée à fuir la première, au risque de mourir sur l'échafaud, est aussi rappelée la première par la commission administrative, composée d'hommes honnêtes et énergiques, et qui, en pleine terreur, furent toujours à la hauteur de leur périlleuse mission. Qu'il nous soit permis ici de rendre à ces hommes de bien, un solennel témoignage.

Sœur Janson vint donc rejoindre celle qui était demeurée la fidèle et courageuse gardienne de l'hôpital Ste Barbe. Ce jour-là, toutes deux éprouvérent, j'en suis sûr, la tristesse du vigneron qui visite, après la grêle, sa vigne ravagée. Avant la Révolution, l'hôpital Ste Barbe jouissait d'environ 4000 livres de revenus fixes, non compris les dons qu'on lui faisait journellement. Mais la suppression des rentes et autres droits, l'établissement de l'impôt, le remboursement des contrats, et la vente d'une partie des fonds, ont ruiné cette maison de charité. Pour subvenir aux besoins les plus urgents de cet hospice, les deux religieuses sacrifièrent, pendant plusieurs années, une grande partie de leur patrimoine.

Le onze Floréal an V de la République, le citoyen François Blétry est choisi pour médecin titulaire de l'hôpital, sauf à lui fixer un traitement, dès que les ressources de l'établissement le permettront. Celui ci accepte avec empressement, et donne ainsi une marque nouvelle de sa bienfaisance pour les malheureux.

Le 9 Prairial, an V de la République, le citoyen Royer est nommé membre de l'administration départementale. Jean-Claude Gérard est nommé provisoirement président de la Commission, et Jean-Pierre Cugnotet, l'aîné, est envoyé par la municipalité, pour prendre la place vacante du citoyen Royer.

Cette année, il y eût comme une recrudescence de persécution. Les vieux conventionnels et les jacobins restant, que frappe la réprobation générale, frémissent de voir l'apparence d'un prochain retour à l'ordre social. Ils crient à la contre-révolution, et il leur semble qu'on veut ramener en France l'influence du trône et de l'encensoir. Aussi, ils ne garderont plus de mesure, bien décidés à recommencer les hostilités contre le parti de l'ordre. Le 4 Septembre 1797, avec le triumvirat Rewbel, La Réveillère-Lepaulx et Barras, la terreur va de nouveau planer sur la France. Les prisons se rouvrent, et les spoliations se multiplient. Le coup d'Etat du 18 Fructidor replace la révolution sur le terrain où Danton l'avait laissée.

Quoique la nouvelle du 18 Fructidor, lorsqu'elle parvint dans les départements, y causa une sensation profonde, on comprit instinctivement à l'hôpital Ste Barbe que cette tourmente ne pouvait durer. La commission administrative s'était bien modifiée dans son personnel. Mais pas plus que les anciens directeurs, les membres qui la composaient n'étaient hostiles aux pratiques religieuses. Les sœurs Janson et Courtot, qui avaient repris leur costume, continuèrent tranquillement à soigner les malades, et purent en toute sécurité faire venir des prêtres pour consoler et assister les mourants.

Le 28 Thermidor, an 7 de la République une et indivisible, cinq citoyens de la commune de Belfort, demandent le local de la chapelle Ste-Barbe pour y exercer le culte, jusqu'à ce que la ci-devant église communale puisse leur être rendue. C'étaient les citoyens Netzer, père, Bergal, Minez, Armand, père, et Adam Fruetsch. Ce local leur fut accordé, mais l'administration hospitalière rend les dits citoyens responsables de toutes dégradations.

L'an 9 de la République, le 4 frimaire, les membres de la commission de l'hospice civil de Belfort étant assemblés au lieu ordinaire des séances, la citoyenne Janson, chargée de l'administration intérieure de la maison, a rapporté que le jour d'hier, les officiers du génie de la place de Belfort, assistés du citoyen Blétry, adjoint au maire de la même commune, se sont présentés à elle et l'ont invitée à les introduire dans tous les appartements dont se trouve composée cette maison de charité ; à quoi elle a déféré, et s'empresse en conséquence d'en avertir les membres de la commission.

Sur quoi, les membres de la dite commission délibèrent, qu'à l'instant seraient députés les citoyens Blétry, Stroltz et Gasner, à l'effet d'inviter le citoyen Salvage, ingénieur en chef de cette commune, à vouloir bien faire part à la commission des motifs qui l'ont décidé à la visite qu'il a faite.

Le citoyen Salvage expose « qu'il a été invité par le Ministre à faire un rapport de l'état de situation de tous les bâtiments publics qui pourraient être favorables, le cas échéant, pour y établir un hôpital militaire, et avait exécuté ces ordres en se transportant à l'hospice civil, et qu'il avait lieu de se convaincre que le local était peu propre. »

En conséquence de ce rapport, les membres de la commission administrative de l'hôpital Ste Barbe délibèrent « que si toutefois on voulut changer la destination du dit hospice, elle

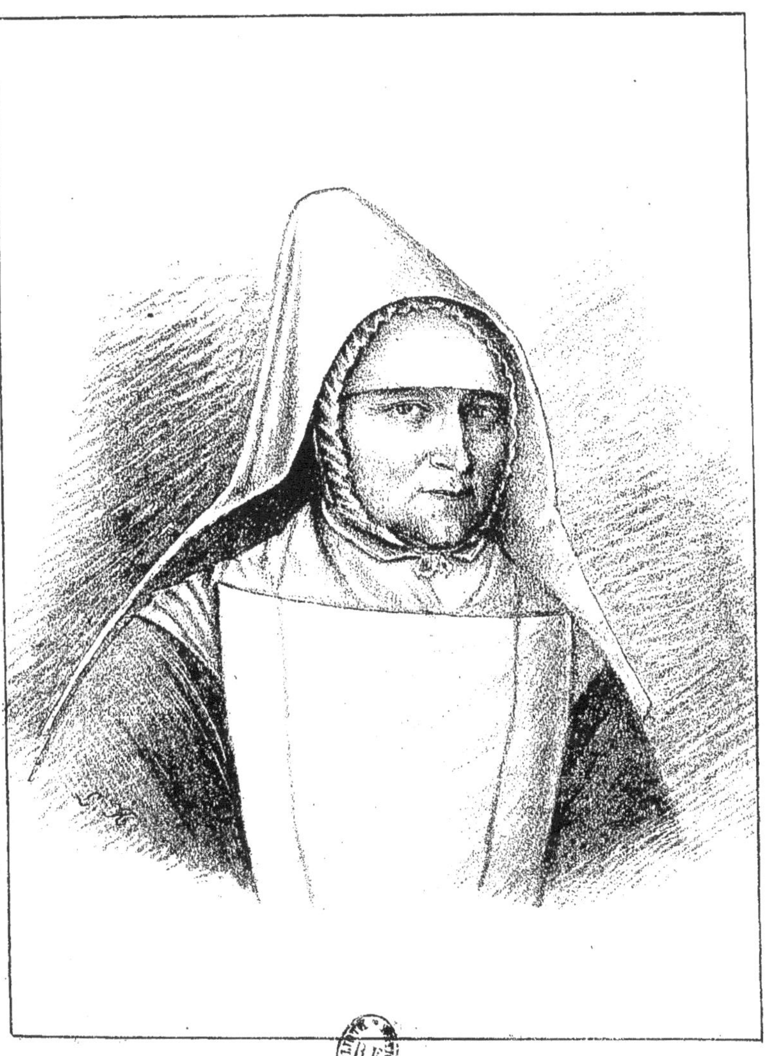

Sœur JANSON, Supérieure
1768-1820

en appellerait aux autorités compétentes et leur présenterait les observations nécessaires, pour leur montrer jusqu'à l'évidence, qu'outre que le local est peu spacieux, il est incommode et serait insalubre, tandis que le local qui a toujours servi à un hôpital militaire, est capable de contenir, ainsi que cela a toujours eu lieu, de 400 à 500 malades, a l'avantage d'avoir l'eau courante à sa portée, et se trouve, d'une part, environné de bâtiments publics peu habités, et de l'autre donne sur la campagne, tandis que l'hospice civil se trouve dans l'intérieur de la ville, environné de bâtiments particuliers, dès lors il serait dangereux pour le public d'avoir en ville un hôpital renfermant un grand nombre de malades, et qu'enfin ce serait comme il est dit plus haut, changer de destination ». Ont signé cette délibération, Nicolas Blétry, Stroltz, Cugnotet l'aîné, Gasner.

Cette même année, sœur d'André est rappelée pour aider ses consœurs dans l'administration intérieure de la maison, dont le nombre des malades augmentait.

Le 26 Ventose, an 9 de la République, monsieur Mathieu Bardy est nommé chirurgien de l'hôpital civil. Il avait occupé le poste de chirurgien-major de l'hôpital militaire de Belfort jusqu'à sa suppression, à la fin de l'an 9.

A cette même époque, une ancienne novice, sœur Lassus, qui avait à peu près terminé le temps d'épreuves au noviciat, avant la révolution, vint partager les travaux de ses consœurs. Un peu plus tard, deux autres postulantes, mesdemoiselles Marie-Françoise Mairan et Jeanne-Joséphine Nelaton vinrent successivement remplacer celles des anciennes hospitalières, à qui l'âge et les infirmités n'avaient plus permis de reprendre leurs saintes fonctions, au chevet des pauvres malades.

Et c'est ainsi que s'est formé et renouvelé l'établissement des sœurs hospitalières à Belfort.

CHAPITRE X

L'Hôpital Ste Barbe au commencement du XIXe siècle 1800-1850.

Au commencement du XIXe siècle, un homme extraordinaire apparait aux regards, comme un de ces géants qui semblent grandir à mesure qu'ils s'éloignent. Il s'appelle Napoléon. Son nom est écrit, en lettres de feu et de sang, dans l'histoire moderne de l'Europe. Napoléon était le plus jeune des généraux de la République. Tour à tour consul provisoire avec l'ex-abbé Sieyès et Roger-Ducas, ex-conventionnel, premier consul et consul à vie, il fut couronné empereur par le pape Pie VII. A force de gloire militaire, il était parvenu à arrêter la Révolution française. Déjà, à la fin de l'année 1799, il rétablit le libre exercice des cultes. En 1801, un concordat sur les affaires du culte est conclu entre le premier consul et le pape. Ratifié par Pie VII, approuvé dans une congrégation de cardinaux, ce concordat est signé à Paris le 16 Août 1801.

Après la pacification religieuse, le premier consul médita la pacification politique. En 1802, au mois d'Août, le peuple français nomme et le Sénat proclame Bonaparte, premier consul à vie.

Une statue de « la Paix, tenant d'une main le laurier de la victoire, et de l'autre le décret du Sénat, attestera à la postérité la reconnaissance de la nation ». Enfin en 1804, le 4 Mai, la période consulaire était terminée. Le premier consul est proclamé empereur sous le nom de Napoléon Ier.

Parvenu à l'apogée de sa gloire et de sa puissance, Napoléon voulut, comme autrefois Louis XIV, donner aux maisons hospitalières une preuve spéciale de sa protection. Par un décret impérial, il nomma en 1805, Madame sa mère, protectrice des sœurs hospitalières et des sœurs de la charité, dans l'étendue

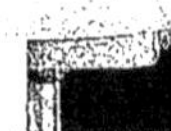

de l'Empire français; plus tard, il approuve et reconnaît les statuts des hospitalières de Belfort. Voici ce décret :

Au Palais de Fontainebleau, le 13 Novembre 1810, Napoléon, Empereur des Français, Roi d'Italie, Protecteur de la Confédération du Rhin et Médiateur de la Confédération Suisse, sur le rapport de notre ministère des cultes, notre Conseil d'Etat entendu.

Art. I. Les statuts des hospitalières attachées aux hospices de Porrentruy, Belfort, Schlestadt et Savernes sont approuvés et reconnus.

Art. II. Les membres de ces congrégations continueront de porter leur costume, et jouiront de tous les priviléges par nous accordés aux congrégations hospitalières, en se conformant aux réglements généraux concernant ces congrégations.

Art. III. Le présent brevet d'institution publique et les statuts y annexés, seront insérés dans le bulletin des lois.

Art. IV. Notre ministre des cultes est chargé de l'exécution du présent décret.

Signé : NAPOLEON.

Le Ministre secrétaire d'Etat,
Duc de Bassano.

Le Ministre des Cultes,
Comte Bigot Depreameneu.

Les hospitalières de Belfort furent heureuses de travailler désormais en toute sécurité, au rétablissement de la maison de Ste Barbe. Leur communauté était du reste au complet. Déjà en 1804, le second jour de février, monsieur l'abbé Perré, muni de l'autorisation de Monsieur le Révérendissime évêque de Strasbourg, en date du 16 Janvier, a présidé la cérémonie de profession de sœur Lassus, en présence de toutes les consœurs, dame Anne-Charlotte Janson étant supérieure. Les témoins de cette cérémonie furent messieurs Etienne Degé, notaire public et Etienne François Paclet, vicaire à Belfort. Le même jour, mademoiselle Mairan prit l'habit religieux.

Le 2 Juillet 1805, l'abbé Perré a procédé à la prise d'habit de sœur Nelaton. Elle fit profession entre les mains du même père spirituel, l'an 1807, le 29 Juillet.

Monsieur l'abbé Perré était un bon et saint prêtre. Né à Etueffont, le 23 Juin 1743, il fut successivement vicaire à Rougemont, curé de Valdoie, déporté, retiré à Belfort, après la Révolution. A la restauration du culte, il fut nommé, père spirituel des sœurs hospitalières, auxquelles il rendit d'immenses services. Il mourut en odeur de sainteté le 4 Juin 1825.

On était bien loin alors de prévoir un nouvel orage, qui allait éclater, sur cette maison hospitalière, encore toute ébranlée de la crise révolutionnaire, et qui provoqua la sortie de toutes les religieuses de l'hôpital Ste Barbe. Cependant n'anticipons pas sur ces évènements.

Pendant les guerres de l'empire, de nombreux malades et blessés furent soignés à l'hôpital civil de Belfort. L'hôpital militaire était supprimé depuis plusieurs années. Au mois de brumaire, an 14, l'hospice était encombré ; il y avait 25 militaires quoiqu'il n'y eut que douze lits dans les deux petites salles que contient cet établissement. « Ces malades ou blessés, disait le maire de Belfort au préfet, dans sa lettre du 28 brumaire, exhalent une odeur méphytique très pernicieuse, à cause de certains maux dont les uns et les autres sont infectés, et que les fumigations ou autres procédés ne sauraient détruire. Le nombre de vingt-cinq est bien trop fort pour le local. Mais le zèle des sœurs hospitalières y fait face autant qu'il est possible. L'admission d'un plus grand nombre est impossible quand même le gouvernement fournirait les lits, ainsi que le commissaire-ordonnateur l'a annoncé. On ne saurait où les placer ».

« Il est de mon devoir, dit encore le maire, dans une lettre du 29 du même mois, au commissaire ordonnateur Lyautet, de vous instruire de la vraie situation de l'hospice civil. En ma qualité de maire, je préside les opérations de ce petit établissement ; c'est moi qui supporte tout le fardeau, puisqu'aucun malade ne peut y être reçu sans mon autorisation, d'où naît la cruelle nécessité de refuser des secours à des malheureux que nous sommes forcés de renvoyer sur des voitures, vu l'impossibilité physique de les soulager chez nous.

« L'hospice civil, qui dans le principe devait être appelé une maison de charité, est un petit bâtiment composé de deux salles propres à recevoir chacune six lits à une place, dont moitié pour hommes et l'autre pour femmes; quatre petites cellules pour les hospitalières, un réfectoire, un local propre à recevoir la pharmacie ; ce bâtiment enclavé dans le centre de la commune ne peut en aucune manière s'agrandir, un revenu de 1500 fr., résultat des fondations, s'est réduit à 600 par les remboursements, suite de la révolution. Le but de ce petit établissement était de secourir 12 indigents des deux sexes de la commune. Tel a été son genre d'administration jusqu'en l'an 9, époque de la suppression de l'hôpital militaire. C'est de ce moment que l'hôpital civil s'est vu forcé de recevoir des militaires qui ne peuvent y être plus de 12, sans engorger ce petit bâtiment, et par là enlever à nos concitoyens indigents les secours que leur doit l'humanité ».

On verra bientôt que ces plaintes eurent pour effet l'établissement de salles spécialement consacrées aux soldats malades et situées dans l'ancien bâtiment de l'hôpital militaire qui devint ainsi succursale de l'hospice civil.

Pour faire connaître la situation de cet hospice pendant les années qui suivirent, nous n'avons qu'à citer textuellement le registre des délibérations du conseil municipal. Nous lisons dans le procès-verbal de la séance du 1er mai 1808 : « Les bâtiments de l'hospice civil ainsi que les salles et le mobilier sont maintenus en bon état. L'administration y marche actuellement d'un pas égal et suivi. Les sœurs hospitalières continuent à prodiguer leurs soins aux malades avec la charité la plus généreuse et la plus touchante ».

On lit dans le compte-rendu de la séance du 4 septembre 1809 :
« Le taux de la journée pour chaque malade est de 1 fr. et

offre une dépense par an de 4380 fr. Les soins de l'établissement sont confiés à cinq dames hospitalières et une fille de service sous leurs ordres. Les dames, dévouées autant par état et par humanité que par religion au soulagement des pauvres malades, n'ont, jusqu'à ce jour, reçu ni demandé aucun traitement ; elles ont trouvé de quoi faire face à leur nourriture et à toutes les dépenses nécessaires à l'hôpital dans leur stricte économie, dans l'excellente administration de madame la supérieure, et dans leur frugalité. L'hospice est pour Belfort un grand avantage, puisqu'avec peu de dépenses, cette ville fait beaucoup pour le soulagement de ses pauvres malades ».

Le maire de Belfort, dans sa lettre du 29 brumaire an 14, au commissaire-ordonnateur Lejautet, s'exprimait ainsi :

« Depuis l'an 14, nous ne cessons de réclamer un établissement qui présente les moyens de recevoir les militaires malades; la suppression des hôpitaux militaires a sans doute été une mesure utile dans les localités où les hospices civils étaient susceptibles de recevoir au besoin des militaires et des civils ; mais à Belfort qui par sa localité est plus susceptible qu'aucune de recevoir beaucoup de malades, cette mesure ne peut avoir lieu. On sera convaincu de cette vérité, lorsqu'on jettera un coup d'œil sur la topographie de Belfort, éloignée de Besançon de 22 lieues, de Colmar de 18. Aucun secours sur Huningue, et aucun jusqu'à Vesoul, encore dans ces deux dernières villes n'en trouve-t-on pas.

» Que faire des malades si l'on ne vient à leur secours ?

« Nous sommes sans local propre à recevoir les malades ; sans moyens quelconques de venir à leur secours : c'est pourquoi je vous prie de vouloir ordonner ou faire ordonner que l'ancien bâtiment de l'hôpital militaire soit mis en état, d'y envoyer des fournitures et des employés suffisants pour préparer des secours à des militaires qui sans ce moyen se livrent au désespoir et abreuvent notre administration de dégouts, attendu la nécessité de les renvoyer sur d'autres points où souvent la maladie ne leur permet pas d'arriver ».

Cela dit assez ce que l'on pensait à Belfort de la mesure qui supprimait l'hôpital militaire. (1)

Le gouvernement, bien décidé pourtant à ne pas le rétablir, cherchait des moyens pour parer aux inconvénients dont se plaignait l'administration municipale de notre ville. Le ministre de la guerre écrivit à Belfort, les 26 et 30 Décembre 1806, des lettres concernant la remise du service de l'hôpital militaire à l'administration de l'hospice civil. A cet effet, le gouvernement s'engagea à mettre en état le local pour y recevoir un nombre fixe de militaires, en y conservant les douze lits dont est composé l'hôpital Ste Barbe, plus le local nécessaire pour le logement des religieuses. Les salles seraient distinctes, pour le civil, le militaire et les deux sexes.

A cette marque de haute bienveillance, l'administration de l'hôpital civil répondit, qu'elle ne pouvait prendre de décision avant de l'avoir communiquée au conseil municipal.

En 1807, l'administration de l'hôpital civil est de nouveau sollicitée par le gouvernement, de vouloir bien prendre à sa charge le service des deux hôpitaux. Les directeurs de l'hôpital Ste Barbe répondirent qu'ils ne pourront se charger de ce double service, qu'autant que le gouvernement, père de tous les malades, les mettrait à même de le faire, sans porter préjudice aux malades indigènes, dont le soin fait la base de cette institution. Pour montrer leur bonne volonté au gouvernement, et leur bienveillance envers les défenseurs de la patrie, ils acceptent, à titre d'essai, pendant six mois, la direction des deux hôpitaux, aux clauses et conditions suivantes : 1° le gouvernement fera, à ses frais, les réparations et changements nécessaires aux bâtiments de l'hôpital militaire ; 2° complètera le mobilier ; 3° payera les officiers de santé, 4° fixera le nombre des malades et payera les journées ; 5° fera une avance de 3000 francs pour divers

(1) H. Bardy.

achats nécessaires ; 6° s'engagera à fournir tous les imprimés relatifs à la comptabilité. Dès lors, les administrateurs soussignés acceptent, à titre d'essai, de diriger les deux hôpitaux civil et militaire.

Ont signé : Legrand, Royer, Gasner.

Le gouvernement accepte ces propositions, mais les circonstances ne lui permirent pas de tenir ses engagements. A l'ouverture de la campagne d'Allemagne, de nombreux blessés furent rapatriés sur Belfort. Faute de place dans les hôpitaux, on fût obligé d'en loger dans les différentes casernes. C'est là, qu'au péril de leur vie, les vaillantes religieuses prodiguèrent leurs soins à tous ces malheureux soldats. C'est justice de dire que les religieuses, ainsi que les administrateurs, ont bien mérité de la patrie.

Mais cet état de choses ne pouvait durer, sans grave préjudice pour l'hôpital Ste Barbe. A partir de 1808, l'administration de l'hôpital civil, et le service des malades, demeureront totalement distincts et séparés de l'hospice militaire, quoique dirigés, l'un et l'autre, par la commission administrative de l'hôpital Ste Barbe. La totalité du service de l'hôpital militaire sera désormais confiée à une seule personne, qui portera le titre d'Econome. Les administrateurs de l'hospice civil, visiteront à tour de rôle, l'hôpital militaire, et veilleront à ce que le traité passé avec l'Econome, soit ponctuellement exécuté.

Monsieur Louis-Etienne Parisot, pharmacien à Belfort, est nommé économe de l'hospice extra muros. Il est tenu, ainsi qu'il s'y est obligé, de surveiller toutes les denrées et fournitures, de soigner les effets et tous autres objets qui sont à l'usage de cette maison.

Le 14 mars 1809, l'hôpital civil est autorisé à recevoir la somme de 2963 fr. de madame veuve Georges, en exécution de son testament olographe du 12 mai 1805 ; et la somme de 527 fr. 13 centimes, don de mademoiselle Bévalet.

Le 10 Mai 1810, le maire de Belfort demandait, au nom de la

ville qu'il administrait, la concession de l'ancien couvent des capucins, pour y réunir l'hospice civil à un hôpital militaire.

Enfin le 21 Juillet 1810, commença le conflit dont nous avons parlé plus haut. Depuis quelques mois, mus par des sentiments dictés par le soi-disant intérêt commun, et dans des vues d'économie, certains citoyens de Belfort avaient demandé la réunion définitive des deux hôpitaux. Ce jour là, Monsieur le sous-Préfet de Belfort se rend à la commission administrative de Ste Barbe, afin d'être à même d'apprécier la demande de la ville de Belfort, tendant à réunir dans un seul établissement le service de l'hospice civil avec celui de l'hôpital militaire. Il demande si l'hospice civil a les moyens de faire face à la dépense que ces changements occasionneront, et si la commune de Belfort concourra à ces dépenses. Il veut savoir quelles sont les ressources de la ville à cet égard? A combien s'élèvera cette dépense? Dans quelle proportion, y sera-t-il fourni par l'hospice et la ville? A toutes ces questions, il fut répondu 1° Que l'hôpital n'a aucune ressource, 2° que la commune pourrait bien employer cette année une somme de 12,000 fr. affectée à la construction d'une salle de spectacle, laquelle a été ajournée par sa Majesté.

Le 26 Juillet de la même année, Monsieur le sous-préfet écrit à la commission administrative, qu'il autorise Monsieur le Maire de la ville de Belfort à faire préalablement dresser le plan de l'hôpital militaire, qui comprendra tous les changements et augmentations indispensables, pour la réunion des hospices civil et militaire, et d'en faire un devis estimatif. La ville pourra se procurer des fonds à la caisse d'amortissement, lesquels seront remboursés sur les produits de l'octroi.

C'est ce qui fût fait. Monsieur Charmet, architecte de Besançon, est venu à Belfort pour expertiser les bâtiments de l'hôpital militaire. L'année 1811, le 19 Février, il envoie sur papier timbré le procès-verbal de cette expertise, adressé aux autorités du département du Haut-Rhin. Voici la première partie de ce procès-verbal.

« L'an mil huit cent onze, le 19 Février, nous soussigné, architecte patenté, résidant à Besançon, département du Doubs, déclarons nous être transporté ledit jour, sur le terrain appartenant à l'hôpital militaire et sur lequel était édifié le bâtiment formant ci-devant le couvent des capucins de Belfort, département du Haut-Rhin, situé au dehors de la ville, joignant la route de Porrentruy, où nous avons rencontré Monsieur le Maire de la ville, monsieur Avols, entrepreneur, madame Janson, mère supérieure et autres, lesquels nous ont invité à faire la visite du dit couvent, servant présentement pour l'hôpital militaire, afin de reconnaitre sa construction, et d'en prendre les dimensions, pour, en suite de notre reconnaissance, aviser aux moyens qui leur paraitraient le plus convenable, pour faire la réunion de l'hospice civil avec celui militaire.

« Après avoir visité le dit couvent, ainsi que les dépendances dans toutes ses parties, nous avons reconnu, qu'il n'était pas susceptible d'aucun changement avantageux ; qu'il n'était point possible de lui procurer des réparations utiles, en raison de ce que les bâtiments n'ont pas assez de longeur, ni de largeur ; que le sol du rez-de-chaussée n'est pas assez élevé, affleurant presque le terrain des cours et jardins ; que les planchers sur tête sont trop bas, n'ayant pas seulement trois mètres de hauteur, tant au rez-de chaussée qu'à l'étage ; que les ouvertures des portes et fenêtres sont trop petites ; que cette maison, qui a été distribuée dans son principe, pour un couvent de capucins, ne peut pas convenir pour un hôpital, puisque le dernier exige des cours, des grandes salles bien percées, éclairées, aérées et élevées, pour les rendre plus salubres, des corridors pour que les malades puissent se promener à couvert, ainsi que d'autres aisances ; par la certitude que nous avons, de ne pas pouvoir procurer toutes ces choses utiles et nécessaires, à moins que de faire de grandes dépenses, que nous regardons comme devant être en pure perte, nous pensons qu'il serait plus avantageux de construire un hôpital sur le même terrain, tel qu'un monument de ce jour l'exige, conformément aux régles de l'art, en se servant des matériaux provenant de la démolition dudit couvent, et qui diminueraient toujours la dépense en tant moins, ce qui nous a déterminé à faire les plans ci-joints, dans la vue de donner plus d'éclaircissement à MM. le Maire et Administrateurs, et les mettre plus à même de se décider, sur le meilleur parti à prendre ».

Le plans présentés consistent 1° en un plan général de tout le terrain, dont les bâtiments, cours et jardins sont désignés en masses, sous différentes couleurs et sur échelle moitié plus petite que celle des suivants; 2° un plan du rez-de-chaussée; 3° un plan de l'étage; 4° le plan de la façade du côté du jardin; 5° le plan de la façade du fond de la cour, y compris les deux coupes en travers, etc., suit la description du plan dans tous ses détails.

Clos à Besançon, le 19 Mars 1811.

CHARMET, *architecte*.

Nous pouvons donc conclure clairement de ce procés-verbal, que les anciens administrateurs avaient agi avec prudence et sagesse, en s'opposant à la réunion des deux hôpitaux; il fallait au préalable donner plus d'étendue à l'hôpital militaire, établir des salles spacieuses pour les malades civils, former une habitation saine et décente, pour un nombre suffisant d'hospitaliéres, et assurer enfin toutes les dépendances et accessoires indispensables. Alors seulement, ce double service pouvait se faire dans un seul établissement.

Et certes, ces exigences n'étaient que justes et raisonnables. Pour notre part, alors même que le gouvernement eût scrupuleusement rempli ces conditions, nous aurions vu avec crainte s'accomplir la réunion des deux hôpitaux. Cette mesure eût privé les pauvres de leur propriété d'abord; et ensuite, elle eût tari la source des aumônes. A notre avis, les deux services, civil et militaire, parfaitement distincts dans un seul hôpital, sont pratiques, qu'autant que cet établissement ne soit, ou ne devienne, la propriété absolue des pauvres. Mais, quels obstacles auraient pu arrêter alors les zélés administrateurs de la ville de Belfort? Sans doute, quelques instants de réflexions sages et calmes, auraient suffi, pour leur prouver que la tentative, dans laquelle on allait s'engager, offrait des périls très grands, et fort peu d'avantages réels. Mais qu'importe tout cela : on avait un but à atteindre. On n'osait encore l'avouer. Ce but, c'était, dans un temps plus ou moins éloigné, la ruine de la communauté hospitalière de Belfort.

Disons ici, que pendant cette période si agitée, l'administration n'était plus en nombre voulue par la loi. De cinq membres, qui doivent la composer, l'un était mort depuis dix huit mois, deux autres étaient démissionnaires, sans avoir été remplacés. Des deux qui restaient, l'un était entrepreneur au compte de l'hôpital militaire.

Nous sommes au commencement de l'année 1812. Les circonstances alors furent telles, que les administrateurs crurent s'affranchir impunément de tous les devoirs, qu'imposent la raison et la justice. Il fallait à tout prix précipiter la réunion des deux hôpitaux ; et il faut l'avouer, dans cette entreprise, on déploya une activité infatigable et une constance digne d'une meilleure cause.

Le 15 Février 1812, la commission administrative de l'hospice est convoquée et présidée par Monsieur le Maire. La délibération de ce jour, comme toutes celles relatives à la réunion des deux hôpitaux, est rédigée en termes aigres-doux pour les religieuses. Nous nous contenterons d'en donner la substance.

Monsieur le Maire, cejourd'hui 15 Février 1812, fait part à la commission de la conversation qu'il a eue avec M. le Préfet et M. le Sous-Préfet. Il en résulte qu'il est urgent de prendre les mesures les plus promptes, pour réaliser le vœu du Conseil municipal, en transportant hors de ville, l'hospice actuellement en ville, et ce, dans le local accordé à cet effet par sa majesté Impériale. Ce changement exigera nécessairement des inventaires, qui fassent connaitre à la commission administrative, l'état dans lequel se trouve l'hôpital actuel, tant par rapport à ses possessions, qu'à ses besoins et à ses dettes.

En conséquence, le maire propose les mesures suivantes :

1° Les scellés seront apposés, cejourd'hui 15 février, à midi, sur tout le mobilier, ainsi que sur la pharmacie de l'hospice civil, et il en sera de suite dressé un inventaire.

2° A l'avenir, Mesdames les hospitalières ne pourront délivrer de remèdes extraits de la pharmacie, que sur une ordonnance d'un médecin ; et à la fin de chaque mois, elles rendront compte à la commission administrative, des remèdes qu'elles auront employés, tant à l'intérieur qu'à l'extérieur.

3° La commission nomme pour commissaires, chargés de faire l'inventaire, le sieur Paulin, pharmacien, pour celui de la pharmacie, et le sieur Louis Bély, aubergiste, pour celui du mobilier.

4° Le nouveau local ayant un très-grand jardin, la commission fera mettre en amodiation les jardins appartenant présentement à l'hospice.

5° Conformément aux ordres de son Excellence Monseigneur le Ministre de la guerre, il sera signifié au sieur Ponceot, économe actuel de l'hospice militaire, que son service cessera au 15 Mai de la présente année 1812.

Monsieur Louis Etienne Parisot avait cessé son entreprise depuis le mois de Mars 1811. Monsieur Dominique Ponceot lui avait succédé comme économe.

Le 17 Février 1812, les sœurs Mairan, Courtot, Lassus, Nelaton, Janson, supérieure, sont appelées devant la commission administrative de l'hospice civil ; elles déclarent vouloir accepter de continuer leur mission dans le nouvel établissement projeté « à condition que la localité des bâtiments destinés à la réunion des hospices civil et militaire, serait appropriée à cette fin.

Les réparations et aménagement, promis aux religieuses,

n'eurent pas lieu. Aussi, manifestèrent-elles leur mécontentement.

Le 10 Avril 1812, les mêmes religieuses, en présence des mêmes administrateurs, affirmèrent leur parti pris de ne pas pouvoir accepter l'offre, qu'on leur fait séance tenante, se basant sur la non exécution des promesses qu'on leur avait faites. A la suite de ce refus formel « la commission persiste dans sa « résolution, prétextant qu'il y va du plus grand bien pour les « malades, et délibère, que sans délai, l'on fera parvenir à son « Excellence le ministre de l'Intérieur, à Monsieur le Préfet du « Haut-Rhin, à Monsieur l'Evêque de Strasbourg et à Monsieur « le Sous-Préfet de l'arrondissement de Belfort, expédition de sa « présente délibération, avec prière à ces Messieurs, de vouloir « bien seconder les vœux de l'administration, en lui procurant « d'autres hospitalières, pour le service des pauvres malades, « tant militaires que civils, et ce, dans le délai le plus bref « possible. »

Ici, nous nous permettrons de dire, sans crainte de nous tromper, qu'en définitive, on ne voulait de religieuses d'aucune congrégation. En effet, aprés la sortie des hospitaliéres de la maison Sainte-Barbe, on écrivit à Monseigneur l'archevêque de Besançon, le priant d'envoyer des religieuses d'une autre association ; mais dès que celles-ci eurent offert leurs services, on les remercia par le courrier suivant, disant qu'on avait changé de projet.

Le 15 Avril 1812, les religieuses hospitalières de la maison de Belfort, s'adressent à son Excellence le ministre de l'Intérieur ; plus tard, le 19 mai, à Monsieur l'Evêque de Strasbourg, au Préfet du Haut-Rhin, au Sous-Préfet de Belfort.

Dans ces lettres, leur défense, pleine de noblesse, est magistralement exposée. Elles prouvent péremptoirement, que les nouveaux administrateurs ont failli à la parole donnée, aux promesses solennellement faites, et que le local, qui devait être approprié pour la réunion des deux hôpitaux, n'est pas encore en état... « Fortes de la sécurité de leur conscience, disent- « elles, les hospitalières de Belfort attendront, sans inquiétude, « toute décision qu'on voudra bien prendre à leur égard, en « attendant des temps plus calmes et plus favorables ». Et encore, en s'adressant aux administrateurs :

« Indépendamment de ce témoignage consolateur, nous « souhaitons aussi, Messieurs, et sans doute le bon ordre, « l'équité et surtout notre position l'exigent, qu'avant toute « évacuation de l'hospice civil, il soit dressé un inventaire de « rigueur, de tous les objets mobiliers, qui nous ont été confiés. « Vous-mêmes, avez ordonné cette mesure par votre délibé- « ration du quinze Février dernier. Cette opération avait été « commencée, et nous demandons qu'elle soit parachevée ; il « reste peu de temps, et nous vous sollicitons en conséquence, « d'ordonner le plus tôt possible l'exécution de la mesure solli- « citée ».

Le 12 Mai 1812, Son Excellence le Ministre des Cultes et Monseigneur l'évêque de Strasbourg, invitent le Préfet de Colmar, d'écrire au sous-préfet de Belfort, dans le but de concilier cette affaire. Et certes, la conciliation eût été chose facile. Il suffisait de mettre les hospitalières à même de continuer leur mission, en exécutant les promesses faites antérieurement au conflit. Mais rien, ou à peu près rien, ne fût aménagé. Dès lors les hospitalières persistèrent dans leur refus.

Donc, le 26 Mai 1812, l'administration de l'hospice civil de Belfort délibère, que le 31 courant, après la distribution du soir, les malades civils, seront évacués de l'hospice civil sur l'hôpital hors de cette ville, et déposés dans les différents emplacements qui leur sont destinés, avec tous les soins et les égards que leur situation mérite ; que les linges, la literie, les meubles et effets de toute nature, gisant dans les bâtiments de l'hospice civil intra muros, à l'usage des malades, et pour le service de l'établissement, seront transportés dans les bâtiments de l'hôpital, hors de Belfort, au fur et à mesure que cela sera jugé à propos et convenable, et au moyen de toutes ces mesures préliminaires, le service dudit hospice civil intra muros, aura cessé d'avoir « lieu, au dit jour 31 Mai au soir.., délibèrent aussi « les dits administrateurs, que la présente délibération sera « envoyée par le secrétaire de l'administration, aux hospitalières « afin, en ce qui les concerne, de se conformer au vœu de la « dite invitation, de se transporter, si elles le jugent à propos, « audit hôpital hors cette ville, le 31 Mai au soir, afin d'y « continuer leurs fonctions..., que si elles rejettent ce vœu, les « administrateurs leur déclarent définitivement, qu'ils regardent « leur résistance comme un refus formel, de continuer leurs « fonctions; que, dès lors les administrateurs considéreront les « sœurs hospitalières comme personnes étrangères à l'adminis- « tration, et à l'hospice civil de Belfort ».

Cependant le 30 Mai 1812, le soir, on fit prévenir les Hospitalières, « qu'attendu, que demain est le jour de Fête-Dieu et et lundi jour de foire, l'évacuation que les administrateurs avaient arrêtée, n'aura lieu que les premiers jours de la semaine prochaine ».

Le 13 Juin 1812, à dix heures du matin, séance extraordinaire en l'une des salles de la maison commune. La commission administrative de l'hospice civil, délibère « que lundi prochain 15 Juin, à huit heures du matin, deux commissaires, Messieurs Grosjean, adjoint, et Paulin, membres du Conseil municipal, se transporteront dans les bâtiments de l'hospice civil, aux fins de procéder à l'inventaire général de tout ce que les sœurs hospitalières leur remettront ; que les effets nécessaires au service des hospices, qui vont être réunis, seront transportés de suite au dit hospice extra muros, pour être remis à l'Econome, qui en donnera un récépissé, devant servir de décharge aux hospitalières ; que les autres effets seront déposés dans une salle particulière, qui sera fermée et scellée, par les dits commissaires ; délibère enfin, que le dit jour, les malades civils seront transportés, des bâtiments de l'hospice civil dans ceux de l'hôpital extra muros, et qu'une expédition de la présente délibération sera adressée aux dites sœurs hospitalières ».

Le 7 Juillet 1812, l'administration de l'hospice civil se réunit de nouveau, dans l'une des salles de l'hôtel de la Mairie. Pour mieux cacher le mobile qui les guidait, les administrateurs, aux yeux de la population, avaient feint de pousser leur longanimité jusqu'à l'extrême, afin de perdre plus sûrement les hospitalières dans l'esprit public. Et voici comment ils ont libellé la présente délibération :

Les Président et membres de la commission administrative de l'hospice civil,

« Considérant que, quoique la réunion des deux hospices « civil et militaire, ait eu lieu le 16 Juin courant, conformément « aux intentions de Sa Majesté Impériale, dans le local extra « muros, concédé à la commune de Belfort, les administrateurs « ont jugé à propos de ne point faire effectuer la clôture des « bâtiments de l'hospice intra muros, où logent encore les « demoiselles Janson, Courtot, Lassus, Mairan et Nélaton, ci- « devant, attachées audit hospice en qualité de sœurs hospita- « lières, dans la persuasion, que, pouvant par elles-mêmes, « juger de l'empressement qu'apporte l'administration, à rendre « les bâtiments où s'est opéré cette réunion, aussi commodes « que les circonstances et les facultés de l'hospice, le permet- « taient... elles déféreraient au désir de l'administration.

« L'administration prévient les dites demoiselles Janson, « Courtot, Lassus, Mairan et Nélaton, que le Jeudi 16 courant, « à quatre heures de relevée, les bâtiments dudit hospice, « seront fermés ; que, d'ici à cette époque, elles aient à faire « évacuer, et placer où bon leur semblera, les objets mobiliers, « à l'usage de leurs personnes, et qui leur appartiennent, afin « que rien n'entrave les administrateurs, dans l'emploi qu'ils « jugeront convenable, de faire des dits bâtiments, et de tout « ce qui y existe appartenant au dit hospice, et qu'expédition de

« la présente sera adressée aux dites demoiselles, par le « secrétaire de l'administration, afin qu'elles n'en ignorent, et « prennent leurs mesures en conséquence. »

A cette sommation, rédigée en termes menaçants, les administrateurs attendaient sans inquiétude la réponse des hospitalières ; car ils étaient persuadés que leur but était atteint. Cette réponse ne se fit pas attendre.

Le 11 Juillet, les sœurs Janson, Courtot, Lassus, Mairan, font signifier à MM. les administrateurs, par un huissier, Antonin Charles Joseph, qu'elles évacueront le 16 Juillet, le bâtiment de l'hôpital civil, après en avoir fait extraire les effets mobiliers à l'usage de leur personne. Mais elles veulent aussi que l'administration remplisse les obligations imposées par la probité la plus commune. Elles réclament donc :

1° Les objets formant la pharmacie dans l'hospice, objets scellés aujourd'hui par suite d'une intention irréfléchie.

2° La cloche adaptée au clocher de la chapelle de l'hospice.

3° Elles prient l'administration d'arrêter enfin l'inventaire du dit hospice, et de leur délivrer une décharge complète du mobilier de la maison, et des effets parvenus de la succession de feu la demoiselle Delaporte, qui n'ont pas été inventoriés.

« Ces trois chefs de réclamation ne sauraient être contestés. La pharmacie est la propriété des dames requérantes, l'administration l'a reconnu, par arrêtés des 18 Vendémiaire an trois, six Germinal an neuf, et 17 Février 1812. La cloche, du poids de cinquante huit kilogrammes, cinquante grammes, a été payée des deniers de la dame Janson, et placée par ses soins, dans le courant de Germinal, an treize.

Quant à la clôture de l'inventaire, et aux décharges sollicitées, ce sont des opérations d'ordre, dont messieurs les administrateurs doivent sentir la nécessité ».

La commission administrative ne répondit pas à la requête des dames hospitalières. Celles-ci, faisant de nouveau élection de domicile, en l'Etude de M. Gannevat, avoué-licencié, déclarent : qu'il soit dit à Messieurs les Président et membres de l'administration de l'hospice civil de Belfort :

« Qu'aux termes de la délibération du 7 juillet courant, elles évacueront, cejourd'hui, l'ancien bâtiment de l'hospice civil, de manière à le laisser complètement disponible, au gré de Messieurs les Administrateurs.

C'est à regret, et forcées par l'ascendant du pouvoir, qu'elles s'éloignent d'un local, ou gisent encore les propriétés de quelques-unes d'entre elles, c'est-à-dire, les objets de pharmacie et la cloche de la chapelle.

Elles sont instruites par une voie indirecte, que Messieurs les Administrateurs désirent conserver intégralement et la pharmacie et la cloche, en soldant aux dames réquérantes les déboursés par elles faits. Ce désir est louable, et elles ne chercheront pas à le combattre.

Les dames requérantes déclarent donc que les fonds placés par elles dans la pharmacie, l'ont été de la manière suivante :

Par madame Janson, pour la pharmacie............	700 fr.
Par la sœur Courtot, pour même objet.............	500 fr.
Par madame Janson, pour la cloche, pesant 117 livres poids de marc, à raison de 2 fr. la livre......	234 fr.
TOTAL............	1434 fr.

Telle est donc la somme à payer par l'administration, si l'on refuse la remise en nature ».

Ce même jour, 16 Juillet 1812, « les Président et Membres de « la commission administrative de l'hospice civil de Belfort ont « pris communication d'un acte a eux signifié, au domicile de « leur receveur, à la requête des demoiselles Janson, Courtot, « Lassus et Mairan, par lequel les requérantes forment des « prétentions, qui se portent sur le remboursement de différentes « sommes, qu'elles disent avoir placées, tant dans la pharmacie, « que pour l'achat de la cloche existante au clocher de la chapelle « du dit hospice ; leurs prétendues mises de fonds se portent à la « somme de 1434 francs ».

« Les administrateurs ne pouvant admettre les prétentions « des requérantes qui n'ont d'autres bases que leur allégation, « tandis qu'elles devront justifier, par titres, de la véracité de « leur demande,

« Délibèrent, que, jusqu'à ce qu'ils soient légalement autorisés par l'autorité compétente, ils ne peuvent déférer à la demande des dites requérantes, et persistent dans l'exécution de leur délibération du 7 courant, sauf aux dites requérantes à se pourvoir par devant l'administration supérieure,

« Délibèrent enfin, que la clôture des bâtiments de l'hospice aura lieu, sera effectuée par MM. Grosjean adjoint du maire, et Paulin membre du Conseil municipal, qui ont déja procédé aux différentes opérations, relatives à la réunion des hospices, commissaires nommés à cet effet, lesquels procéderont aussi au récolement du mobilier, dépendant de la succession de mademoiselle Delaporte, déposé dans les bâtiments de l'hospice civil, en dresseront un procès-verbal, qu'ils déposeront au secrétariat de l'administration, et qu'expédition de la présente sera de suite, adressée aux dites demoiselles requérantes, par le secrétaire ».

Ce même jour, 16 Juillet 1812, les religieuses hospitalières déposent leurs justes plaintes chez le juge de paix de Belfort, exigent que les scellés soient apposés par lui-même, contradictoirement avec Messieurs les administrateurs de l'hospice civil, sur la pharmacie du dit hospice, et qu'il établisse un gardien des dits scellés, pour la conservation des droits de tous les intéressés. Elle s'adressent, en même temps à Monsieur le Ministre de l'Intérieur, qui enjoint à l'administration de satisfaire aux justes prétentions des sœurs.

C'est dans ces circonstances que ces saintes et vaillantes religieuses, quittent l'hôpital civil. Les sœurs Janson, Lassus et Courtot vont se retirer chez monsieur Hermann, dans la maison Gasner, qui appartient aujourd'hui à madame veuve Pélot. Quant aux deux autres sœurs, Mairan et Nélaton, elles se retirèrent, la première chez son père, demeurant à Belfort, dans la maison habitée aujourd'hui par les sœurs de Niederbronn, et la seconde, sœur Nélaton, à l'hôpital de Villersexel, Haute-Saône.

Dans ces douloureuses conjonctures, il faut le dire, à la louange de quelques âmes charitables de Belfort, les hospitalières, dans leur humble retraite, désirant continuer leur vie d'abnégation et de charité, ne manquèrent pas de ressources, pour soigner un certain nombre de pauvres malheureux de la ville. La famille Perret, orginaire de Saint-Claude, fût particulièrement dévouée aux religieuses. Qu'il nous soit permis de payer à cette estimable famille, où d'aussi nobles traditions se sont conservées, notre tribut de reconnaissance.

Cependant, après avoir ainsi passé quelque temps dans la maison Gasner, les sœurs quittèrent leur retraite, faute de place, et furent reçues chez M. Beloux, où demeuraient autrefois M. Fiétier, curé de Belfort et ses deux vicaires. M. l'abbé Perré, confesseur de la foi et leur père spirituel les suivit. Dans cette nouvelle demeure, les hospitalières, n'ont pas fait un instant défaut au zèle, pour les soins prodigués aux pauvres. Elles furent surtout admirables d'héroïsme et de charité, pendant la terrible épidémie du typhus, ce qui leur attira à juste titre, l'amour et la gratitude de toute la population.

Pendant ce temps, que devenait l'hôpital extra muros?

Nous avons dit plus haut, que les administrateurs avaient manifesté le désir d'avoir d'autres religieuses pour desservir leur hôpital.

Nous avons dit aussi, qu'ils les refusèrent, quand elles s'offrirent à répondre à leur appel. Du reste, déjà le 28 Juillet 1812, un traité en 23 articles, était élaboré pour l'entrepreneur qui consentirait à diriger à son compte, les hôpitaux réunis. Monsieur Bernard Paulin accepta cette périlleuse entreprise. Bientôt, en effet, la situation devint alarmante. Napoléon avait déclaré la guerre à la Russie ; les armées françaises étaient en marche;

à travers l'Allemagne, pour atteindre les provinces moscovites. Dans ces circonstances, monsieur Paulin ne put rien ou presque rien obtenir du gouvernement français. Pour faire face à ses dépens, on lui alloua 6000 fr.

L'année 1813, s'ouvrait sous de sombres couleurs. A la nouvelle des revers de Napoléon, pendant la campagne de Russie, un mouvement de réaction ne tarda pas à se manifester, en Europe, contre l'Empereur. L'Empereur se prépara à tenir tête à la coalition. Pendant ce temps, l'hôpital de Belfort resta encombré de malades, et son organisation intérieure laissa beaucoup à désirer. Le 12 Février 1813, les administrateurs des hôpitaux réunis délibèrent de nommer une commission de trois membres, chargés de surveiller toutes les opérations des hospices civil et militaire ; ils devront examiner la comptabilité, et veilleront à la bonne tenue des registres.

MM. Louis Ordinaire, Réchou et Boillot, administrateurs, sont nommés membres de cette commission ; MM. Blétry et Bardy, sont nommés médecins au traitement de 150 francs chacun.

Pour se créer des ressources, la commission administrative, offrit de louer au gouvernement l'hôpital extra muros pour servir de sous-préfecture. Les événements ne permirent pas de donner suite à ce projet.

Les circonstances, en effet, s'aggravaient de jour en jour. Le 5 Avril 1813, cent militaires malades ou blessés, doivent être évacués de Colmar à Belfort. Les prisonniers malades payeront 1 fr. 10 centimes. MM. Mermet François et Pierre Zeller sont nommés infirmiers. En même temps, on léve les scellés de la pharmacie de l'hôpital Ste Barbe, et on met cet établissement en état de recevoir des malades.

Déjà alors, on demanda avec persistance la réintégration des sœurs hospitalières. Mais il y avait des formalités à remplir, et les événements se hâtaient. Le parti de la guerre à outrance, l'avait emporté dans les conseils de l'Europe. Il fallait donner le coup de grâce au vainqueur de Moscou. Le 1er Décembre, l'invasion fut décidée à Francfort; et, le 7 du même mois, fût officiellement publiée la déclaration des rois étrangers. Aussitôt après, les armées ennemies passèrent le Rhin. Belfort fut assiégé le 25 Décembre. Ce siége meurtrier, terrible, dura 3 mois et demi; il se termina par la capitulation de la ville, signée le 12 Avril 1814, entre le lieutenant-général Autrichien, baron Dreschel, commandant les troupes autrichiennes, et M. le chef de bataillon Legrand, commandant la place.

Pendant ce long bombardement, les sœurs prodiguèrent les secours, les soins dévoués, aux blessés, aux malades de la ville, mais leur dévouement les fit plus que jamais regretter à l'hôpital Ste Barbe qui était encombré de soldats blessés et malades. Ici, elles eussent apporté à nos soldats, en pansant leurs blessures, non pas seulement la guérison, mais, par leur seule présence, par leur héroïsme surhumain, dans sa simplicité, comme on se plaisait à le dire en l'année terrible, elles eussent encore ravivé, au cœur du troupier, l'amour de la patrie.

L'année après, en 1814, Napoléon se détermine à abdiquer. Le 20 Avril, il fit ses adieux à ses compagnons d'armes. Le 3 Mai, Louis XVIII fait son entrée solennelle à Paris, et le 30 du même mois, un traité de paix est signé à Paris, entre la France et les puissances alliées.

Le 10 Juin, Louis XVIII convoque le Sénat et le corps législatif. Quelques lois réparatrices furent rendues par le gouvernement représentatif. Peu à peu, le calme se rétablit en France. Profitant de la paix générale qui semblait devoir être de longue durée, l'administration des hôpitaux à Belfort se réunit en séance extraordinaire, le 10 Novembre 1814. Etaient présents : MM. Quellain, Boillot, Gasner, Réchou, Fournier et Lacompard. Désirant ramener l'ordre, la charité, la vie à l'hôpital civil, les administrateurs demandent à l'unanimité le rétablissement de l'hospice, tel qu'il était avant la suppression.

« Mesdames Janson, Lassus et Courtot, anciennes hospita-
« lières, seront invitées, par une députation, composée de Mes-
« sieurs Quellain, Boillot, Lacompard, à donner, dans la cir-
« constance une nouvelle preuve du zèle qu'elles ont constamment
« manifesté, en faveur de l'humanité souffrante, et à reprendre
« des fonctions qu'elles ont dignement remplies, tant que
« l'établissement a subsisté ».

Cette délibération fût approuvée par le Préfet du Haut-Rhin, le baron de Vieuxville, le 16 Novembre 1814. Il écrivit, en même temps, une lettre flatteuse pour les hospitalières. Le 28 Décembre 1814, M. Riedling, vicaire général du diocèse de Strasbourg, dans une lettre à Monsieur le chanoine Sauthier, à cette époque, directeur général des associations hospitalières du diocèse, félicite également les sœurs, des témoignages de satisfaction qu'elles venaient de recevoir.

Assurément, ce fût une douce joie pour les sœurs hospitalières. Mais la pensée de pouvoir bientôt prendre possession de leur ancien poste de dévouement et d'abnégation, les combla surtout de bonheur.

L'hôpital n'était pas encore libre. Il offrait un bien triste spectacle ; les planchers étaient jonchés de pauvres militaires blessés, mourants, pestiférés. Le mobilier de l'établissement était plus qu'insuffisant, et dans un très-mauvais état. Lors de l'inventaire, qui en a été dressé, il avait été estimé 30.000 fr. Vendu à l'encan, à la suite de la réunion des hôpitaux, il a été cédé à des prix évidemment au-dessous de sa valeur, attendu que, le montant de la vente, dont nous avons un relevé sous les yeux, n'atteignit que la somme de 5.260 fr. 55, et ce qui restait de ce mobilier, ne valait pas deux mille.

En présence des déprédations considérables, commises pendant ces deux ans, et aussi, à cause de l'exiguité de l'hôpital Ste Barbe, les administrateurs expriment de nouveau le désir de voir reconstruire un hôpital vaste et bien compris, sur l'emplacement de l'hôpital militaire, qui servira alors de point de réunion des deux hôpitaux. Mais, monsieur de la Vieuxville, connaissant les faibles ressources de Belfort et de l'hôpital Ste Barbe, s'opposa à ce qu'il fût obtempéré à ce vœu. Le plan de cette nouvelle construction avait été dressé par le même monsieur Charmet, architecte de Besançon, qui a reçu des deniers des hospitalières pour son travail, la somme de 431 fr. 65 centimes.

Dès lors, l'hôpital Ste Barbe devait être rétabli, dans l'état des choses, où il était avant la sortie des religieuses.

Le premier soin de sœur Janson, supérieure, fût de pourvoir à l'achat du mobilier le plus nécessaire, et elle se prépara ainsi à rentrer avec ses filles, dans sa chère maison.

Mais l'homme propose, et Dieu dispose.

Pour réorganiser cette œuvre de bienfaisance, les religieuses et les administrateurs comptèrent sur les années de paix et de tranquillité que devait leur donner la Restauration. Mais la durée de ce gouvernement ne fut qu'éphémère.

Napoléon s'échappe de l'Ile d'Elbe. Au commencement du mois de Mars 1815, il traverse les montagnes de la Provence et du Dauphiné; il fait une proclamation au peuple français et à l'armée, il arrive à Grenoble, à Lyon et rentre à Paris, dans la soirée du 20 mars. Napoléon travaille aussitôt à reconstituer le gouvernement impérial et à organiser la résistance contre l'Europe coalisée. Les Empereurs de Russie et d'Autriche, ainsi que le roi de Prusse, se mirent encore une fois à la tête de leurs troupes, et notre frontière fût menacée par des forces ennemies. Napoléon prend le commandement de la grande armée. Il succombe à Vaterloo. Il abdique une seconde fois, le 22 Juin 1815. Pendant ce temps, Belfort est bloqué. Le blocus ne dura que quinze jours. Un armistice est signé entre le général autrichien Colloredo et le général Lecourbe, qui commandait à Belfort, le 11 Juillet 1815, après la nouvelle officielle de la rentrée de Louis XVIII à Paris, le 8 Juillet. Lecourbe fit un des premiers sa soumission au roi, et mourut dans cette ville, à l'hôtel de la sous-préfecture, le 25 Octobre 1815. La seconde restauration avait commencé.

Tous ces événements retardèrent la réintégration des sœurs dans leur ancienne retraite. Enfin le 4 Décembre 1815, en la fête de Ste Barbe, une procession, à laquelle les administrateurs assistèrent en corps, vint chercher les religieuses en leur domicile. Tous les habitants de Belfort, se tenaient sur leur passage, et c'est en triomphe qu'elles sont conduites devant l'hôpital. Là, les administrateurs complimentèrent avec courtoisie les religieuses, puis les portes s'ouvrirent de nouveau devant ces anges de la charité. La réparation fût ce qu'elle devait être, spontanée, publique et solennelle.

CHAPITRE XI

L'Hôpital Ste-Barbe
1815-1848

Réintégrées dans leur ancien poste d'honneur, les religieuses hospitalières continuèrent résolument l'œuvre de réparation. Grâce à de sages économies, à leur esprit d'ordre et de sacrifices, elles parvinrent en peu de temps, à mettre l'hôpital sur le pied de recevoir quelques malades. Elles consacrèrent les mois qui suivirent à faire régulariser les comptes des années 1811, 1812, 1813, 1814 et 1815 ; car, depuis leur départ de l'hôpital, les comptes étaient restés en souffrances. Ceux des années 1811 et 1812 furent apurés par la commission administrative le 1 Février 1816 ; ceux des années 1813 et 1814, le jour suivant ; enfin les comptes de l'année 1815 furent réglés définitivement le 23 Mars de la même année.

Les comptes de l'année 1811 s'élevaient en recettes à 5836,65
en dépenses à 4820,98

Les comptes de l'année 1812 s'élevaient en recettes à 4499,31
en dépenses à 2550,07

Les comptes de l'année 1813 s'élevaient en recettes à 8784,28
en dépenses à 5336,01
Les comptes de l'année 1814 s'élevaient en recettes à 8358,44
en dépenses à 4643,25
Les comptes de l'année 1815 s'élevaient en recettes à 12169,02
en dépenses à 10523,83

La commission hospitalière était composée de MM. Chancel, maire et président, Boillot, Réchou, Lacompard dit Rolland, administrateurs.

Cependant les sœurs, qui prodiguaient aux malades leur vie et leurs biens, n'étaient plus en nombre suffisant pour le service de la maison. La communauté avait perdu deux de ses membres. On demandait donc à Dieu qui protégeait visiblement cette admirable institution, deux sujets pour les remplacer. Les prières furent exaucées. La même année, le 4 Octobre 1816, mesdemoiselles Julie Petot, âgée de 19 ans et Généreuse Courtot, âgée de 14 ans 1/2 se présentèrent à la mère Janson pour entrer au postulat. Les deux furent admises à prendre l'habit le 24 Avril 1817. Le 25 Mai 1819, elles firent profession. D'après l'invitation qui lui en fût faite par monsieur Perré, père spirituel et directeur eccclésiastique, et par sœur Janson, supérieure, monsieur Sauthier, chanoine de Strasbourg et directeur général des associations hospitalières du diocèse, vint présider cette belle et touchante cérémonie de prise d'habit.

Monsieur Adam était nommé receveur de l'hôpital civil, depuis le 2 Mai 1819, en remplacement de M. Degé.

L'année suivante, la communauté des hospitalières éprouvait un grand deuil. Le 12 Avril 1820, la bonne mère Janson, cette héroïque servante de Dieu et des pauvres, mourut dans sa 77e année. Elle servait les pauvres malades depuis 49 ans, et il y en avait 30 qu'elle était supérieure. Pendant ce temps, elle a rempli les devoirs de sa vocation, dans les temps les plus difficiles, avec un courage à toute épreuve, avec une rare intelligence, avec les sentiments de la piété la plus profonde. Son corps a été inhumé le lendemain, 13 Avril, au cimetière de Brasse, au nord de la chapelle, par M. l'abbé Perré, aumônier de l'hospice. Monsieur Legrand (1), chevalier des ordres royaux et militaires de Saint Louis et de la légion d'honneur, maire de la ville et président de la commission administrative de l'hospice, Monsieur Beloux, négociant, membre de la commission, plusieurs ecclésiastiques de la ville et du voisinage, les religieuses de la communauté, les religieuses vouées à l'instruction de la jeunesse, la grande conférence des demoiselles de la paroisse, tous les habitants de la ville, assistèrent aux funérailles, et témoignèrent ainsi publiquement de l'estime et de la vénération que la respectable défunte avait su inspirer de son vivant à ceux qui l'avaient vue à l'œuvre, au milieu de ses pauvres malades.

Mais si la vie de la mère Janson peut se résumer dans ces mots, que nous lisons au bas de son portrait placé dans le réfectoire des religieuses : « Tout pour Dieu, Tout pour les pauvres », cette femme, douée d'un grand cœur, n'oubliait pas non plus ses chères filles. Pendant sa vie, elle leur avait communiqué son esprit de charité et sa piété droite et simple, qui caractérisent tout particulièrement les hospitalières. Après sa mort, elle leur assura le service religieux dans la chapelle de Ste Barbe.

Jusqu'alors le service religieux, depuis la Révolution, n'avait pas été réorganisé d'une manière durable et régulière. La mère Janson y avait songé devant Dieu. Quand donc les hospitalières ouvrirent l'acte testamentaire où étaient consignées les dernières volontés de leur chère et regrettée supérieure, elles comprirent mieux encore, combien elle leur fut attachée. Elle légua à l'hôpital, la somme de 20,000 francs. Mais voulant en même temps, assurer à la communauté hospitalière le service divin, elle ordonna expressément que l'hôpital fût chargé de payer et servir à perpétuité une rétribution annuelle de 300 francs à un ecclésias-

(1) Monsieur Legrand, était en 1813-14, chef de bataillon, commandant d'armes pendant le siège de la ville de Belfort par les Autrichiens.

tique domicilié à Belfort, pour faire le service de la chapelle.

Par ordonnance du 8 Novembre 1820, la commission administrative fut autorisée à accepter le legs de la mère Janson avec les clauses et conditions y incluses. Les 300 fr. furent annuellement alloués au prêtre qui desservait la chapelle de l'hospice. Ils figurent pour la première fois dans le budget de 1822.

Sœur Lassus avait été l'assistante de la mère Janson. Pendant et après la Révolution, elle partagea avec elle les peines et les souffrances. Elle fut élue supérieure le 13 Juillet 1820. Marchant sur les traces de sa digne devancière, elle apportait une rare sagesse dans le gouvernement de la communauté et un dévouement sans bornes à l'hôpital. Grâce à elle, me dit-on, monsieur l'abbé Richard, chanoine titulaire de Paris, mort à Belfort le 29 Septembre 1820, a fait un don de 300 fr. de rente à l'hospice civil, ce qui permit de faire au médecin et chirurgien de la maison un traitement de pareille somme.

Les hospitalières n'avaient point achevé de pleurer leur bonne mère Janson, quand, le 4 Juin 1825, monsieur l'abbé Perré, usé par des fatigues et des souffrances de toute nature, mais usé surtout par les labeurs du St Ministère, rendit son âme à Dieu. Il avait 82 ans. La mort de ce saint vieillard fût un deuil, non seulement pour les religieuses et les pauvres de l'hôpital, mais encore pour toute la ville. Ses funérailles rappelèrent celles de monsieur le chanoine Pierron, curé de Belfort. Elles furent un vrai triomphe.

Monsieur l'abbé Perré est mort pauvre. Une petite maison contiguë à l'hôpital lui appartenait. C'était avant lui un restaurant, portant cette enseigne : « *A la Ville de Bordeaux* ». Il la légua à l'hopital. Cette maison, quoique petite, est d'une grande utilité pour l'établissement. Au sous-sol se trouve l'unique cave de la maison où l'on entasse le vin et les provisions. Le rez-de-chaussée est converti en boulangerie. Les deux étages forment deux petites salles pour les malades.

En 1821, la commission administrative est renouvelée. Sont

élus membres de la dite commission : MM. Gasner François, Guy Laurent, Boltz Alexandre, Stroltz François et Juster André.

En 1822, le 22 Octobre, mademoiselle Gabrielle Janney de Creveney (Haute-Saône) est admise au noviciat.

La même année, M. Ponceot est nommé économe de la partie militaire de l'hospice civil.

L'année suivante, on reconstruisit le clocher de la chapelle Ste Barbe. On affecta à cet objet la somme de 2996 fr. 89.

Pendant ce temps, la moyenne des malades était de 14 à 17 par jour. Les revenus, bien amoindris par suite des derniers événements, ne permirent pas d'en recevoir davantage. Cette situation avait douloureusement impressionné une pieuse et charitable chrétienne. Mademoiselle Barbe Ugonin, dont nous sommes heureux d'incrire le nom, dans cette page du livre d'or, affectionnait tout particulièrement les religieuses hospitalières et les pauvres malades. Elle voulut être soignée par nos sœurs, pendant sa longue et cruelle maladie. Sachant que les revenus de l'hospice civil étaient considérablement diminués, et réduits, à 2740 francs, sachant que cet établissement de charité n'était soutenu que par les secours de la caisse municipale, qui lui fournissait annuellement de 2000 à 3000 fr., mademoiselle Ugonin ne crut pas faire œuvre plus humanitaire qu'en dotant de ses largesses l'hôpital civil. Par son testament du 3 Mai 1823, cet insigne bienfaitrice fit un don vraiement royal à l'hôpital. Elle lui légua la plus grande partie de sa fortune.

Mademoiselle Ugonin est décédée à Belfort le 28 Mars 1826, à l'âge de 89 ans. Après sa mort, son testament fût vivement contesté par deux héritiers très éloignés. Ce ne fut qu'un an après, que la commission administrative, composée de MM. Gasner, Gannevat, Lacompard, Beloux, Boillot et Triponé maire, Président, fut autorisée, vu l'ordonnance royale du 5 Avril 1827, à accepter le legs universel de mademoiselle Ugonin, suivant son testament mystique du 3 Mai 1823. Ce legs a été évalué à 85.000 fr.; en fait, il valait 130.000 fr. Le testament portait comme clause spéciale « que l'ecclésiastique, chargé de la desserte de la « chapelle Ste Barbe célébrerait 25 messes de fondations à per- « pétuité, et qu'il serait payé annuellement, sur les revenus des « biens, compris dans le legs universel, trois cents francs de rétribution. » Ainsi donc, non pas 300 fr. de traitement, comme on pourrait bien le supposer.

Ce grand acte de religieuse charité augmenta considérablement le patrimoine des pauvres. La commission administrative et le conseil de charité, voulant perpétuer le souvenir des bienfaits de feue Jeanne-Barbe Ugonin, lui érigea un monument au cimetière communal. On y traça cette inscription : *Hommage de reconnaissance de l'hôpital civil de Belfort à ses bienfaiteurs Pierre-François Ugonin, fils de Claude François et de Marie-Madeleine Genin, décédé le 27 Juin 1820 à l'âge de 74 ans; à Jeanne Barbe Ugonin, sa sœur décédée le 28 Mars 1828, à l'âge de 89 ans.*

Après un intérim de plusieurs années, le vénérable monsieur Perré eut pour successeur, avec le titre d'aumônier, monsieur l'abbé Froment. Il était, au moment de sa nomination, Principal du collège de Belfort. La commission administrative installa M. Froment en l'année 1828 et lui alloua les 600 fr., produit des deux fondations faites à l'hôpital par la mère Janson et mademoiselle Jeanne Barbe Ugonin.

Pendant que les administrateurs étaient tout occupés de restaurer la maison de l'hôpital et d'améliorer le sort des pauvres malades, la révolution de Juillet 1830, renversait le roi Charles X et portait sur le trône, son cousin Louis-Philippe. Cette crise politique dura à peine douze jours. Pendant ce temps Charles X, petit-fils de Henri IV, ne sut pas se défendre ; il s'enfuit de Saint-Cloud, puis de Trianon, puis de Rambouillet, et le 16 Août, il s'embarqua à Cherbourg pour s'exiler en Angleterre. Cette révolution ne causa pas le moindre désordre à Belfort. On arbora avec enthousiasme le drapeau tricolore sur la tour de St Christophe ; l'hôpital, les édifices publics, la ville étaient pavoisés des couleurs nationales. Mais rien ne fut changé à l'hôpital. On continua paisiblement d'y faire tout le bien possible.

En 1833, M. Froment est nommé par Mgr l'évêque de Strasbourg, Principal en second du collège de Rouffach. Pendant son court séjour à l'hôpital Ste Barbe, ce prêtre, d'une nature si sympathique, d'une politesse si exquise, présida le 2 Février 1829, à la prise du petit tablier de mademoiselle Françoise Marchal, de Belfort, inhuma le 19 Mars 1829 sœur Marie Courtot, et enfin, en vertu de l'autorisation de M. Thomas, supérieur des associations hospitalières de Strasbourg, il présida la cérémonie de la prise du grand habit de sœur Poupon.

Monsieur l'abbé Wagner, originaire de Thann, vicaire à Guebwiller, lui succéda à l'hôpital de Belfort. Sa nomination a souffert du retard. Monsieur Laurent, curé de Belfort, voulait charger monsieur Wagner, sans augmentation de traitement, non seulement de l'hôpital civil, mais encore de l'hôpital militaire. Il y eut à ce sujet quelques pourparlers. MM. Adam et Beloux, entrepreneurs de l'hôpital militaire, consentirent enfin à faire à l'aumônier de l'hôpital civil, une allocation de 200 fr. à charge par lui de donner ses soins aux malades militaires. Dès lors l'accord se fit. Monsieur Wagner accepta le service des deux hôpitaux ; en plus, il se chargea de l'aumônerie de la prison, moyennant 150 fr. par an, ce qui porta le traitement de monsieur Wagner à 950 fr.

Le 30 Juin 1834, on résolut de confier définitivement la direction de l'hôpital militaire à des religieuses hospitalières. La commission administrative, à plusieurs reprises en exprima son vif désir à Madame la supérieure générale de la congrégation des sœurs de la charité de Besançon.

Voici les conditions imposées par les autorités de Besançon et acceptées par MM. les administrateurs des hôpitaux de Belfort qui ont délibéré qu'à dater du 1er Janvier 1835, le service de l'hôpital se ferait directement par l'administration et sans intermédiaire, avec l'aide des sœurs hospitalières, le bail 3, 6, 9, conclu avec M. Beloux en 1835 expirant à cette époque.

Ces conditions sont : Art. I. Nous désirons avoir préalablement la permission par écrit de l'évêque diocésain, sous la juridiction duquel est situé Belfort, et les supérieurs de la communauté s'engagent à les demander.

Art. II. L'administration de l'hospice est priée de donner à l'établissement toute la solidité qui dépend d'elle, afin de ne pas courir les chances de le voir dissout dans quelque temps, et d'en rappeler les sœurs.

Art. III. Les sœurs fourniront leur linge et hardes personnelles, mais comme il est d'usage dans notre communauté d'exiger une somme annuelle des hospices où elles sont installées, pour l'entretien, nous demandons pour chaque sœur une somme annuelle de 200 francs.

Art. IV. Toutes les sœurs seront nourries et entretenues, en santé comme en maladie, aux frais du dit hospice militaire.

Art. V. Nous demandons, en outre, 1° que les sœurs aient à leur usage, selon leurs besoins, le mobilier de la maison, 2° le linge de table et de cuisine, comme essuie-mains, tabliers de toile pour le travail, 3° qu'elles soient couchées, chauffées, blanchies, 4° qu'elles aient le temps nécessaire pour racommoder leur linge et hardes, ou qu'elles fassent faire ces choses aux frais de l'hôpital.

Art. VI. La somme annuelle, destinée au vestiaire, sera remise chaque trimestre, entre les mains de la sœur en chef de l'établissement.

Art. VII. Les frais de voyage, pour conduire les sœurs à Belfort et celles qui pourraient leur être adjointes dans la suite, d'après la demande de Monsieur le Maire ou de MM. les Administrateurs, ainsi que les frais occasionnés par la demande que ces Messieurs pourraient faire, du changement et du remplacement de quelques sœurs, tomberont à la charge de l'hôpital et seront remboursés à la supérieure.

Art. VIII. Le gouvernement des sœurs appartient aux supérieurs de la congrégation, pour leur régime intérieur ; ils ont droit de les changer et de les remplacer par d'autres quand ils le jugeront convenir, après en avoir prévenu M. le Maire ou MM. les Administrateurs. Alors les frais de transport tomberont à la charge de la Congrégation.

Art. IX. Les domestiques de l'un et de l'autre sexe ainsi que les employés et les journaliers, seront choisis par les sœurs, et leur seront abandonnés ; ils seront aussi renvoyés par elles au besoin, après en avoir prévenu l'administration. La conduite intérieure de l'hôpital appartient aux sœurs.

Art. X. Les sœurs ne seront pas assujetties à certains travaux pénibles comme porter l'eau, couler et laver la lessive, faire le pain, bêcher le jardin.

Art. XI. L'infirmerie, le réfectoire, le dortoir à l'usage des sœurs ne seront point communs à d'autres personnes.

Art. XII. Les sœurs ne pourront être chargées d'autres fonctions que de celles qui sont connues et consenties par les supérieurs de la congrégation, de concert avec Monsieur le Maire.

Art. XIII. Elles ne pourront accepter aucun statut et règlement, ni les mettre en exécution, que lorsqu'ils seront connus et autorisés des supérieurs.

Art. XIV. C'est la supérieure générale qui distribue les emplois aux sœurs dans chaque établissement ; qui les en fait changer, lorsqu'elle le juge convenable, et cela ordinairement par l'intermédiaire de la sœur directrice de l'établissement.

Art. XV. C'est la représentante de la supérieure générale qui tient registre des menues dépenses, et rend compte à l'administration, ainsi que des différents emplois de la maison ; elle a une suppléante.

Art. XVI. Il est établi par le chapitre 8e de nos constitutions qu'après 20 ans de services, rendus par nos sœurs à un établissement, les sœurs qui y seront devenues impotentes, par suite de leurs fatigues, seront à la charge de l'Etablissement, si elles veulent y demeurer, ou si elles préfèrent retourner à la maison principale de la congrégation, l'établissement doit leur fournir une somme annuelle de 150 francs.

ART. XVII. Les personnes attachées à la congrégation, comme la supérieure, les sœurs visitantes, en passant dans le pays, recevront l'hospitalité dans ledit hôpital.

ART. XVIII. A ces conditions, les sœurs consacreront leur temps et leurs soins au service du dit hôpital militaire de Belfort.

ART. XIX. A la prise de possession, inventaire sera fait entre messieurs les administrateurs et nous, de tout ce qui existera dans cette maison.

Besançon, le 20 Novembre 1834.

Signé : Sœur ATHANASE VUILLON.

GROS, *supérieur*.

La commission administrative de l'hospice, après avoir examiné et discuté les conditions et propositions ci-devant transcrites, délibère à l'unanimité, qu'il y a lieu de les adopter dans tout leur contenu, et de les soumettre à l'approbation du gouvernement, en conformité de la réserve exprimée par M. le Préfet du Haut-Rhin, lorsqu'il a approuvé la délibération du 20 Juin dernier.

Ont signé MM. Beloux, Triponé, Gasner. Blétry.

Cependant l'arrivée prochaine des sœurs de la Charité de Besançon, exigea naturellement un aumônier attaché à cet établissement. Le 27 Novembre 1834, la commission administrative, présidée par le Maire de la ville, fût unanime à ce sujet. Et sur la proposition de son Président, elle délibère qu'à partir du 1er Janvier prochain monsieur l'Abbé Cuenin de cette ville, déjà agréé par Mgr l'évêque de Strasbourg, sera installé dans les fonctions d'aumônier du dit hospice militaire, et que son traitement annuel sera d'abord porté à 800 fr. et ensuite à 1000 fr. si les ressources de l'hospice le permettent.

Dans la séance du dix-huit Décembre 1834, la même commission administrative, sur la proposition d'un de ses membres, délibère qu'il y a lieu d'allouer à M. l'abbé Wagner, aumônier de l'hospice civil, un supplément de traitement de 200 fr. par an, imputable sur les fonds libres de cet établissement. L'administration voulant ainsi remplacer en partie l'indemnité que recevait M. Wagner, pour le service de l'hospice militaire, dont il ne devait plus être chargé à dater du mois de Janvier 1835.

Cinq sœurs de la Charité de Besançon firent donc leur entrée à l'hôpital militaire, pour le soin des malades. Ce fût, à coup sûr, un événement pour la ville. Les sœurs hospitalières de Belfort avaient refusé à plusieurs reprises ce service, pour les raisons mentionnées plus haut. Tout le monde se demandait ce que pourrait bien durer cet établissement religieux ; car, disons-le en passant, l'administration ne donnait pas plus de satisfactions aux sœurs de la Charité qu'à nos sœurs hospitalières.

Les sœurs de la Charité à peine installées à l'hôpital militaire, comprirent que les bâtiments n'étaient pas appropriés et que le nombre des religieuses étaient insuffisant pour le service des malades. Elles en avertirent qui de droit. Malgré d'instantes représentations de M. le supérieur de la Charité de Besançon, l'administration de Belfort refusa d'augmenter ce nombre. Ce n'est qu'un an après, en 1836, qu'une sixième sœur fût attachée à cette communauté, qui continua péniblement le service de l'hôpital, faute d'une installation saine et commode, et dût, finalement, renoncer à cette entreprise. D'aucuns disent qu'elles furent mises, pour ainsi dire, à la porte de l'hôpital.

Quoiqu'il en soit, toutes les sœurs quittèrent Belfort et rentrèrent à Besançon.

Il n'y avait pas sept ans encore qu'elles s'étaient installées à l'hôpital militaire.

En 1843, les sœurs de la Charité furent remplacées par celles de la Providence. Mais, pas plus que les premières, elles ne purent remplir leur mission et rentrèrent également, peu de temps après, dans leur communauté. C'est alors que le gouvernement a fait soigner les soldats malades, à son compte, sur un pied tout à fait militaire. Ces évènements successifs ont donné raison à nos sœurs hospitalières de Belfort.

A la suite de ce changement, l'administration de Ste Barbe, a fait transporter une partie du mobilier de l'hôpital militaire à l'hôpital civil ; le reste a été vendu à vil prix ou, vu son mauvais état, a été donné en charité, surtout au bureau de bienfaisance de Belfort. Le gouvernement n'a acheté que les chemises d'hommes non encore usagées.

L'année suivante, M. François-Joseph Haas est nommé membre de la commission administrative en remplacement de M. Boillot, décédé.

M. François-Joseph Haas était chevalier de la légion d'honneur, député de l'arrondissement de Belfort, président du tribunal de commerce, du conseil général, et receveur particulier. Il était né à Guebwiller, le 15 mai 1778. Décédé à Paris, le 23 Février 1859, il a été inhumé à Belfort, au cimetière de Brasse.

Nous sommes au commencement du mois d'avril 1835. Sentant sa fin prochaine, sœur Lassus, supérieure de la communauté hospitalière, et la seule survivante de la période révolutionnaire, fit son testament, le 13 avril de la même année, au profit des pauvres malades et de ses consœurs bien aimées. Elle donne et lègue, à titre particulier, à dame Généreuse Courtot, sœur hospitalière, tout ce qu'elle possède et tout ce qui lui appartiendra lors de son décès, dans l'hospice civil et dans le département du Haut-Rhin, meubles, effets, argent comptant, créances et immeubles « pour en jouir, user et disposer par « elle, en toute propriété, à la charge de satisfaire aux frais de « mes enterrement, service et testament, à la rétribution des « messes ordonnées dans le testament, et de payer pendant sa « vie, chaque année, le jour anniversaire de ma mort, à l'hos- « pice civil, la somme de 150 fr. »

Sœur Lassus mourut dans sa 65e année, le 10 Mars 1836, assistée de monsieur l'abbé Wagner, aumônier et directeur spirituel, et de toutes les consœurs. Il y avait 46 ans qu'elle était au service des pauvres. En 1820 elle fût élue supérieure. Une surveillance exacte, une fermeté convenable, une sage économie, une rare prudence et une solide piété ont caractérisé les 16 années de son administration. Nous avons entendu nombre de personnes âgées de Belfort, qui se rappelaient cette femme énergique, qui cachait sous une écorce un peu rude, une âme noble et un cœur d'or.

Cette regrettée hospitalière fut inhumée le lendemain, par M. Wagner. Son convoi funèbre fût suivi d'un grand concours d'habitants de Belfort.

La 1er Mai 1836, les hospitalières élurent pour supérieure, sœur Généreuse Courtot. Elle avait à peine 34 ans, et elle avait déjà passé 20 années au service des pauvres. Son élection fut confirmée et ratifiée le 10 Mai 1836, par les supérieurs ecclésiastiques et les administrateurs de l'hospice. Elle mérita vite leur confiance. Son esprit droit, son âme pleine d'ardeur et de sagesse, sa bonne tenue, sa bonne grâce, son regard bienveillant donnaient une sorte de majesté à un corps de petite stature, et à un extérieur ingrat. Sœur Courtot fut une des supérieures les plus distinguées de l'hôpital Ste Barbe.

Dans le courant de l'année 1836, M. l'abbé Wagner, fût nommé par le Pape de Trévern, évêque de Strasbourg, Principal du séminaire de Lachapelle-sous-Rougemont. Monsieur l'abbé Wagner était un prêtre d'un esprit cultivé. Il s'était acquis à Belfort une réputation méritée de directeur et de prédicateur. A tous égards, il était digne des hautes fonctions qui lui furent confiées par son évêque. Avant de quitter Belfort, il donna encore à sœur Marie-Anne Jockum, le grand habit, le 19 Juillet 1836.

Monsieur l'abbé Uricher, vicaire à St Amarin, succéda à M.

Wagner, le 17 Novembre 1836. Dans le courant du même mois, M. Lacompard fait un don de 3000 fr. à l'hospice civil.

A peine nommée supérieure de la communauté hospitalière, la mère Courtot eut à soutenir une lutte avec les autorités civiles de Belfort. Sous les auspices de monsieur Antonin, pendant que les sœurs de la Charité faisaient le service de l'hôpital militaire, on renouvela l'idée de la réunion des deux hôpitaux.

Cette trame s'ourdissait d'abord dans le secret, dans des conciliabules, à l'insu des hospitalières. Quand tout paraissait prêt à l'exécution de ce projet, il fut mis à l'ordre du jour, à l'hôtel de ville, dans une réunion du conseil municipal. Deux membres seuls osérent se prononcer ouvertement et avec chaleur contre le projet : ce sont, monsieur Keller, avocat et monsieur Blétry, ancien procureur du Roi. Ce n'est que le lendemain de cette réunion du conseil municipal, que les hospitaliéres apprirent la chose par monsieur Bardy, chirurgien de l'hôpital civil et sincèrement dévoué aux hospitalières. Celles-ci justement froissées de cette conduite à leur égard, allèrent s'en plaindre à M. Lacompard, commissaire ordonnateur. Celui-ci leur conseilla de protester verbalement ou par écrit.

La nouvelle supérieure prit le parti d'adresser aux membres de l'administration de l'hôpital, ses loyales et justes observations Sa lettre est conservée dans les archives. Je donne ici le texte de cette lettre, d'un sens parfait, écrite avec tous les égards dus à l'autorité, et plaidant noblement la cause des hospitaliéres et celle des pauvres.

Messieurs,

Monsieur Lacompard, connaissant le vif intérêt que les sœurs hospitalières portent à l'hôpital civil de Belfort, m'a priée de vouloir présenter à la commission administrative du dit hospice ma façon de penser et mes observations sur le projet d'échanger le bâtiment de l'hôpital civil contre la capucinière, et de réunir les deux hôpitaux. Aprés avoir mûrement réfléchi avec mes chéres consœurs, aprés avoir bien examiné, bien apprécié toutes choses, de part et d'autre, n'ayant en vue que l'intérêt des pauvres, je trouve, 1° que le bâtiment de l'hospice civil est la propriété des pauvres, qu'il provient de fondations et de legs pieux, et que son sort dépend de la commission administrative. Ce bâtiment est une propriété absolue et indépendante, un asile assuré aux pauvres en temps de paix et en temps de guerre ; il vaut environ 70.000 francs. Si les pauvres ne doivent rien perdre à l'échange de leur propriété, l'équité exige :

2° Que les bâtiments de l'hôpital militaire deviennent propriété absolue des pauvres, sinon l'échange devient impossible ;

3° Comme le bâtiment de l'hospice civil vaut trente mille francs environ de plus que l'hôpital militaire, il y aurait à exiger du conseil municipal une somme pareille, qui serait employée à la construction d'un bâtiment pour les malades bourgeois ;

4° La ville de Belfort devra donner à la commission une garantie sûre des bâtiments de l'hôpital militaire, et se soumettre à reconstruire à ses frais un hôpital convenable, si le bâtiment venait à être renversé par le génie ou par l'ennemi. Mais je n'ose pas me fier à cette garantie ; car si les bâtiments sont renversés, le conseil municipal voudra-t-il, pourra-t-il tenir sa promesse, surtout en temps de guerre qui épuise toutes les finances ?

La commission administrative espère sans doute une grande économie, en réunissant les deux hôpitaux.

1° En renvoyant l'aumônier de l'hôpital civil on économiserait par an la somme de huit cents francs.

2° En renvoyant les médecins de l'hospice civil, on fera par année une économie de six cents francs.

3° En renvoyant les sœurs de la Charité et en mettant à leur place les sœurs hospitalières, qui ne reçoivent aucune rétribution, on épargnera par an mille francs.

4° L'administration suppose qu'elle conservera à perpétuité l'entreprise de l'hôpital militaire, ce qui est très incertain, car il peut retomber entre les mains d'un particulier, ou peut être pris pour un hôpital militaire et remplacer celui de Colmar.

5° N'ayant qu'un feu de cuisine à entretenir, ce sera une économie de dix cordes de bois par an.

Mais il est à observer qu'en calculant ces économies, on oublie que 1° pour avoir un prêtre stable, qui convienne aux sœurs et qui veuille administrer les malades des deux hôpitaux, on peut compter par an au moins quatorze cents francs ; 2° les médecins militaires, pour traiter les malades bourgeois, ne manqueront pas de demander une indemnité.

3° Si la réunion a lieu, je déclare à la commission administrative que, pour des motifs graves, je me verrai obligée avec mes chères consœurs, de me réunir à la communauté des sœurs hospitalières de Besançon. Dans ce cas, l'administration n'aura point de sœurs sans rétribution.

4° Si l'administration économise par an pour deux cent cinquante francs de bois, elle paiera par contre les remèdes pour les malades bourgeois, qu'elle ne paie pas actuellement. C'est une dépense annuelle d'au moins huit cents francs.

Il ne résulte donc aucune économie de la réunion. Enfin plusieurs membres de l'administration savent fort bien que la réunion projetée est contraire aux intentions de la mère Janson et de mademoiselle Ugonin, grandes bienfaitrices de l'hôpital civil, qui, certes, toutes deux n'auraient pas donné un centime, si elles avaient prévu la réunion, parce qu'elles la regardaient comme la perte de l'établissement des pauvres. Cette réunion ferait tomber la chapelle de Ste Barbe et déplairait pour cela au clergé de Belfort et à une grande partie de la bourgeoisie ; Ste Barbe, qui depuis très longtemps, est spécialement invoquée dans cette chapelle, la verrait détruite.

Belfort, le 16 Juin 1836.

Sœur COURTOT, *supérieure.*

Plus bas il est écrit :

« Il est à observer que le gouvernement n'abandonne pas entièrement la capucinière, puisqu'il met la restriction, que les militaires y seraient toujours soignés. Ainsi ce n'est pas une propriété absolue et indépendante. Et si l'hôpital militaire tombe entre les mains d'un entrepreneur particulier, que deviendra l'hôpital civil ? Les malades bourgeois seront-ils soignés par l'entrepreneur particulier, ou par la commission administrative ? »

Un des principaux motifs que faisait valoir la municipalité présidée par monsieur Antonin, maire, en faveur de la réunion des deux hôpitaux, fût le besoin d'un collége, qui devait être transféré dans les bâtiments de l'hôpital civil. L'architecte, monsieur Poisat Diogène, avait reçu les ordres pour prendre les mesures, les dimensions à ce sujet... il était chargé de dresser un plan de réparation que nécessitait la translation du collége à l'hôpital civil.

Sur les représentations des hospitalières, qui craignaient, peut-être avec raison, d'être remerciées de leurs services, si le projet était mis à exécution, quelques membres de l'administration, MM. Triponé, Lacompard, Gasner, Beloux, épousèrent leur parti, se réunirent à l'insu de M. Antonin, et se prononcèrent fortement contre le projet précité. Monsieur Triponé étant sur le terrain de l'hôpital militaire, ne cacha pas sa manière de penser. Et de concert avec MM. Gasner, Lacompard et Beloux, monsieur Triponé obtint gain de cause.

Malgré cet avis contraire, monsieur Antonin persista, il s'adressa au ministre pour solliciter l'autorisation de bâtir sur le terrain militaire. L'autorisation fût refusée, et ainsi fût déjoué encore une fois ce projet de réunion des deux hôpitaux, dont la réalisation aurait pu amener des complications, et partant d'amers regrets.

Durant tout le temps de cet orage, les hospitalières résignées au sort que la Providence leur réservait, pour ainsi dire à la veille de quitter une seconde fois l'hôpital, s'étaient occupées à tenir toujours prêt l'inventaire, pour servir au besoin ; et, au surplus, continuaient leur œuvre de charité avec le même zèle et le même dévouement. A chaque jour, suffit sa peine, se disaient-elles, et, si elles doivent encore quitter leur cher hôpital, ce sera par la volonté de Dieu. Elles s'abandonnent donc à cette adorable conduite, lui laissant l'avenir pour ce qu'il vaut. Dieu est bon à ceux qui ne cherchent que Lui.

Pendant ce temps, le 18 Janvier 1837, M. Keller Christophe, est élu membre de la commission administrative. Dans le même mois on remania le règlement du service intérieur de l'hôpital. Le 26 Mars 1838, on achète le beau fourneau du réfectoire des sœurs pour la somme de 190 francs. Le 1er Juin de la même année, Monsieur Lollier, docteur en médecine est élu membre de la commission en remplacement de M. Triponé, décédé. Peu de temps après, M. Lollier, le 2 Janvier 1839, fut nommé médecin de l'hôpital en remplacement de M. le docteur Blétry, décédé le 30 Décembre 1839.

Vers l'année 1840, l'administration de l'hospice civil décida la construction d'un troisième étage pour recevoir les vieillards et les malades incurables. Jusqu'alors, ces malheureux étaient secourus à domicile. Deux membres de l'administration, MM. Keller et Lollier, s'opposèrent à ce projet, l'approuvèrent ensuite et le 14 Mai 1840, la commission administrative vota, à cet effet, la somme de 17000 fr. à prélever sur les fonds placés au Trésor Royal, dont environ 14000 francs pour la construction et 3000 pour l'achat des objets mobiliers nécessaires à ce nouveau service. En outre, la commission fixe à 20 le nombre des vieillards et des incurables à admettre à l'hospice.

Monsieur Poisat, architecte de la ville, a fait l'état estimatif de ce travail. Il est porté à 12,349 fr. 11 cent. Ces plans, ces devis ont été acceptés par la préfecture du Haut-Rhin le 27 Juin 1840, et les travaux ont été adjugés à Georges Guldemann, maître charpentier, à Joseph Giroz, maître-maçon et à François Maré, serrurier, le 1er Août 1840. Mais l'arrêté des comptes nous apprend, que près de 25000 francs furent affectés à cette construction, sans compter une somme assez ronde que les hospitalières versèrent pour le grenier, servant de séchoir. Disons cependant qu'elles ne consentirent à s'imposer ce sacrifice, qu'à condition que l'administration s'engagerait à faire faire à neuf les escaliers de l'hôpital. Ce qui fut fidèlement exécuté.

A la même époque, les hospitalières ont cédé une salle du second étage, qu'elles occupaient pour leur dortoir, pour prendre une salle du troisième. Or, comme on avait construit le troisième étage pour les incurables, on ne tarda pas à émettre l'avis de s'emparer du nouveau dortoir des sœurs, pour, selon toute apparence, reléguer celles-ci dans les chambres plus ou moins étroites et incommodes de la maison. Entre parenthèse, il y avait alors un seul incurable qui, si le projet avait réussi, aurait occupé tout le troisième, au moins temporairement. Les sœurs firent de sages observations ; une grande partie des membres de l'administration les appuyèrent, et leur dortoir au troisième leur fut définitivement conservé. C'est une salle spacieuse de 22 mètres sur 7, donnant à l'ouest sur la cour, et recevant un air bien pur, par le fait que cet étage émerge au-dessus des maisons du voisinage. Cet isolement et sa belle rangée de fenêtres, qui y versent à volonté l'air et la lumière, lui donnent des conditions exceptionnelles de salubrité, indispensables à la santé des hospitalières. Quant à la salle du côté de la rue, à l'est, elle fût occupée pendant quelques années par les femmes incurables. Mais le médecin-chirurgien, monsieur Bardy, voyant la difficulté du service au 3e étage, résolut de faire transporter les lits des femmes incurables dans la salle n° 2 du premier étage, du côté de la cour de l'hôpital.

Depuis cette époque, cette salle du troisième servit de salle de secours, en cas d'épidémie et de séchoir provisoire. Aujourd'hui, elle est coupée en deux. La première moitié est continuellement occupée par des femmes âgées et infirmes. On y compte 9 lits ; l'autre moitié sert encore de séchoir.

L'ordre et le calme se préparèrent à renaître. L'administration de l'hôpital se renouvela coup sur coup. Au reste, il faut le dire, à la louange de la commission hospitalière, on choisit toujours pour membres administrateurs, les citoyens les plus honorables, des hommes d'élite de la ville de Belfort. Le 31 Janvier 1842, monsieur Saglio Emile, receveur particulier des finances à Belfort est élu membre, en remplacement de M. Charles Blétry, décédé. Monsieur Saglio est resté membre zélé, autant qu'intelligent de cette commission, jusqu'en 1884, où il se retira à Paris chez ses enfants. Il est mort le 19 mai 1892, âgé de 88 ans et dans de grands sentiments de foi et de piété. Il repose dans le cimetière de Belfort en attendant la résurrection.

En 1843, M. Lollier résigne ses fonctions de membre de la commission, pour rester docteur de l'établissement. Monsieur Nizole le remplace, le 27 Mars de la même année. Dans le commencement de cette même année, monsieur l'abbé Uricher, aumônier de l'hospice, a été appelé par l'évêque de Strasbourg à la cure d'Aspach-le-Haut, près Thann. Durant les six années, qu'il donna ses soins spirituels aux malades, il présida la cérémonie de profession de sœur Jockum, le 26 Juillet 1838; inhuma sœur Julie Pétot, décédée le 31 Janvier 1841, à l'âge de 44 ans. Les sœurs Marie-Anne Rossé et Véronique Cordonnier, ont reçu de ses mains le grand habit, le 25 Janvier 1842, et sœur Françoise Tavernier, le 18 Janvier 1843.

Monsieur Uricher eût pour successeur monsieur l'abbé Adam de Kruttolsheim (Bas-Rhin) ; on lui vota une augmentation de 200 francs le 21 Février 1843, qui joints au 800 francs déjà votés formait un traitement de 1000 fr. Il toucha de plus 30 fr. pour le bois de chauffage, à condition de dire 25 messes basses pour les bienfaiteurs de l'hôpital et 3 grand'messes par an, aux trois principales fêtes de l'année : Notre Dame des Sept Douleurs, Ste Marthe et Ste Barbe. Monsieur l'abbé Adam a continué en outre de percevoir les 150 fr. pour le service de la prison.

Vers la fin de l'année 1839, le gouvernement chargea les

hôpitaux de recevoir les pauvres fous, les aliénés de passage. L'administration hospitalière de Belfort, ne fut pas absolument enchantée, ni satisfaite de cette nouvelle mesure. L'hôpital était loin d'être approprié pour donner des soins à ces malades dangereux. Après des instances plusieurs fois renouvelées, elle se décida à prendre la petite maison attenant à l'hôpital, du côté de la caserne, et appartenant déja à l'établissement, pour y construire deux cabanons. Ces deux cellules installées on ne peut plus primitivement, n'ont été terminées qu'en 1854. Jusqu'alors, on ne pouvait que très difficilement admettre à l'hôpital les malheureux fous, qui, dans plus d'une circonstance, ont fourni aux religieuses une belle occasion de patience. Nous savons qu'elles ont failli être souvent maltraitées par eux, parfois même elles ont été menacées de mort.

Il est à observer ici, qu'à la rigueur, les hospitalières auraient pu, et pourraient encore aujourd'hui refuser leur ministère aux aliénés, surtout à ceux qui sont dangereux. Si elles continuent de prodiguer leurs soins, à cette classe de malheureux, c'est par dévouement et par intérêt pour l'hôpital. Celui-ci serait tenu de confier ce triste et dangereux service à un gardien spécial.

Il est à remarquer encore, qu'on ne doit admettre à l'hôpital civil de Belfort, que les fous de passage, contrairement au droit qu'a cru pouvoir s'arroger, dans une circonstance particulière monsieur de St Césare, sous-préfet, en forçant de recevoir même les fous des communes.

Monsieur Barthèlemy, son successeur, a eu le bon sens et la justice de mettre fin à cet abus, contraire au règlement de la maison, le tout sur l'avis et les représentations de M. Keller, maire et président de la commission administrative, qui, en cette qualité, a toujours le droit de refuser les admissions de ce genre.

Une anomalie sans exemple, rappelons-le en passant, c'est que le gouvernement d'alors alloua seulement le franc par jour, par aliéné soigné à l'hôpital. Alors que la dépense est au moins de 3 fr. par jour, sans compter l'intérêt de près de mille francs qu'a coûté la construction des cabanons. De plus, peu de fous quittent les cabanons, sans que leur séjour y soit marqué par quelques dégradations, nécessitant toujours des réparations supportées par l'hôpital.

Vers le même temps, l'hôpital de la ville de Belfort, comme chef lieu d'arrondissement, fût chargé des enfants abandonnés et des orphelins, entretenus aux frais du département. Le receveur de l'hôpital, doit chercher à les placer à la campagne, chez des pères nourriciers, qui reçoivent par mois une indemnité de 9 à 10 fr., jusqu'à ce que les enfants aient atteint leur 13 ou 14e année.

Si ces enfants ne peuvent être placés chez des pères nourriciers, ils demeurent à la charge de l'hôpital, moyennant l'indemnité stipulée :

Mais, pas plus pour ces pauvres enfants, si dignes de notre intérêt, que pour les malheureux fous dont nous avons parlé ci-dessus, l'hôpital de Belfort n'est convenablement installé. Un simple coup d'œil sur ce qui se passe, aujourd'hui surtout, suffit pour constater une chose qui peut avoir de très graves inconvénients. En effet, les enfants et les vieillards, faute de place, habitent les mêmes salles, couchent dans les mêmes dortoirs, prennent leurs récréations, leurs ébats dans les mêmes cours où se trouvent habituellement de 40 à 45 vieillards, ou hommes usés par la boisson et autres excès. Ce mélange n'est point convenable. Il est à souhaiter qu'on puisse bientôt faire cesser cette promiscuité, malsaine à tous égards, et séparer les enfants des vieillards, actuellement tous entassés, dans des salles étroites et insalubres et dans une petite cour, encaissée entre les bâtiments.

Le 20 Avril 1846, on décida l'admission de pensionnaires à l'hôpital Ste Barbe. On établit trois catégories.

La pension de la 1re catégorie est portée à 650 fr. pour les hommes
550 fr. pour les femmes

La pension de la 2me catégorie est portée à 550 fr. pour les hommes
450 fr. pour les femmes
La pension de la 3me catégorie est portée à 400 fr. pour les hommes
300 fr. pour les femmes

On décida en outre que pour une fondation d'un lit à l'hôpital civil, on demanderait désormais 10.000 fr. de capital ou la somme de 500 fr. d'intérêts par an.

CHAPITRE XII

L'Hôpital Ste-Barbe au milieu du XIXme siècle.

1848-1870.

Le trône de Louis-Philippe, mal assis sur les passions mobiles du peuple, et les expédients d'une politique de division, où le respect de l'Eglise était toujours sacrifié à l'opinion pervertie, s'écroule en quelques heures, le 24 Février 1848. Ce jour là, le Roi abdiqua devant l'émeute, et la République fut proclamée. On craignit un instant une recrudescence de persécution contre l'Eglise.

Il n'en fût rien : l'on apprit à l'archevêché de Paris que, dans le sac des Tuileries, le crucifix de la chapelle avait été, pour ainsi dire, porté en procession, par les insurgés, à l'église St Roch. Aussi L'Archevêque de Paris prit son parti sur-le-champ : dès le 24 Février, au lieu de la prière pour le Roi, il prescrivit de chanter : Domine, salvam fac Francorum gentem, et ordonna des prières publiques pour tous ceux qui auraient succombé le 24 Février, sans acception de drapeau. La lettre de l'Archevêque, affichée sur les murs de Paris, produisit une impression considérable.

Le 4 Mai 1848, l'assemblée nationale constituante, élue le 23 Avril, se réunit à Paris. Le parti révolutionnaire veut la disssoudre. Le 15 Mai, le drapeau rouge avait un instant envahi la capitale, des factieux pénétrent dans la salle où siégent les représentants du peuple, mais ils sont chassés par la garde nationale. Le 23 Juin, ils reprennent les armes. Paris est couvert de sang et de barricades. Après trois jours de lutte acharnée dans les rues, l'anarchie est vaincue. Le 25 Monseigneur Affre s'était offert en holocauste. Il est tombé, mortellement blessé, sur la barricade de la Bastille, en portant des paroles de paix aux insurgés. Le peuple ému, à la vue de cette noble victime, devenue un pacificateur, lui fait un sépulcre plus grand que n'était son trône.

L'assemblée.nationale confie le pouvoir exécutif au général de Cavaignac. En Novembre, on promulgua, la constitution qui conserve la république, et confie le pouvoir exécutif à un président, élu pour quatre années.

Le 10 Décembre, le prince Louis Napoléon Bonaparte est proclamé président de la République.

En 1849, l'Assemblée Constituante est remplacée par l'Assemblée législative.

En 1850, le 26 Août, le roi Louis-Philippe meurt en Angleterre.

En 1851, le 2 Décembre, l'Assemblée Législative est dissoute.

En 1852, 14 Janvier, une nouvelle Constitution est proclamée. Enfin en 1852, le 2 Décembre, huit millions de voix votent le rétablissement de l'empire, et Louis Bonaparte est proclamé empereur des Français sous le nom de Napoléon III.

Certes, toutes ces commotions politiques amenèrent une perturbation extrême dans les affaires. Mais, cette fois encore, l'hôpital Ste Barbe n'eut pas à en souffrir. Les religieuses continuèrent tranquillement leur œuvre de bienfaisance, sous la main de Dieu qui les protège.

Monsieur Lalloz Ferdinand, avoué, était alors maire de Belfort et président de la commission administrative de l'hôpital. Républicain convaincu, Monsieur Lalloz fut particulièrement bon pour l'hôpital. C'était un homme droit, juste et très obligeant. Nous avons été à même d'apprécier ces belles qualités, dans plusieurs circonstances.

En 1850, monsieur l'abbé Adam, un bon et saint prêtre que toute la ville vénérait, passa à une vie meilleure. Il est mort dans la chambre de réception du supérieur des hospitalières, après une longue et douloureuse maladie. Les sœurs Cordonnier et Rossé ont fait profession en sa présence, le 24 Septembre 1846.

Peu de temps après, Monsieur l'abbé Rich Antoine-Amédée, curé de la paroisse de Danjoutin, lui succéda. Il était originaire de la petite ville d'Andlau, dans la Basse Alsace.

Monsieur l'abbé Rich est décédé subitement vers Pâques en 1854. Sœur Jockum, morte en 1853, le 15 Août, à l'âge de 35 ans, fut inhumée par lui,, le 17 du même mois.

Monsieur Rich ne recevait plus le traitement pour la prison. A la suite des nombreuses démarches de monsieur le curé Fiétier, ce service fût annexé à la cure de St Christophe, et le traitement alloué au second vicaire.

Aujourd'hui, c'est encore un vicaire de la paroisse St Christophe qui est nommé aumônier de cet établissement. Il doit y célébrer la sainte messe, tous les dimanches, et instruire dans la religion les prisonniers.

Avant de mourir, monsieur l'abbé Rich a fait un legs de mille francs à l'hôpital civil, par testament olographe, sans aucunes charges ni conditions.

Trois mois après sa mort, le 29 Juin 1854, monsieur Chacha, curé de Petit-Croix, ancien vicaire de Belfort, fut installé en qualité d'aumônier.

Monsieur Nizole Fidèle est nommé administrateur, le 11 Juillet 1854.

Ce même mois, on projeta l'admission à l'hospice civil, des malades des cantons de Belfort, Delle, Dannemarie, Fontaine, Giromagny. Depuis la Révolution, les malades de Belfort étaient seuls accueillis dans notre hôpital.

Ce même mois encore, les administrateurs résolurent d'organiser dans le bâtiment des écuries, des salles de bains, et une salle d'autopsie, qui servirait en même temps de chambre funéraire, pour déposer les morts, avant leur inhumation. On vota pour ce travail, la somme de 3000 fr. Il fut exécuté sous les ordres de monsieur Poisat, architecte, et coûta 3319 fr. 46. Tous ces services, indispensables au bon fonctionnement de l'hôpital, comme les loges destinées aux fous, la buanderie, les salles de bains, de douches et d'autopsie sont construits sur le même plan, dans l'arrière-cour et parallèles à l'hôpital. Plus tard, les ressources de la maison permirent d'installer, à côté, un lavoir couvert qui est alimenté par l'eau des fontaines publiques. Cette dernière création rend à l'hôpital de très utiles services et fut exécuté sous les ordres de monsieur Genty, architecte.

Dès l'année 1854, les ressources de l'hôpital augmentèrent de nouveau providentiellement, en raison des charges occasionnées par le nombre des malades, qui devenait de jour en jour plus considérable. Aussi, c'est pour nous un bien doux devoir, d'inscrire dans ce livre, chaque fois que l'occasion se présente, les noms de ces bienfaiteurs insignes, de ces âmes charitables qui, en donnant leur dernière pensée à notre hôpital, lui léguaient en même temps une bonne part de leur fortune.

Parmi ces âmes charitables, nous devons mentionner mademoiselle Elisabeth Rossée : « Ma pensée constante depuis ma « jeunesse, écrit-elle aux administrateurs, a été de faire des « économies, que je puisse employer à faire une bonne œuvre « après ma mort. Ce moment est venu. En conséquence, je « lègue à l'hôpital civil de Belfort, un capital de vingt mille « francs.

« Si contre mon attente, cet hospice venait à être supprimé, « je veux et entends que la rente du capital, que je viens de « léguer, soit versée et employée dans un autre hospice civil, « ou établissement de charité de l'arrondissement de Belfort, « qui sera désigné par la commission de l'hospice en fonctions, « à l'époque de la suppression de cet établissement ».

En retour de ce généreux bienfait, la commission administrative délibère à l'unanimité, qu'il sera fondé à perpétuité, dans la chapelle de l'hospice de Belfort, un service solennel pour le repos de l'âme de la pieuse donatrice, et que ce service sera célébré chaque année le huit mars, anniversaire du jour de son décès.

Les frais de célébration de ce service seront payés sur les fonds de l'hospice. Monsieur le préfet est prié de vouloir bien appuyer cette fondation.

Le 18 Décembre 1854, monsieur le docteur Herrgott, médecin de l'hospice, donna sa démission. Monsieur Herrgott était un ami des pauvres, un érudit, une des célébrités médicales du Haut-Rhin. Sa lettre de démission est toute empreinte de l'amabilité qu'il portait dans ses relations. Aussi, sans craindre de prolonger ces pages, nous donnons ici cette lettre adressée à Monsieur le Maire :

« J'éprouve le vif regret d'être forcé, par les circonstances, de vous adresser ma démission de médecin en chef de l'hôpital civil de Belfort ; veuillez avoir la bonté de remercier messieurs les membres de la commission administrative, de la bienveillance dont ils m'ont toujours honoré, et dont le souvenir restera toujours gravé dans mon cœur ».

A son tour, la commission administrative s'empressa de témoigner à monsieur le docteur Herrgott sa vive satisfaction pour les services qu'il a rendus aux malades de l'hospice, pendant toute la durée de ses fonctions de médecin de cet établissement. Elle exprima aussi les regrets les plus vifs, de le voir quitter ce poste qu'il remplissait avec tant de zèle, et de haute distinction.

La commission était alors composée de MM. Keller, maire et président, Gasner, Nizole, Saglio, Quellain, Lebleu. Ala suite de la démission de M. Herrgott, M. le maire proposa à la commission de nommer deux médecins-chirurgiens, au lieu d'un seul. On présenta trois candidats, MM. les docteurs Bernard François-

Guillaume, Jacquemoux Jules et Vautherin Joseph. Les deux premiers furent nommés médecins de l'hôpital.

On leur attribua un traitement annuel de 300 fr. chacun. Ils devront faire leur service tous les mois alternativement ou tous les trois mois comme ils le jugeront convenable. En cas d'absence, ils se préviendront réciproquement, pour que le service n'éprouve aucune lacune.

L'année d'après le 29 Juin 1855, la commission était composée ainsi qu'il suit :

MM. Mény, nouveau maire et président, Nizole, Gasner, Lebleu, Quellain, membres.

La commission administrative avait modifié considérablement le service intérieur de l'hôpital. Elle avait conclu le 19 Juillet 1854 un nouveau traité avec les religieuses hospitalières. Nous croyons intéresser le lecteur en le transcrivant intégralement.

Art. I. Les sœurs hospitalières de Notre-Dame des Sept Douleurs existant dans l'hospice Ste Barbe de Belfort, depuis l'an 1754 et dont les statuts ont été légalement reconnus et approuvés, par un décret impérial du 13 Novembre 1810, seront chargées au nombre de six du service de cet hôpital.

Art. II. Si, dans le nombre des sœurs, fixé pour le service, le grand âge d'une sœur ou le cas d'infirmité habituelle, surchargeait trop la communauté, la supérieure sera autorisée à recevoir un sujet.

Art. III. Les sœurs hospitalières seront placées, quant aux rapports temporels, sous l'autorité de la commission administrative, et tenues de se conformer aux lois, écrits, ordonnances et réglements qui régissent l'administration hospitalière.

Art. IV. La sœur hospitalière supérieure, aura la surveillance de tout ce qui se fera dans l'hôpital pour le bon ordre. Elle sera chargée des clefs de la maison, et veillera à ce que les portes soient exactement fermées.

Art. V. Il sera fourni aux sœurs un logement séparé et à proximité du service ; elles se fourniront, suivant leur régle, leur habillement, le linge, le lit, et les meubles servant à leur usage. Elle ne recevront de l'hôpital, que la nourriture, le blanchissage, le chauffage, l'éclairage, et en maladie, les médicaments et les soins du médecin.

ART. VI. S'il y a lieu de remplacer une sœur, par décès ou autre motif, ou bien si l'admission d'une nouvelle sœur est autorisée, les sœurs remplaçantes ou admises, le seront dans les mêmes conditions que les premières.

ART. VII. Les sœurs seront employées dans les divers offices de l'établissement, d'après le choix de la supérieure, qui aura la faculté de faire les changements qu'elle trouvera convenir aux besoins du service.

ART. VIII. Les domestiques et infirmières seront payées par l'administration, mais ils seront choisis ou renvoyés par la supérieure après avoir pris l'avis approbatif de la commission administrative.

ART. IX. Les sœurs ne recevront aucun malade, sans l'autorisation de l'administration ; elles ne soigneront pas les filles ou femmes de mauvaise vie, ni les personnes atteintes d'un mal qui en provient, ni les femmes dans leurs accouchements ; elles ne pourront pas non plus soigner les malades en ville de quelque sexe ou condition qu'ils soient.

ART. X. L'aumônier ou chapelain ne logera point dans la maison et ne prendra pas ses repas à l'hôpital. Les sœurs ne dépendent, quant au spirituel, que de l'évêque diocésain ou du supérieur désigné par ce prélat.

ART. XI. Les sœurs appartenant à cet établissement, ne peuvent être placées dans une autre maison hospitalière, mais doivent être conservées dans celles où elles ont émis leurs vœux, conformément à un article de leur règle, qui porte expressément, que dès le jour de leur profession, l'hôpital doit les nourrir en santé comme en maladie. Il est, par cette même règle, enjoint aux religieuses de faire un examen sévère des forces physiques et morales des novices.

Fait à Belfort en triple exemplaire, à la séance de la commission administrative du 19 Juillet 1854, l'un pour Monsieur le Préfet, le second pour l'administration, et le troisième pour la supérieure ».

Au commencement de l'année 1855, les entrepreneurs du chemin de fer passèrent un traité avec l'administration de l'hôpital, à l'effet de faire admettre dans le dit établissement, les ouvriers blessés ou malades, pour une indemnité de 1 fr. 50 par jour.

Au mois d'avril, les mauvaises petites fenêtres, placées au-dessus du retable, contre lequel est adossé l'autel de la chapelle Ste Barbe, furent remplacées par une belle et grande rosace aux couleurs vives et variées, dont le prix a été soldé par le produit d'une quête. Cette rosace existe encore intacte.

Ce même mois d'avril, l'administration de l'hôpital fit graver sur des tableaux de marbre noir, en lettres d'or, les noms des fondateurs et des bienfaiteurs de l'hôpital Ste Barbe. Ce fut une heureuse pensée. Par là aussi on a rempli, en quelque sorte, la première condition du duc de Mazarin, exprimée en 1720 dans le traité d'union de l'hôpital des Poules à celui de Ste Barbe : Savoir, « Le duc de Mazarin veut et entend que les revenus du « dit hôpital des Poules soient administrés par les sieurs prévot « et directeurs du dit hôpital Ste Barbe, aux conditions sui- « vantes :

« Premiérement, qu'il y aura dans le dit hôpital Ste Barbe de « Belfort, deux chambres particulières au-dessus desquelles « sera mise une inscription en ces termes : *Hôpital des Poules* « *fondé par madame de Montbéliard, comtesse de Belfort en* « *1349, administré par messieurs les directeurs de l'hôpital* « *Ste Barbe.* »

Nous voyons d'abord une petite plaque de marbre noir contre le mur de droite de la chapelle Ste Barbe, en face de la chaire ; on y lit ces mots :

Fondateurs de l'hospice

Le corps des bourgeois marchands et artisans de Belfort vers l'an 1300

Jeanne, comtesse de Montbéliard, 1349

Catherine, duchesse d'Autriche, comtesse de Bourgogne, 1415

Les noms des bienfaiteurs sont gravés sur trois grandes plaques de marbre placées contre le même mur de droite, surmontées d'une inscription portant ce mot :

BIENFAITEURS.

Voici les noms des bienfaiteurs

Besançon Pierre, le Jeune, en. 1536
Serrey Nicolas 1602
Besançon Marguerite 1605
Echemann Adam, l'un des administrateurs de l'hospice. 1635
Perrier Gilles, administrateur. 1704
Bermont J. Jacques, curé d'Essert 1721
Clavey Adam 1731
Testu Jacques, administrateur 1730
Noblat François 1752
Milly Marie-Anne 1756
Marmeltz Marie-Anne 1762
Durosoir Jean-François 1776
Belot Antoine, administrateur 1777
Bevalet Anne-Joseph, mère supérieure 1779
De Laporte, abbé 1780
Genty Jacques 1780
De Caylus, chevalier 1785
Goud Madeleine. 1787
Coudre Marie-Françoise, hospitalière 1787
Jacquemin François, veuve Platre 1788
Georges Ursule, veuve Métrot 1809
Bevalet Augustine 1809
De Laporte Anna-Ursule 1810
Janson Anne-Charlotte, supérieure 1820

Richard Jean-Pierre, chanoine 1821
Perré Joseph, aumônier 1821
Ugonin Jeanne-Barbe 1826
Lassus Benigne, mère supérieure 1836
Lacompard François, administrateur 1836
Clavey Anne-Catherine Adélaïde, épouse Triponé. . . 1837
Rossé Elisabeth. 1854
Rich Antoine-Amédée, aumônier. 1852
Kunckel F.-X.-Fortuné. 1855
Gasner François, administrateur et sa famille. . . . 1859

Ici s'arrête la liste des bienfaiteurs gravés sur ces trois tableaux. Dans le cours de notre récit, nous ferons connaitre les noms des autres personnes charitables qui continuent la chaîne d'or, remontant à la fondation de notre hôpital, et qui méritent d'être inscrits à la suite de leurs nobles devanciers.

Au mois de mai 1855, les religieuses hospitalières ont fait placer un petit monument sur la tombe de leurs consœurs enterrées à Brasse. Ce petit monument en pierre blanche, a été exécuté par monsieur Schneider, sculpteur à Belfort, et a coûté 90 fr. payés par les sœurs hospitalières ayant pour supérieure mère Courtot. Sur cette pierre funéraire, nous relevons les noms suivants :

Ici reposent les religieuses hospitalières de Belfort

Sœur Coudre	1761-1787
Sœur Marvillier	1757-1789
Mère Janson	1743-1820
Sœur Courtot	1761-1829
Mère Lassus	1772-1836
Sœur Pétot	1797-1841
Sœur Jockum	1818-1853
Sœur Thérèse Poupon	1813-1855
Sœur Rappard	1826-1860
Sœur Cordonnier	1822-1868
Sœur Rossée	1819 1871

Mère Courtot	1802-1876
Sœur Rosselot	1873-1882
Sœur Mercier	1882-1891

Les trois aumôniers, Perré Joseph, Rich Antoine-Amédée et M. Adam, ont été inhumés sur ce même emplacement, concédé à perpétuité par la ville de Belfort aux sœurs hospitalières.

En 1855, les hospitalières de Belfort eurent de nouveau l'occasion de montrer que leur costume était toujours l'insigne du dévouement poussé jusqu'à l'héroïsme, et que la croix d'argent ne brille sur leurs poitrines, qu'en mémoire de Jésus-Christ leur maître, mort pour tous les hommes. Cette croix, elles la conservent dans le cœur comme elles la porteront toujours sur la poitrine ; mais cette croix leur est surtout d'un précieux reconfort au moment du péril. Le choléra venait de faire son apparition à Belfort. Fidèles aux traditions du passé, les hospitalières furent aussitôt à leur poste d'honneur. Cependant le fléau exerça de grands ravages, pendant les mois de Juin, Juillet et Août. Prêtres, religieux, médecins se conduisirent admirablement. Déjà 120 décés sont inscrits dans les registres mortuaires, dont 38 à l'hôpital Ste Barbe ; il y en eut une fois 6 le même jour. Pendant ces longues semaines, la santé des sœurs se soutenait, au milieu des plus grandes fatigues. Mais la justice de Dieu, qui passe inexorable, demandait encore une victime ; sans doute, la plus pure, la plus sainte, mais aussi la dernière venue à Belfort. Sœur Thérèse, rayonnante de santé et de force, avait dit au commencement du fléau : je mourrai, mais je ne m'émeus pas ; mon sacrifice est fait. La sainte fille ne s'était pas trompée. Le 28 Juillet, elle est atteinte du choléra ; le 29 elle expirait, à l'âge de 42 ans, après une nuit d'horribles souffrances saintement, courageusement supportées. Elle a été inhumée le 30 par M. Chacha.

Sœur Thérèse Poupon était vénérée de tout Belfort. Les pauvres surtout avaient pour elle une affection particulière. Quand ils apprirent la mort de cette sainte femme, ils dirent : notre sœur Thérèse est une martyre de la charité ; au ciel elle priera pour la cessation du fléau. Le choléra diminua en effet, insensiblement. Jusqu'au milieu du mois d'Août, on prodigua encore, en ville et à l'hôpital, des soins aux cholériques ; heureusement, il n'y eut plus de décès à enregistrer. Que Dieu nous préserve de ce fléau !

Certes, le mot choléra n'est pas de ceux qui réjouissent le cœur ! Et quelques progrés que fasse la science, il sera toujours vrai de dire que le choléra est un fléau de Dieu, une maladie mystérieuse. On l'a vu de prés : les savants ont pu l'étudier dans toutes ses phases ; mais le mystère leur échappe.

Vient il de l'air ? Est-ce le vent qui le porte sur ses ailes ? Là-dessus les plus savants docteurs ne nous ont pas encore suffisamment éclairés. Il traverse de vastes contrées ; sur son passage, il laisse intactes de grandes cités, et va frapper au loin, une ville où l'air parait le moins propice à l'éclosion du microbe. Pourquoi ? On ne le sait pas.

Il procède par sauts puissants. Il éclate à Moscou, puis à Varsovie, puis à Londres, puis à Paris, enfin à Marseille, et il ne se fait pas sentir aux cités intermédiaires. Peut-on expliquer cela ?

Ce n'est pas l'eau qui le transmet. Il ne suit pas le courant des fleuves, qu'il remonte le plus souvent, au lieu de les descendre.

Ce n'est pas l'air qui est empoisonné, l'air recueilli pendant le choléra n'est pas différent de celui des autres temps.

Qu'est-ce donc ?

Est-ce une maladie d'entrailles, d'estomac, de cœur, de sang, de nerfs ? Le médecin sera bien habile s'il résout la difficulté.

Mais quels remédes, quels préservatifs employer ? Que faire pour éloigner le terrible fléau ?

Mystère ! la science, sur tout cela, reste muette ; ou bien, se contredit. La foi seule répond en disant que le choléra est une maladie envoyée par Dieu aux hommes, pour les punir et les ramener à lui, comme toutes les autres épidémies qui déconcertent les hommes de l'art. C'est tout le mystère.

Certes, nous ne condamnons pas la science. L'Ecriture nous apprend qu'il faut honorer le médecin, à cause de la nécessité, honora medicum propter necessitatem. Nous affirmons cependant que la science humaine ne peut rien contre la volonté de Dieu, et qu'entre le médecin qui n'a que sa science, et celui qui a crédit auprès de Dieu, nous préférons de beaucoup ce dernier. Nous ne sommes donc nullement surpris d'entendre le bon peuple chrétien s'écrier avec pleine confiance : « cette sainte femme est au ciel ; là haut, elle priera pour la cessation du fléau ».

Cependant, la perte qu'avait faite les hospitalières et les pauvres, fut adoucie par l'arrivée de deux postulantes, qui se présentèrent à la mère Courtot, alors que le terrible fléau avait à peine disparu. Ce furent les demoiselles Marie Rappard de Villersexel et Philomène Vallat, âgée de 20 ans, de Lugniez, préfecture de Porrentruy, canton de Berne (Suisse). Elles furent admises à la vêture le 24 Septembre 1856. Monsieur Babé, curé de Bavilliers a fait le sermon de circonstance, l'abbé Chacha, aumônier, a présidé la cérémonie ; ont fait diacre monsieur l'abbé Roy et sous-diacre, monsieur l'abbé Jeannenot, les deux vicaires de la paroisse St Christophe. Monsieur Cordonnier, ancien curé de St Germain, a assisté à la cérémonie. De tous ces bons prêtres plus un seul n'est sur la terre. Ils ont reçu la récompense du bon et fidèle serviteur. Monsieur Babé est mort curé de Bavilliers, monsieur Chacha, curé de Brebotte, monsieur Jeannenot, curé de Grandvillars, monsieur Roy, curé d'Offemont, et monsieur Cordonnier, curé de Petit-Croix.

Le 11 Décembre de la dite année, les hospitalières ont conclu un marché avec un nommé Zell, doreur, résidant à Belfort, à l'effet de faire dorer l'autel de la chapelle Ste Barbe, pour le prix de 565 fr., payés des deniers personnels des religieuses. Ce travail a été terminé en avril 1857.

Aujourd'hui encore, cet autel est en parfait état de conservation, grâce aux soins diligents des sœurs. Il est en chêne sculpté, style renaissance; dans les panneaux de l'autel, on voit les quatre évangélistes, petites statuettes élégamment traitées, et d'autres personnages étagés perspectivement. Le tabernacle, encadré de colonnettes torses, et orné de têtes d'anges, est surmonté d'une très belle exposition. Au fond de ce thabor, l'artiste a placé la statue de la Ste Vierge, hauteur 0,80 centimètre. Les six grands chandeliers, les quatre plus petits, les quatre reliquaires sont dans le même style, en chêne sculpté.

Il est à présumer que cet autel se trouvait déjà dans l'ancienne chapelle Ste Barbe, collégiale St Denis, au pied du château, et qu'il est le chef d'œuvre d'un maitre sculpteur, faisant partie de la corporation dont il a été question dans ce livre. A ce titre, l'autel de l'hôpital Ste Barbe serait un bien précieux souvenir.

Le 27 février 1857, on fit l'acquisition d'un harmonium, par les soins de monsieur Mény, maire de Belfort et président de la commission administrative de l'hôpital. Cet instrument a été acheté de M. Geay, aide-major d'infanterie, en garnison à Belfort, pour la somme de 246 fr. payés sur le budget de l'hôpital.

Au mois de Juillet, monsieur le docteur Jacquemoux donne sa démission de médecin de l'hôpital ; il est remplacé par monsieur Vautherin le 19 du même mois. Aujourd'hui encore ce savant docteur, qui est aussi un très habile opérateur, remplit sa mission avec la plus scrupuleuse régularité ; son dévouement pour les pauvres et les religieuses est au-dessus de tout éloge.

Monsieur l'abbé Chacha est nommé curé d'Offemont, au mois de Septembre 1858. On profita de la vacance, pour annexer l'aumônerie de l'hôpital à la cure de St Christophe. Les administrateurs parvinrent, non sans peine, à sauvegarder l'institution de l'aumônerie de la chapelle de Ste Barbe ; grâce à eux et quoiqu'annexés à la cure, les aumôniers furent nommés aux mêmes titres et conditions que les titulaires précédents.

Pour avoir une juste idée de ce léger conflit : deux mots suffisent. Le 23 Octobre 1858, la commission administrative se réunit extraordinairement. Dans cette séance, elle exprime le vœu formel, qu'un aumônier spécial, soit comme par le passé, établi pour le service de l'hospice ; elle demande à cet effet l'autorisation de proposer les candidats pour remplir ces fonctions.

La commission administrative se réunit une seconde fois le 6 Janvier 1859. Elle est invité par lettre de Monsieur le Préfet du 28 Décembre dernier, à présenter une liste de trois candidats, à l'effet de pourvoir au remplacement de monsieur Chacha, aumônier de l'hospice, récemment appelé à d'autres fonctions.

Aprés avoir pris connaissance des observations de Monsieur le Préfet, contenues dans la dite lettre, et celles y jointes de Monseigneur l'Evêque diocésain, en date du 6 Novembre précédent :

Vu la délibération du 23 Octobre, exprimant le vœu qu'un aumônier spécial, c'est-à-dire uniquement chargé du service religieux de l'hospice, continue d'être attaché à cet établissement.

L'administration de l'hôpital, composée de MM. Nizole, Saglio, Quellain, X. Lebleu, Mény, maire et président de la commission,

A l'honneur de proposer au choix de Mgr l'Evêque, pour remplir les fonctions vacantes, aux mêmes titres et conditions que les titulaires précédents,

Les abbés Béroud Augustin, Roy, Jeannenot, vicaires.

La réponse ne se fit pas attendre. Le 29 du même mois, monseigneur Ræss nomma aumônier du dit hospice, monsieur l'abbé Béroud, le premier de ces candidats, et qui en remplissait depuis quelques mois les fonctions.

Le nouvel aumônier avait à peine vingt quatre ans. Né à Lachapelle-sous-Rougemont, il a fait de brillantes études au séminaire de son pays natal. Il entra au grand séminaire. Elevé au sacerdoce en 1858, l'abbé Béroud, plein de jeunesse et d'avenir, vint exercer le saint ministère à Belfort. Peu de temps après il fut nommé aumônier en titre de l'hôpital civil et il devint l'ami, non seulement des pauvres de l'hospice, mais encore de ceux de la ville. Sous des dehors réservés, l'abbé Béroud cachait un cœur d'or et une intelligence très-vive. Cependant sa santé, subitement ébranlée, l'obligea à donner sa démission d'aumônier le 17 Octobre 1859. Il fut nommé vicaire à Phaffans, territoire de Belfort, puis tour à tour curé de Florimont, où il bâtit une belle église gothique, à la construction de laquelle il consacra toute sa fortune, puis économe et professeur de philosophie au séminaire de Zillisheim, Haute-Alsace. Après la guerre, il administra quelques années la paroisse de Suarce, commune de l'ancien canton de Dannemarie. Mais, usé par les fatigues du séminaire où il cumula les deux plus importantes fonctions, l'économat d'un vaste établissement encore inachevé, et le cours de philosophie, l'abbé Béroud vint, sans ressources, dans l'extrême pauvreté, mourir à l'hôpital civil de Belfort, au milieu des pauvres malades qu'il avait tant affectionnés; il fut soigné par ces mêmes religieuses qu'il avait en si haute estime. Il rendit sa belle âme à Dieu le 12 Novembre 1877. Après un service solennel à la chapelle Ste Barbe, il fût inhumé à Lachapelle, son pays d'origine.

Monsieur Béroud fut notre maître, nous pouvons dire notre ami. Sa vie se résume en ces mots : « Il fut agréable à Dieu et aux hommes, et sa mémoire est bénie. »

Le 17 Octobre 1859, la commission administrative exprime à monsieur Béroud ses regrets de le voir contraint de quitter des fonctions qu'il remplissait avec autant de zèle que de dévouement. Elle fait des vœux pour son rétablissement et charge Monsieur le Président de lui témoigner toute sa satisfaction, pour les soins qu'il a donnés aux malades pendant sa trop courte gestion.

Le 3 Novembre 1859, l'administration hospitalière, ne connaissant point de prêtre pour occuper le poste d'aumônier à l'hôpital Ste Barbe, s'en remet à Monseigneur l'Evêque de Strasbourg, pour nommer un successeur à monsieur Béroud.

Monsieur l'abbé Lacreuse, aujourd'hui curé de l'importante paroisse d'Etueffont, est nommé aumônier de l'hôpital Ste Barbe. Il demeura, comme son prédécesseur au presbytère. Il y resta dix ans, jusqu'à la mort de monsieur Fietier. Quand monsieur Guenot, ancien curé de Fréland, fut nommé curé de Belfort, monsieur l'abbé Lacreuse, le 11 Juin 1869, adressa par lettre à l'admininistration sa démission d'aumônier d'hôpital pour se conformer au désir de Monseigneur l'évêque de Strasbourg. Monsieur l'abbé François Renoux, vicaire à Belfort lui succède le 23 du même mois.

L'année 1860, le 3 Janvier, est décédée à l'hôpital de Belfort, sœur Marie Rappard, munie des sacrements des mourants. Sœur Rappard était âgée de 33 ans. Elle a été inhumée par monsieur Fietier, curé de Belfort, le 5 Janvier, accompagnée d'un grand concours de monde, accouru pour lui rendre les derniers devoirs.

Un mois après, le 2 Février, sœur Véronique Cordonnier, s'est endormie dans la paix du Seigneur. Elle avait reçu les secours de la religion, et était préparée au passage de la vie à l'éternité. Vingt années de sa vie ont été consacrées aux soins des malades, et aux pauvres. Elle est décédée à l'âge de 39 ans.

Ces deux deuils successifs affectèrent profondément la famille religieuse de l'hôpital Ste Barbe. Mais Dieu qui sait, comme il lui plait, adoucir toutes les épreuves, avait mis au service de la communauté une belle intelligence et un noble cœur. Monsieur le chanoine Spitz, archiprêtre de la cathédrale de Strasbourg, était alors supérieur des religieuses hospitalières de Belfort. Et chaque fois que l'épreuve frappait durement à la porte de sa petite communauté française, il savait admirablement l'encourager au bien et la raffermir de plus en plus, dans la voie du sacrifice et du dévouement. Malgré ses occupations absorbantes, monsieur Spitz voulut être de toutes ses fêtes religieuses.

Le 13 Janvier 1860, sœur Vallat est admise à faire profession. Monsieur Spitz s'était fait annoncer. Il devait présider la cérémonie. Mais Napoléon III arrivait inopinément à Strasbourg et monsieur Spitz dut rester à son poste. Le lendemain, le bon supérieur se trouvait au milieu de ses chères filles, et félicitait gracieusement Monsieur Fietier d'avoir bien voulu présider à sa place cette fête de famille.

Le 13 Mai 1862, Monsieur Spitz donna le grand habit aux sœurs Marie Welfelé et Catherine Monnier-Welfelé de Châtenois, territoire de Belfort.

Le 23 Novembre 1863, il vint donner le grand habit à sœur Julie Broc de Giromagny. Le 8 Août 1865, il présida la cérémonie de la profession des sœurs Welfelé, Monnier et Broc.

Enfin, et ce fût pour la dernière fois, le 29 Juillet 1873, monsieur l'archiprêtre de la cathédrale de Strasbourg, vint donner le grand habit aux sœurs Marie Victorine Ancel, née à Orbey, Guthmann Thérèse, née à Dessenheim, Alsace, et Catherine Rosselot, née à Châtenois, territoire de Belfort.

Personne ne réussissait mieux que M. Spitz, à dire, dans toutes ces touchantes solennités, les paroles les plus pieuses et les plus aimables, les plus délicates et les plus respectueuses, à Messieurs les Administrateurs de l'hospice, aux honorables médecins, aux religieuses, aux pauvres de la maison, aux parents des sœurs.

Monsieur le chanoine Spitz est mort à Strasbourg en 1880. Le

14 Juillet, deux de nos hospitalières assistèrent aux funérailles de leur bon et regretté Père, à qui nous appliquerons volontiers ces paroles de nos Saints Livres : « Et implevit eum Dominus spiritûs sapientiæ et intellectûs. » Le Seigneur l'a comblé de sagesse et d'intelligence.

Pendant ce temps, les administrateurs ne demeurèrent pas inactifs. Ils employèrent surtout les années 1860, 1861, 1862, à la bonne gestion des finances de l'hôpital.

Le 24 Avril 1860, ils arrêtent les comptes de l'année précédente : Les recettes sont portées à la somme totale de 60.446,63
les dépenses............... 53.977,24

Le 28 Avril 1861, les membres administrateurs de l'hôpital civil, arrêtent l'état des comptes pour l'année 1860 s'élevant en recettes........................ 51.897,83
et en dépenses............... 45.875,94

Le 1er Avril 1862, on arrête les comptes de 1861, les recettes s'élèvent à la somme de.............. 43.971,54
les dépenses............... 39.672,05

Enfin le compte pour l'exercice 1862 porte les recettes à.................................... 36.936,96
les dépenses à....... ...... 45.089,72

A cette époque, des dons nombreux viennent grossir le trésor des pauvres.

Le commissaire de police, Kunckel F.-X.-Fortuné, par son testament du 25 Décembre 1844, fait un legs de 4000 fr. à l'hôpital.

Monsieur Gasner, administrateur, mort en Octobre 1859, est remplacé par M. Auguste Antonin. Sa famille, respectueuse des dernières volontés de M. Gasner, verse dans la caisse du receveur, trois billets de banque de mille francs chacun.

En 1863, monsieur Nizole, administrateur, fait un don manuel de 1000 fr.

En la même année, le 23 Novembre, Monsieur le Président de la commission fait connaître aux membres présents, que

Monsieur Poisat Diogène, voulant rendre hommage à la mémoire de son épouse Catherine Kohler, décédée à Belfort, le 22 Avril 1850, a fait en ce jour, à la caisse du receveur de l'hôpital, le versement d'un don manuel de 3000 fr., destiné au soulagement des malades indigents admis dans l'établissement.

Monsieur Poisat, ne se contenta pas de faire ce don de 3000 fr. à l'hôpital. Voulant encore fonder, pour le présent et l'avenir, une œuvre utile tout à la fois à l'hôpital civil de Belfort et aux enfants, nés en cette ville, qui se destinent aux écoles professionnelles, ce bienfaiteur des pauvres a fait une donation entre vifs et irrévocable au dit hôpital civil, de 300 fr. de rente annuelle et perpétuelle, constituée en une rente sur l'Etat 3 0/0.

Cette rente appartiendra à perpétuité au dit hôpital, sous les charges et conditions d'emploi ci-après :

« La totalité de la dite rente, qui sera toujours touchée par « le receveur de l'hôpital, devra être employée par ses soins, et « ceux de la commission administrative, chaque fois qu'il y aura « lieu, à subvenir annuellement à la pension des élèves du « collège communal de Belfort, mis en cette ville, qui après y « avoir passé au moins deux années d'étude, seraient reçus à « l'Ecole Impériale des arts et métiers de Châlons-sur-Marne, « et dont la position de moralité et de fortune serait jugée digne « d'intérêt par le Conseil municipal de Belfort.

« Cette rente ne pourra être appliquée qu'à un seul élève à la « fois. Après la durée des études, qui est de trois années à « l'école de Châlons, ou en cas de renvoi de l'élève de cet éta- « blissement, pendant cette durée, la rente cessera de profiter « au dit élève, pour être reversée immédiatement sur un autre, « s'il y a lieu.

« Dans le cas où le collège n'aurait pas de sujet dans les con- « ditions d'admission ou de fortune indiquées ci-dessus, la « rente présentement fondée appartiendra exclusivement au dit

« hôpital, aussi longtemps qu'aucun élève de cette ville ne « pourra en profiter à la dite école.

« Il en sera de même, dans le cas où le collége communal de « cette ville, ou l'école professionnelle de Chalons viendraient « à être supprimées, et enfin, dans tous les cas, prévus ou im- « prévus, où, pour quelque cause que ce soit, cette rente ne « pourrait recevoir la destination ci-dessus indiquée ».

Monsieur Diogène Poisat, a fait acheter pour le compte du dit hôpital, une rente sur l'Etat 3 0 0, montant de la somme de 300 fr. et dont le coût a été de 3541 fr. 30.

La commission administrative s'empressa de témoigner au généreux donateur, ses plus respectueux remerciements. Nous avons le plaisir de transcrire ici textuellement la lettre de reconnaissance, que Monsieur Mény, maire et président, a envoyée en son nom et au nom de la ville, à Monsieur Poisat, architecte de la ville de Belfort :

Monsieur,

J'ai l'honneur de vous accuser réception de votre lettre en date du 22 Novembre courant, par laquelle vous avez bien voulu m'informer d'abord, qu'au nom de Madame Poisat, votre femme défunte, vous verserez aujourd'hui même une somme de 3000 fr. dans la caisse de l'hôpital civil ; et ensuite que, de votre côté, pour aider les jeunes gens de Belfort qui se destinent aux écoles professionnelles, vous vous proposez de fonder une rente perpétuelle de 300 fr. administrée par le bureau du dit hôpital, en faveur des élèves du collége de cette ville, qui seraient admis à l'Ecole Impériale des arts et métiers de Châlons-sur-Marne, la dite rente devant appartenir à l'hôpital chaque fois que le collége n'aurait pas de sujet dans les conditions d'admission à cette école.

Je vais m'empresser, Monsieur, de soumettre ces deux propositions aux approbations nécessaires, mais, je ne veux pas perdre un seul instant pour vous exprimer, tant en mon nom qu'au nom de la ville que j'ai l'honneur d'administrer, les sentiments de reconnaissance que doit inspirer l'œuvre si généreuse que vous allez remplir, et à laquelle votre nom restera attaché à jamais, d'une manière si honorable pour vous et votre famille.

Veuillez donc recevoir, Monsieur, avec mes biens sincères remerciements, l'assurance de ma considération distinguée.

Le Maire : MÉNY.

Nous ne sommes encore qu'au commencement de la chaine d'or des bienfaiteurs, qui se multiplièrent merveilleusement pendant la période des années 1860 à 1870.

La digne supérieure des sœurs hospitalières, mère Courtot, avançait dans la vie. Comme ses dévouées devancières, elle voulut faire une œuvre utile et durable, tant aux pauvres malades auxquels elle prodigue ses soins depuis 48 ans, qu'à la communauté qu'elle dirige comme supérieure depuis 28 ans.

Donc, le 11 Janvier 1864, mère Courtot fait une donation entre vifs et irrévocable, avec toute espèce de garantie de sa part.

Elle lègue à l'hôpital, la somme de 10.000 fr.

Les charges et conditions de la dite donation sont les suivantes :

1° Le dit hôpital est tenu de payer à perpétuité, annuellement, une rente de 300 fr. à la communauté dont la donatrice est supérieure à Belfort. Cette communauté, dite de Notre Dame des Sept Douleurs, existe dans le dit hôpital pour le desservir, depuis 1754, et les statuts ont été légalement reconnus et approuvés par un décret Impérial, en date du 13 Novembre 1810. Cette rente sera payable à perpétuité, c'est-à-dire, tant et aussi longtemps que cette communauté existera, dans son état actuel, et se perpétuera du même ordre dans l'hôpital Ste Barbe de Belfort. Dans ce cas, cette rente sera payée annuellement entre les mains de la supérieure, sans qu'elle soit obligée de rendre compte de son emploi.

2° Si, par suite d'événements quelconques, la dite communauté se trouvait obligée d'abandonner le dit hôpital, celui-ci sera tenu de continuer à payer la dite rente toute entière, d'abord entre les mains de la supérieure et ensuite, en cas de décès de celle-ci, entre les mains de la plus ancienne des survivantes, et ce jusqu'au décès de la dernière sœur professe, qui aurait fait partie de celles qui existaient au moment de l'abandon par elles, ou de leur départ de Belfort, pour une cause quelconque.

3° Dans le cas encore, où cette communauté viendrait à faire congrégation, avec une autre communauté du même ordre, pour desservir le dit hôpital Ste Barbe, la dite rente sera reçue et touchée également par la supérieure, pour l'employer ainsi qu'elle l'entendra, pour le bien de la communauté du dit hôpital.

La commission administrative, pénétrée de reconnaissance, accepte avec empressement le don d'un capital de 10.000 fr.

Peu de temps après, la mère Courtot offre à la Commission administrative de racheter, moyennant le versement d'une somme de 2500 fr. une fois payée, la rente annuelle et viagère de 150 fr. due à l'hôpital civil par elle jusqu'à sa mort.

Cette rente lui avait été imposée par une des clauses du testament de mère Lassus.

Les administrateurs acceptent avec reconnaissance, sous la réserve de l'approbation supérieure, l'offre de Madame sœur Courtot. Ils considèrent qu'à l'âge auquel Madame la supérieure est parvenue, l'offre du rachat de cette rente viagère ne peut qu'être avantageuse, pour l'hôpital, surtout au taux de 2500 fr. qu'elle a spontanément proposé, en voulant donner une nouvelle preuve de son dévouement charitable, aux intérêts de la maison qu'elle dirige depuis tant d'années.

En la même année, le 8 Juillet, Monsieur François-Xavier Quellain, administrateur depuis 15 ans environ, voulant donner une preuve de son amour pour les pauvres, a fait verser à la caisse du receveur de l'hôpital, à titre de don manuel, une somme de 4000 fr.

Le 1er Mars 1865, mourut Monsieur Dantzer Antoine-Victor, receveur municipal et à la fois receveur et économe de l'hôpital.

Il remplissait ces fonctions depuis le 1er Avril 1863. C'était un homme d'une nature douce et sympathique. On le regretta beaucoup. Son neveu, Monsieur Lépine Paul-Emile, employé à la mairie de Belfort, lui succéda ; il fut installé le 8 Mars. Plus tard, l'administration donna l'Economat de l'hôpital à Monsieur Courbet. Sa nomination est datée du 3 Mai 1868. Mais après la guerre, Monsieur Lépine, receveur municipal, fut chargé de faire de nouveau tout le service de l'hôpital Ste Barbe.

Dans les premiers jours de Février 1866, la ville de Belfort, perdit son ancien curé, Monsieur Fietier Nicolas François-Xavier. Il était âgé de 74 ans ; il en avait passé 49 à Belfort. Le presbytère de la paroisse St Christophe, est un don de sa libéralité.

Par son testament du 12 Juin 1865, il légua à l'hôpital la somme de 500 fr.

Tous ces dons successifs permirent aux administrateurs de l'hôpital, de faire à chacun des deux médecins un traitement de 600 fr. Cette amélioration, date du 27 Mai 1866. Aujourd'hui, les honoraires de nos médecins sont tellement au-dessous des services rendus, que c'est pour nous un devoir de dire qu'ils ont d'autant plus de droits à la reconnaissance de la ville et des pauvres.

L'hôpital eùt encore, en ce temps, d'autres bienfaiteurs. En 1867, le 3 Juin, Pierre-François Laurent, cultivateur à Châtenois, lui lègue la somme de 10.000 fr. sans conditions. En 1868, le 28 Mars, Madame Marguerite Keller, veuve de Jean-Louis Leclerc, lui fait un don de mille francs. Le 18 février 1869, l'hôpital reçut de Mademoiselle Flotat, la somme de 1750 fr.

Ces largesses arrivaient fort à propos. On était à la veille de l'année terrible. Le 9 Juillet 1870, la France déclare la guerre à la Prusse. Immédiatement, nos troupes se dirigent vers Strasbourg. Plus de 100.000 soldats de toutes armes traversent la place de Belfort ; ils sont fêtés, ils sont acclamés par les habitants. On espérait les voir revenir couverts de gloire. Mais hélas! toute la bravoure du soldat français devait échouer contre la mitraille et les bataillons innombrables de nos ennemis.

CHAPITRE XIII

L'Hôpital Ste-Barbe
1870-1895.

Nous sommes en pleine guerre. Le 18 Août 1870, la commission administrative de l'hôpital est extraordinairement convoquée. Il s'agissait de passer une convention entre Monsieur le sous-intendant Spire, muni des pouvoirs de son Excellence le Ministre de la guerre, et la commission administrative, pour le traitement à l'hôpital civil, des blessés et malades de l'armée du Rhin.

Il est convenu, entre les deux parties intéressées, que la commission administrative de l'hospice de la ville de Belfort, dirigera tous les établissements temporaires créés dans la dite ville, en vue de recevoir et de traiter les malades et blessés de l'armée du Rhin, et qu'elle affectera

36 lits à l'hôpital civil,
40 lits au bâtiment neuf de l'hôtel-de-ville,
20 lits à la grande salle de l'hôtel-de-ville,
35 lits au collège communal
16 lits à l'école communale.

De son côté, l'Etat s'engagera à payer 2 fr. par journée d'officier, 1,25 par soldat, et 8 fr. par sépulture.

Ont signé cette convention, Messieurs Mény, Juster, Vouzeau, Lebleu X., Saglio, et Monsieur Spire, sous intendant.

Mais bientôt, la France subit des désastres sans nom. Le trône Impérial s'est écroulé à Sedan. Le 4 Septembre, la République a été proclamée. Monsieur Poizat, sous-préfet, est venu l'annoncer lui-même, dans une séance du conseil municipal, convoqué à huit heures du soir à cet effet. Mais à Belfort, il n'y avait plus de place pour l'enthousiasme.

L'invasion allemande est au cœur de notre chère Alsace. On s'était battu à Vissembourg, à Wœrth, à Frœschwiller, mais nos valeureux soldats échouèrent contre des masses quatre fois supérieures en nombre. Le 19 Août, l'allemand bombardait Strasbourg. La ville fût criblée de bombes et d'obus. Le 28 Septembre, la place capitula, et la garnison sortit avec les honneurs de la guerre. Les premiers jours d'Octobre, Schlestadt fut investi ; le 18, les prussiens bombardèrent la ville ; le 23, la place capitula, la petite garnison sortit avec les honneurs de la guerre. Après la capitulation de Strasbourg et de Schlestadt, les ennemis vinrent investir Brisach et le fort Mortier. Le 11 Octobre, la ville et le fort furent attaqués avec une violence inouïe, et la forteresse s'effondra sous une pluie de projectiles. Elle capitula le 7 Novembre.

Ainsi les places fortes de l'Alsace se trouvaient entre les mains de nos cruels ennemis, à l'exception de Belfort. Il n'y eût plus de doute pour personne, que le tour de notre ville fût arrivé. Mais ici, la lutte sera gigantesque, et le canon de Belfort sera le dernier, qui se fera entendre en France.

Dés le 3 Novembre, la place de Belfort est bloquée par De Tresckow, général prussien. Le 3 Décembre, on commence le bombardement. Les premiers jours, les schrapnell avec leurs 2 ou 300 balles, les obus, les bombes, inondent la ville. Le château, l'église, les maisons avoisinant la place d'Armes sont frappés par les boulets. Sur l'Hôtel-de-Ville, où se trouvait une ambulance très importante, et sur l'hôpital civil, tombent outrageusement le fer et le plomb, malgré le signe protecteur qui flottait très-haut sur ces édifices publics. C'est un attentat porté à la convention de Genève. Mais cela importe peu à notre ennemi. Il n'a nulle pitié pour les ambulances, où les malades sont mutilés ou coupés dans leurs lits.

Pendant qu'une grêle de fonte pleuvait sur l'hôpital, percé à jour par les obus, et ouvert à tous les vents, l'âme de nos hospitalières était d'une parfaite sérénité. Elles avaient surtout soin, au péril de leur vie, d'évacuer avec promptitude les salles frappées par les projectiles, pour mettre leurs chers blessés et malades, dans d'autres locaux moins exposés au tir de l'assiégeant. Ah! c'est bien ici que le maréchal Clausel aurait pu répéter son mot favori, en parlant des sœurs de charité : « Allez, ce sont de nobles femmes et de fières débrouillardes ».

Cependant, la maladie fait autant de victimes que le feu. La petite vérole, la fièvre typhoïde, le typhus, les dyssenteries, compagnes forcées de tous les sièges, sévissent atrocement à Belfort. Les varioleux surtout encombrèrent l'hôpital Ste Barbe. Il en meurt 6, 7 jusqu'à 8 par jour. Le 28 Novembre, trente six varioleux de l'armée de Bourbaki arrivent à la fois à l'hôpital civil. On ne peut que les entasser pêle-mêle au milieu de nos soldats et officiers blessés. Les lits ne suffisent plus. On fait des couchettes provisoires sur les planchers. Et là, à genoux, près des blessés, près des pestiférés, les hospitalières les pansent, les soignent, murmurant une prière, faisant des vœux pour la cessation du carnage.

Nos gardes-mobiles, nos braves troupiers, si terribles au combat, s'abandonnent comme des enfants aux mains de nos bonnes religieuses, qui leur rappellent si bien leur mère, leur sœur.

Mais le bombardement continue avec plus de rage, plus de furie. Les prêtres, les médecins, et les sœurs sont debout, jour et nuit. Ils font héroïquement leur devoir. Tous les jours aussi on voit Monsieur le curé de Belfort, Monsieur Mény, Monsieur Grosjean, préfet de Colmar, traverser les salles de l'hôpital. Leur présence réconforte les malades et tout le personnel de la maison.

Le 18 Décembre, un obus éclate dans une salle de l'hôpital militaire, tue un infirmier et un malade, blesse un médecin et une sœur de charité. L'hôpital militaire fût bientôt inhabitable.

Plus tard, un obus tombe sur la prison, et tue 20 prisonniers allemands. Quant à l'hôpital civil, les salles devinrent plusieurs fois hors d'état de garder les malades. Un obus coupe en deux le lit de Marianne Legros, la portière de l'hôpital, connue de tout le vieux Belfort. Elle venait de quitter son lit, un instant auparavant. Un obus de gros calibre faillit également broyer sœur Welfelé et le docteur Vautherin, au tournant de l'escalier qui conduit à l'asile. Le projectile frôlait leurs vêtements, et c'est miracle qu'ils aient échappé à la mort. Enfin les éclats d'obus, de projectiles tombèrent plusieurs fois au milieu de nos salles de malades et blessés, mais, grâce à Dieu, personne n'en fût sérieusement atteint. Ste Barbe, la patronne de la maison, priait Dieu pour nous, et nous protégeait visiblement. Aussi, tous les jours, sans exception, les prêtres venaient célébrer dans notre chapelle, les saints mystères, et faisaient de ce sanctuaire, si cher aux habitants de Belfort, un lieu de pèlerinage pour remercier Ste Barbe et implorer par elle la protection de Dieu.

On touchait à la fin du bombardement. Paris venait de capituler. Le gouvernement Français autorise le commandant de Belfort, vu les circonstances, à consentir à la reddition de la place.

« La garnison sortira avec les honneurs de la guerre, et « emportera les archives de la ville. Elle ralliera le poste français « le plus voisin. »

Les troupes françaises, au nombre de 12,000 hommes environ, quittent Belfort les 17 et 18 Février ; il ne resta plus dans la place, que les malades et les blessés, encore au nombre de 1600, avec le personnel de l'Intendance et des hôpitaux.

On a soigné à l'hôpital civil, pendant le bombardement 310 militaires malades ou blessés, 106 hommes et 80 femmes.

Pendant ce temps, il est mort à Belfort 300 habitants et 1200 soldats, dont 74 à l'hôpital civil, par suite de maladies ou de blessures.

Le samedi, 18 Février, à midi, les troupes prusiennes commencèrent à entrer dans la ville par la porte de Brisach. Le Siége avait duré 113 jours.

En terminant ces quelques lignes relatives à l'hôpital civil, pendant le siège de Belfort, c'est une consolation pour nous de proclamer hautement les noms des religieuses qui desservirent l'hôpital civil, pendant le bombardement, et obtinrent des distinctions honorifiques.

Le 2 Juillet 1871, le Conseil de la Société Française de secours aux blessés et malades des armées de terre et mer, offre à la sœur Courtot une croix de bronze, signe de l'œuvre, ainsi que le diplôme, en souvenir des services dévoués qu'elle a rendus pendant le siége de Belfort.

Paris, le 2 Juillet 1871.

Le Secrétaire,
COMTE DE BEAUFORT.

Le Président,
COMTE DE FLAVIGNY.

Les sœurs Rossé, Vallat, Welfelé, Monnier et Broc, reçurent la même distinction.

La vaillante supérieure, mère Courtot, devait être décorée Chevalier de la Légion d'honneur. Son humilité, sa modestie, obtinrent d'éloigner pour elle et ses admirables filles, la distinction décernée aux braves. Mais elle fût particulièrement heureuse de pouvoir féliciter Monsieur Mény, maire; Messieurs Vautherin, Petitjean, et Bernard, médecins civils, ainsi que Monsieur l'abbé Mittelheisser, tous promus et nommés dans la Légion d'honneur.

Après la reddition, les religieuses eurent hâte de visiter dans tous ses détails, leur pauvre hôpital horriblement meurtri. Leur cœur se serra douloureusement, en parcourant la maison. Pas un coin, une salle, une chambre ne fût trouvé intact. La supérieure eût cependant une consolation, ce fût de retrouver encore toutes les religieuses, debout, avec la même foi, le même dévouement, la même ferveur. Secondées par les administrateurs, elles commencèrent résolument l'œuvre de restauration. La toiture, qui semblait se balancer dans les airs, est complètement refaite; les greniers, les salles, les cours sont activement déblayés des éclats de projectiles qui les encombrent, et mis en état. Dans les cours, il y avait jusqu'à un mètre de fer, de fonte, de tuiles, et de pierres.

Pendant l'occupation allemande, il ne se passa rien d'extraordinaire à l'hôpital. Les soldats français blessés ou malades, y furent soignés jusqu'à complète guérison, puis rapatriés.

Vers le commencement du mois de Mars, 36 malades militaires, passagers à Belfort, et tous de l'armée de Bourbaki, furent reçus à l'hôpital. Quelques jours après, on évacua, des ambulances militaires de Belfort sur l'hôpital civil, 18 soldats. Leur état faisait pitié. Rongés tous par la hideuse gangrène, ils se mouraient encore de la dyssenterie.

Il fallait, ni plus ni moins, l'héroïsme des sœurs, pour prodiguer à ces pauvres malheureux, les soins maternels que réclamait leur lamentable situation.

Pour dédommager les administrateurs des sacrifices que leur imposait la restauration de l'hôpital, les bienfaiteurs se multiplièrent providentiellement.

Ainsi, le 19 Février 1871, Mademoiselle Blétry, fait un don de 6,000 fr. à l'hôpital. La même année, le 8 mai, Mademoiselle Déréfaas Madeleine, donne 500 fr.; l'année d'après, le 24 Mars 1872, Monsieur Charles Nizole, fait un don de 1000 fr.

Enfin, Mademoiselle Marie Thérèse Louise De Flue, décédée à Belfort, le 11 Mars 1872, lègue à l'hôpital par testament olographe, en date du 5 Février 1872, la somme de 5000 fr.

Tous ces dons permirent, non seulement de mettre en parfait état l'hôpital civil, mais encore de remplacer son ameublement avarié, ses lits de bois par des lits en fer. La commission administrative vota à cet effet, le 6 Avril 1873, un premier crédit de deux mille francs.

Après la guerre, l'administration hospitalière fut en partie renouvelée. Monsieur Jean-Baptiste Mény, avait quitté Belfort, pour remplir les fonctions de percepteur à Sèvres.

Il est mort à Paris en 1891. Ses obsèques eurent lieu à Belfort. La ville rendit à son ancien maire, à l'ancien conseiller général du Haut-Rhin, Officier de la Légion d'honneur, un solennel hommage de reconnaissance, en faisant à ses frais des funérailles dignes du défunt.

Déjà, avant de partir de Belfort, le 16 Février 1871, Monsieur Denfert, colonel commandant supérieur de la place de Belfort, lui écrit ces mots élogieux qui furent gravés sur le mausolée élevé en souvenir de ses services signalés :

« Vous vous êtes montré véritablement maire, donnant à tous « l'exemple du dévouement, visitant la population dans les « caves, veillant à ses besoins, et faisant tout ce qui était « en votre pouvoir, pour alléger les souffrances de chacun. « Vous avez la reconnaissance de nos concitoyens et de la « garnison. »

De son côté, le 15 Mars 1871, le Conseil municipal de Belfort adresse à monsieur Mény, ces paroles non moins flatteuses : « Le Conseil municipal, à l'unanimité, se plait à rendre hom- « mage au courage et au zèle exceptionnels, que le maire a « déployés pendant toute la durée du siége. »

Mais celui qui s'était si noblement conduit pendant le siége de Belfort, et qui avait reçu de si hauts témoignages d'admiration, voulut, à son tour, payer un juste tribut d'hommages, à la communauté hospitalière de Belfort.

On conserve à l'hôpital, comme un précieux souvenir, la lettre suivante que Monsieur Mény adressa à la supérieure le 15 Septembre 1872.

Madame la Supérieure,

Avant de quitter la mairie de Belfort, je tiens à vous remercier des excellentes relations que j'ai eues avec votre communauté, pendant les 19 années de mes fonctions ; mais je tiens surtout à lui exprimer toute ma reconnaissance et toute mon admiration, pour le zèle, le dévouement, le courage dont elle a fait preuve pendant toute la durée du siége de cette ville. Je l'ai vue, tous les jours à l'œuvre, et ai pu constater, que, tous les jours, dans les moments les plus difficiles, son esprit de charité lui a fait braver toutes les fatigues et tous les dangers, prodiguer ses soins aux malades et aux blessés civils et militaires. Elle a donc droit à la reconnaissance publique et à une mention honorable dans l'histoire du siége de Belfort.

Veuillez agréer, Madame la Supérieure, pour vous et vos dignes sœurs, l'expression de mes sentiments les plus respectueux et les plus dévoués.

Le Maire de Belfort,
MÉNY.
Officier de la Légion d'Honneur.

Mais les hospitalières ne vivent jamais pour des considérations d'ordre secondaire. Elles se reprocheraient de faire un pas pour chercher les honneurs. Pendant que les pouvoirs publics leur adressaient des louanges, Dieu qui n'oublie pas les siens, vint à son tour, choisir l'une d'entre elles, pour la récompenser à sa manière, pour nous la seule bonne. Il rendit, au Ciel, à la sainte victime des fatigues et des épreuves du siége, tout le bien qu'elle avait fait sur la terre pour l'amour de lui.

Le 24 Octobre 1872, sœur Marie-Anne Rossé s'est endormie dans le Seigneur, après une douloureuse maladie. Elle avait reçu les sacrements de la religion et était prête à paraître devant Dieu. Trente années de sa vie ont été consacrées aux soins des malades et aux œuvres de charité. Elle est décédée à l'âge de 53 ans. Son enterrement, présidé par Monsieur Guenot, curé de Belfort, a été honoré d'un immense concours de fidèles, qui sont venus témoigner de la part qu'ils prenaient à la perte d'une sœur, dont la vie a été sacrifiée aux soins des pauvres.

Nous avons dit qu'après la guerre, la commission administrative fût en partie renouvelée. Monsieur Octave Péquignot, notaire à Belfort, est nommé en 1873, le 13 Avril, administrateur de l'hospice, en remplacement de Monsieur Charles Nizole, décédé. Le 27 Juillet 1873, Monsieur Louis Parisot, nouveau maire de Belfort, est installé comme président de la commission administrative. Cette commission était alors composée de Monsieur Parisot, maire et président, de Monsieur Saglio, président du tribunal de commerce, de Messieurs Vouzeau, Lebleu Xavier, Juster Auguste et Péquignot, membres.

Monsieur Charles Le Bleu était nommé administrateur du Territoire de Belfort. Monsieur Thiers, élu Président de la République Française, le 31 Août 1871, avait donné sa démission le 24 Mai 1873, à la suite d'une interpellation de Monsieur le Duc de Broglie sur la nécessité de faire prévaloir une politique résolument conservatrice. Le maréchal de Mac-Mahon était élu Président de la République dans la même séance du 24 Mai.

Le 2 Août 1873, les allemands évacuèrent Belfort. Ils sortirent par la même porte que celle par laquelle ils entrérent en 1871. Grâce aux emprunts faits par Monsieur Thiers, la plus grande partie de la rançon de guerre était alors versée au trésor allemand.

Le même jour, les troupes françaises rentraient dans notre héroïque cité, et la joie était indescriptible.

Mais retournons à notre hôpital. Monsieur l'abbé Renoux donne sa démission d'aumônier de l'hôpital civil, le 26 Août 1873. Il est nommé aumônier du Lycée de Belfort.

Cet établissement, nouvelle création, n'était pas encore achevé.

Déjà en 1872, Monsieur Keller, député à l'Assemblée nationale, avait demandé au gouvernement de prendre en considération la situation faite à Belfort. Il réclame un lycée à Belfort, pour remplacer les deux lycées de Strasbourg et de Colmar, et les douze collèges communaux. Belfort a bien un collège communal. Il suffit à ses habitants. Mais des centaines d'Alsaciens sont déjà venus frapper à la porte de ce collège. Il s'agit de donner

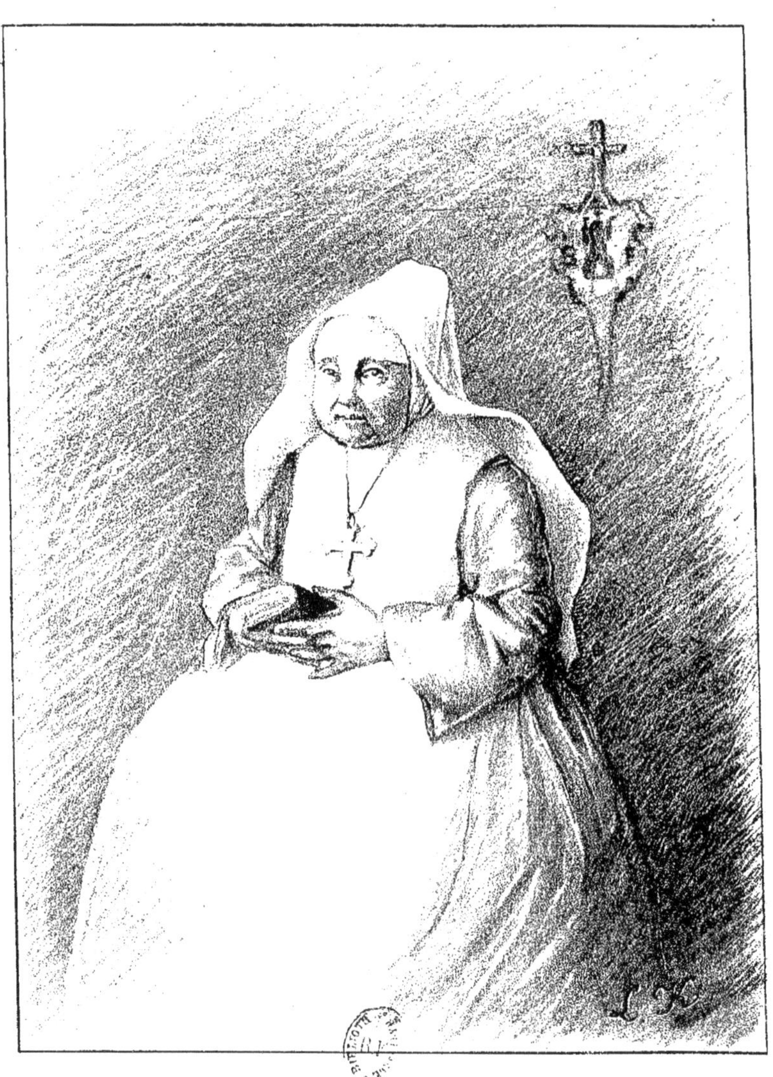

Sœur COURTOT, Supérieure
1816 - 1876

à la jeunesse alsacienne l'hospitalité sur la terre même d'Alsace. Monsieur Keller demande donc que le crédit de 4.150.000 fr. pour lycées et collèges communaux soit porté à 4.650.000 fr. L'amendement est repoussé. Ce même amendement a été reproduit par l'honorable Monsieur Keller au budget de 1873. Séance tenante, le ministre lui fait une promesse formelle de prélever sur le crédit des lycées une subvention de 400.000 fr. pour le lycée de Belfort.

Monsieur l'abbé Henri Schemmel, vicaire à Saint-Christophe, Belfort, succéda à Monsieur Renoux, en qualité d'aumônier de l'hôpital. Il ne fût installé que le 31 Août 1874.

Le 28 Septembre 1873, vu la loi du 21 Mai 1873, Monsieur le chanoine Guenot, curé de Belfort, et Monsieur Abt, pasteur protestant, sont installés comme membres délégués aux commissions administratives des établissements de bienfaisance.

Immédiatement aprés l'annexion de l'Alsace-Lorraine à la Prusse, une autre question trés grave préoccupa le gouvernement français. Il s'agissait de donner un asile convenable aux vieillards Alsaciens-Lorrains, nés dans les territoires annexés à l'Allemagne, et qui, par suite de leur option, avaient conservé leur nationalité française. C'était là un devoir sacré et patrioque.

On s'adressa aux Administrateurs de l'hôpital de Belfort. Ici, aucune voix discordante ne s'est fait entendre. Tous furent unanimes à répondre au vœu exprimé par le gouvernement. Mais comment réaliser ce nouveau projet?

Les bâtiments de l'hôpital Sainte-Barbe étaient bien insuffisants pour pouvoir y organiser un nouveau service. Toutefois, la question des bâtiments fût vite résolue. On demanda et on obtint, pour être affecté entièrement aux vieillards Alsaciens-Lorrains, l'ancienne école communale, contigue à l'hôpital Sainte-Barbe. Resta la question financière. L'hôpital étant bien obéré, la commission dût se réunir à plusieurs reprises pour arriver à une solution, donnant satisfaction à tous les intérêts.

Le 13 Mars 1874, les administrateurs firent tout d'abord une proposition, tendant à obtenir du gouvernement une somme de 49.000 fr. pour les Alsaciens-Lorrains. Le 25 Avril, on se réunit encore pour le même objet.

Monsieur Keller, député à l'Assemblée nationale, est présent. Il expose aux administrateurs que la commission Wolowski donnerait volontiers pour 51 vieillards, la somme de 70,000 fr. à forfait.

Enfin la dernière réunion à ce sujet, eût lieu le 26 Mai, même année. Le gouvernement français offre 35,000 fr. pour 25 vieillards, soit un capital de 1400 fr. pour chaque vieillard, une fois donné ; sur ce point déterminé de 1400 fr., l'accord fût fait de part et d'autre.

Dans la même séance du 26 Mai, vu l'annexion des vieillards Alsaciens-Lorrains, vu aussi le nombre, toujours croissant des malades, l'administration délibère de donner à l'hôpital quatre médecins : ce furent messieurs Vautherin, Bernard, Petitjean et Marquez.

Au lieu de 25 vieillards, le gouvernement rapatria sur Belfort, le 3 Juillet 1874, 39 Alsaciens-Lorrains, hommes, et 20 femmes. Ils avaient de préférence opté pour Belfort.

Il était difficile de ne pas condescendre au désir de tous ces pauvres Alsaciens-Lorrains. Aussi, plutôt que de les refuser, tout le monde rivalisa de zèle et de dévouement pour leur donner, à tous, une généreuse hospitalité. Les administrateurs se mirent aussitôt à l'œuvre, pour approprier le futur asile des vieillards Alsaciens-Lorrains.

Désormais, les hommes seuls occuperont le nouveau local. On mettra à leur disposition, une grande salle au rez-de-chaussée, qui servira de réfectoire et de salle de récréation, et une salle dans chacun des deux étages. Ces deux salles sont parfaitement éclairées et ensoleillées.

Quant aux femmes, on les logera comme on pourra. Elles habiteront une petite pièce à côté de la maternité et la salle du troisième étage où se trouvent actuellement encore neuf femmes âgées et invalides.

A l'heure qu'il est, il ne reste plus un seul des 59 vieillards Alsaciens-Lorrains, qui ont été rapatriés sur Belfort en 1874. Ils ont passé à l'hôpital de Belfort une moyenne de 9 ou 10 ans. Le dernier fut une femme, Guiot Marie Anne, veuve de Damidio, de Hazelbourg en Lorraine. Elle avait 69 ans, quand elle entra à l'hôpital ; elle est morte le 15 Juin 1891 ; donc 17 années de séjour à l'hôpital de Belfort.

Il ressort de tout cela que l'hôpital a vraiment fait acte de générosité et de patriotisme, en acceptant, à forfait, pour la somme de 1400 fr. par vieillard, les 59 Alsaciens-Lorrains. Le gouvernement ne peut pas moins faire que de payer par d'autres largesses, le zèle et le dévouement de nos administrateurs.

L'un des premiers soins de l'administration fût de tracer un réglement général pour les vieillards Alsaciens-Lorrains. Ce réglement est en vigueur, alors même qu'il n'est plus question des 59 vieillards Alsaciens-Lorrains, et régit aujourd'hui encore tous les hommes et les femmes invalides qui sont, en ce jour, 22 Janvier 1895, au nombre de 40.

Nous transcrivons ce règlement, à titre de document.

SERVICE DES *Etablissements* DE BIENFAISANCE

VILLE DE BELFORT

ASILE DES VIEILLARDS ALSACIENS-LORRAINS

RÈGLEMENT GÉNÉRAL

ARTICLE PREMIER

Il est fondé à Belfort, sous les auspices de Monsieur le ministre de l'Intérieur, un asile destiné à recevoir 50 vieillards des deux sexes, nés dans les territoires annexés à l'Allemagne, ou établis avant la guerre de 1870-1871.

ARTICLE II

Le règlement général de l'hôpital de Belfort, lui sera applicable, sauf les modifications édictées à titre transitoire, dans le présent réglement.

CHAPITRE PREMIER

Admission

ARTICLE III

L'admission des vieillards à l'asile est prononcée par Monsieur le ministre de l'Intérieur, tant qu'il n'aura pas épuisé le droit qui lui a été conféré par la convention du 29 Juin 1874, passée entre l'administration et l'hôpital de Belfort duement autorisé.

ARTICLE IV

Ce droit épuisé, il sera pourvu aux vacances par la commission administrative, dans les conditions qui seront ultérieurement déterminées.

CHAPITRE DEUX

Administration et Comptabilité

Les articles 1, 2, 3, 11 et 12 du règlement génér l de l'hôpital sont applicables à l'asile.

CHAPITRE TROIS

Service Médical

ARTICLE V

Un médecin est chargé spécialement du service de l'asile. Il visite les vieillards tous les jours, à neuf heures du matin, et peut, en dehors du régime ordinaire, prescrire un régime spécial aux vieillards infirmes.

Les articles 21, 22, 23, 24 et 25 du service hospitalier sont applicables à l'asile.

CHAPITRE QUATRE

Service Religieux

ARTICLE VI

L'aumônier de l'hôpital est chargé du service religieux. Les vieillards, s'ils sont catholiques, assistent à la messe à la chapelle de l'hôpital.

ARTICLE VII

En cas de décès, les vieillards ne devront, en aucun cas, être assimilés aux indigents, il leur sera assuré un enterrement convenable, par les soins de la commission, qui accompagnera le corps, soit en totalité, soit en se faisant représenter par ses délégués.

Les principaux employés de l'établissement seront aussi convoqués.

CHAPITRE CINQ

Régime alimentaire

ARTICLE VIII

Le régime alimentaire de l'hospice est déterminé comme il suit :

Les quantités ci-après exprimées, s'entendent des aliments cuits.

La portion entière comprend :

Pain blanc, 60 décagrammes pour les hommes et 50 décagrammes pour les femmes, à répartir en trois repas.

Vin rouge, 40 centilitres pour les hommes, 30 centilitres pour les femmes.

1er repas, déjeuner à 7 heures du matin.

Un bol de café au lait.

2e repas, dîner à dix heures du matin.

Régime gras

Bouillon gras	50 centilitres.
Viande désossée	13 décagrammes.
Légumes	20 id.

Régime maigre

Bouillon aux légumes	50 centilitres.

A varier

Légumes frais	30 décagrammes.
Légumes secs	25 id.
Riz	30 id.
Poisson frais ou sec	13 id.

Deux œufs	13 décagrammes.
Poires ou pommes	» id.

3e repas, souper à 4 heures.

A varier

Bouillon gras ou maigre	50 centilitres.
Légumes frais	30 décagrammes.
Légumes secs	25 id.
Riz.	30 id.
Semoule	30 id.
Vermicelle	30 id.

CHAPITRE SIX

Travail. — Ordre et discipline. — Police intérieure

ARTICLE IX

Il est absolument interdit de fumer, autre part que dans les cours, et dans la salle spécialement réservée à cet effet.

Tout pensionnaire qui contreviendra à cette régle, sera passible d'une des peines édictées à l'article 20.

ARTICLE X

A l'asile, le travail est la régle. Les infirmes en sont dispensés.

Les vieillards seront employés à des travaux, dans l'intérieur de l'asile, ou au dehors selon leurs forces et leur aptitude.

Il sera accordé des permissions spéciales aux vieillards qui travailleraient en ville chez des fabricants. Ils devront toujours être rentrés pour l'heure des repas, et à l'heure du coucher.

ARTICLE XI

Le salaire du travail sera versé entre les mains du receveur de l'hospice.

Il appartiendra en totalité à l'ouvrier, mais il ne lui sera remis chaque mois, que les deux tiers de la somme gagnée, le troisième tiers sera mis en réserve pour le temps de chômage.

ARTICLE XII

Tous les dimanches, le linge de corps est renouvelé.

Les draps de lit sont changés tous les mois.

Cette disposition ne s'applique point aux malades, qui changent de linge aussi souvent que leur état l'exige.

ARTICLE XIII

Les pensionnaires se lèveront à sept heures du matin, et se coucheront à la nuit close, sauf le cas de maladie.

ARTICLE XIV

Les parents ou amis ne seront admis à les visiter, que trois fois la semaine, les lundi, mercredi et samedi, de onze heures à deux heures du soir. Il n'y aura d'exception qu'en vertu d'une permission spéciale de l'administrateur de service.

ARTICLE XV

Il est accordé aux pensionnaires, trois jours de sortie par semaine, les dimanche, mardi et jeudi de onze heures à quatre heures du soir.

ARTICLE XVI

Il est interdit aux visiteurs, d'introduire dans l'asile, des comestibles ou des liquides, sans l'autorisation du médecin.

Tout infirmier ou servant qui, sans y avoir été autorisé, aurait introduit des objets de cette espèce, sera immédiatement renvoyé.

ARTICLE XVII

Les pensionnaires ne pourront rapporter aucune liqueur spiritueuse. En cas de contravention, ils seront privés de sortir pendant un mois. Les liquides seront saisis. En cas de récidive, ils pourront être privés à l'avenir de toute sortie.

ARTICLE XVIII

Tout individu qui se sera absenté de l'asile, pendant 48 heures sans permission, devra donner une explication. La commission jugera et prononcera, s'il y a lieu, une des peines énumérées ci-après.

ARTICLE XIX

Il est défendu aux individus admis à l'asile, de mendier, soit dans l'établissement, soit au-dehors, sous peine d'être privé de sortir, pendant trois mois. En cas de récidive, le contrevenant sera renvoyé de l'établissement.

ARTICLE XX

Les infractions à l'ordre et aux règles de discipline, seront punies des peines ci-après, qui seront prononcées par la commission, après avoir entendu l'inculpé dans ses observations, savoir :

1° Réprimande publique ;

2° Privation de sortie pendant un ou plusieurs mois ;

3° Détention à la salle de discipline, depuis 12 jusqu'à 48 heures ;

4° Privation de la portion d'aliments, que le médecin de l'asile indiquera, comme pouvant être retranchée, sans inconvénient pour la santé de l'individu soumis à la punition ;

5° Enfin expulsion de l'asile.

ARTICLE XXI

Seront punis de l'une ou plusieurs de ces peines :

1° Les propos obscènes ;

2° Les outrages aux mœurs ;

3° Les larcins ;

4° Les injures graves, les provocations ou voies de fait envers les hôtes ou les agents de service de l'asile ;

5° Les injures, menaces et voies de fait, envers les sœurs hospitalières, les administrateurs, les médecins.

ARTICLE XXII

Lorsque le maintien de l'ordre, gravement compromis, l'exigera, l'administrateur surveillant de l'asile, pourra, sauf à en rendre compte à la commission, à sa première réunion, prononcer immédiatement l'une des peines ci-dessus, excepté celle du renvoi de l'asile, qui ne pourra jamais être infligée que par la ·ommission, qui en fera la demande au ministre.

ARTICLE XXIII

'inconduite notoire, et notamment l'habitude de l'ivresse, soit l'intérieur de l'établissement, soit en dehors, sera une ·le renvoi.

ARTICLE XXIV

Le présent règlement sera soumis à l'approbation de Monsieur le ministre de l'Intérieur. Il sera ensuite imprimé, et des exemplaires en seront distribués aux administrateurs, employés, et autres personnes que le service pourra concerner.

Il sera affiché dans toutes les salles de l'asile.

Fait et délibéré en séance extraordinaire à Belfort, le 18 Juillet 1874.

Les membres de la commission administrative de l'hôpital civil de Belfort.

Le Président,
L. PARISOT.

Le Vice-Président,
X. LE BLEU.

Les Administrateurs,
SAGLIO, VOUZEAU, JUSTER, PÉQUIGNOT.

APPROUVÉ :

Paris, le 19 Décembre 1874.

Le Ministre de l'Intérieur,
Pour le ministre et par autorisation
Le Conseiller d'Etat, Directeur de l'administration, départementale et communale,
DURANGEL.

Pour copie conforme :
Belfort, le 21 Décembre 1874,
L'Administrateur faisant fonctions de Préfet,
CHARLES LE BLEU.

Comme on le voit, l'administration n'a rien négligé pour donner aux vieillards Alsaciens-Lorrains, l'hospitalité la plus généreuse et le meilleur confortable. Malheureusement, tout le monde sait que l'hôpital actuel, n'est pas précisément un lieu de plaisance, avec de somptueuses installations, marquées au coin des derniers perfectionnements. Il se trouve, par sa position, encaissé de tous côtés, entre les bâtiments des particuliers.

Il n'a point ou presque point de cour, point de préaux, surtout point de promenades, égayées par des plantations d'arbres, des parterres garnis de fleurs variées. L'hôpital Sainte-Barbe est privé de tous ces agréments, presque indispensables pour un asile de vieillards.

Mais ici encore, la commission administrative fût animée des plus dévoués sentiments pour les pauvres.

Deux petites maisons appartenant à la famille Digue, confinaient à l'étroit passage qui s'ouvre aujourd'hui encore sur la rue des Bons Enfants. Les deux maisons étaient à vendre. L'administration se mit immédiatement en devoir de les acheter, dans l'unique but de les démolir pour avoir une petite cour, qui servirait à la fois aux vieillards et aux malades convalescents, Le 8 Décembre 1874, l'Etat offre la somme de 10.000 fr. pour l'acquisition de ces maisons. En réalité, elles coûtèrent à l'hôpital 10.800 fr.

Mais Celui qui est la source de la charité, avait inspiré de nouveaux bienfaits, en faveur des pauvres, ses bien-aimés. Monsieur Charles Touvet, deux mois avant, le 10 Octobre, avait fait à l'hôpital, un don manuel de mille francs.

On se mit donc à l'œuvre ; on aménagea la future cour et on lui donna de l'animation, de la vie, en y plantant quelques arbres. C'est là, à l'ombre de leurs arbres, au grand air, que vont deviser nos bons vieillards, nos malades convalescents.

Ce travail d'aménagement de cour était à peine achevé que l'administration en commença un autre, le 23 Mars 1875 : savoir l'installation de l'éclairage au gaz dans toute la maison. Cette nouvelle amélioration est également appréciable et fort importante.

La commission administrative se renouvela alors en partie. Fidèles aux traditions du passé, les membres restants choisirent toujours, sous la réserve de l'approbation supérieure, les hommes les plus intègres, les plus honorables de la cité.

Le 15 Mars, Monsieur Juster Auguste, quittant Belfort pour

aller à Paris, se démet de ses fonctions de membre de la commission administrative. Le 23 Mars, Monsieur Lapostolest Christophe, avoué, est appelé à le remplacer dans ces mêmes fonctions.

Monsieur Vouzeau, membre administrateur, meurt en Avril même année ; Monsieur Fournier, ancien juge, est installé à sa place le 17 Mai 1875.

Le 19 Juin, Monsieur X. Le Bleu est décédé ; Monsieur Charles Touvet est nommé pour le remplacer, membre administrateur de l'hôpital.

En 1876, Dieu semble vouloir éprouver d'une façon toute particulière la ville et l'hôpital de Belfort. C'est d'abord Monsieur le chanoine Guenot, curé de Belfort, depuis 1866, qui rendait son âme à Dieu le 9 Février 1876, à l'âge de 73 ans. Quoique affaibli par les années, et les travaux d'un laborieux ministère, Monsieur Guenot, nous l'avons déjà dit, était allé, tous les jours du bombardement, visiter les malades de l'hôpital civil, et entendre les confessions. Après la guerre, il fût nommé vicaire général pour le Territoire de Belfort, et chanoine honoraire de Besançon. Jusqu'à la fin de ses jours, Monsieur Guenot témoignait de son admiration et de son estime pour les religieuses. Aussi bien, la vie de ce bon et zélé pasteur, est écrite dans ces mots, qu'on lit sur sa tombe : « Doctrina et pietate fidelis ».

Monsieur l'abbé Prosper Noblat, né à Lachapelle-sous-Rougemont, en 1829, et curé de Beaucourt, est nommé curé de Belfort en 1876.

C'est ensuite la vaillante supérieure de l'hospice civil, Généreuse Courtot, qui suivait de près dans la tombe le regretté curé de Belfort. Après une longue maladie, supportée avec une résignation toute chrétienne, elle remercie et bénit ses filles, et et expire doucement dans leurs bras, en murmurant les noms de Jésus, Marie, Joseph.

Le 31 Décembre 1876, un dimanche, à 3 heures de l'après-midi, sous un ciel pur, par un soleil de splendide printemps, un long convoi funèbre sortait de l'hôpital Sainte-Barbe et cheminait lentement vers l'église paroissiale, au son des cloches de l'hôpital et de la ville. Toutes les autorités civiles se pressaient à la suite de Monsieur l'Administrateur, et un grand nombre d'officiers de la garnison, ayant à leur tête Monsieur le général Munier, suivaient un cercueil. Les étrangers s'arrêtaient devant cette foule immense, qui passait recueillie et ils disaient tout étonnés : « C'est sans doute un notable, un riche de la ville que l'on porte en terre? — Non, répondaient les pauvres, c'est une humble hospitalière, c'est la mère Courtot, la mère de tous les malades, de tous les nécessiteux, la supérieure de l'hôpital civil ».

En un instant, l'église se remplit comme en un jour de grande fête. On chante les vêpres des morts; puis, Monsieur le curé de Belfort monte en chaire et prononce l'oraison funèbre de la digne femme dont on déplorait la mort.

« Dieu a beaucoup aimé Belfort, a-t-il dit en substance, il lui a donné et conservé pendant de longues années, de belles intelligences, et surtout de nobles cœurs : ce furent mes prédécesseurs, une religieuse de Portieux qui consacra sa vie à l'éducation des enfants de la ville, et aussi sœur Courtot, qui, pendant soixante années, se dévoua au service des malades et des pauvres ».

« Sœur Marie Généreuse Courtot naquit à Andelnans, le 2 Février 1802, d'une famille de cultivateurs, dans laquelle se conservaient, comme le plus précieux héritage, les traditions de la piété et de la vie chrétienne. Elle entra le 15 Août 1816, à l'hôpital, elle n'avait que 14 ans et demi, et, à cet âge où les enfants ne songent qu'à leurs jeux et à leurs plaisirs, sœur Courtot sacrifiait tout, pour se vouer au service des membres souffrants de Jésus-Christ. Elle prit l'habit le 4 Avril 1817, fit profession le 25 Mai 1819, et fut élue supérieure le 1er Mai 1836 ».

« Je ne puis retracer toute la vie de Sœur Courtot, car les

moments dont je puis disposer sont trop courts, je me borne à vous dire qu'elle fut, dans toute l'acceptation du mot, une digne épouse de Jésus-Christ, une vraie fille de Saint Vincent de Paul ».

« Nous avons trouvé en elle une foi vive, une sensibilité profonde, une grande simplicité, une patience inaltérable, une grande délicatesse de conscience, un tact parfait, et surtout une charité à l'épreuve de tous les dévouements et de tous les sacrifices. Son grand cœur sut renfermer, sans qu'ils souffrissent de ce partage, sa famille, ses religieuses qu'elle aimait comme ses enfants, et ses pauvres malades... les malades auxquels elle donna ses jours et ses nuits, sa vie toute entière, ses dernières pensées, et même une partie de sa fortune. Ses actes de générosité demeurèrent secrets, et ce n'est qu'aujourd'hui qu'il nous est permis de révéler ce que son humilité avait su si bien cacher ».

« Cette charité, que rien ne pût rebuter, était puisée à une source qui n'est jamais tarie, sa foi, qui lui faisait voir dans les malades les membres souffrants de Jésus-Christ. »

« Et c'est ainsi, que pendant plus de soixante ans, elle demeura au poste du dévouement, du sacrifice et de l'honneur ».

Monsieur Noblat termina ce remarquable panégyrique, en adressant un dernier adieu à sœur Courtot, au nom du clergé, de ses sœurs qu'elle laisse orphelines, de la ville toute entière, des administrateurs de l'hôpital, de sa famille et surtout des pauvres.

Après le chant du Libera, le cortége se remet en marche pour se rendre au cimetière. Sur tout son parcours, la population se pressait sur son passage et témoignait par son attitude pleine de respect, des sentiments de regrets que lui inspirait le décés d'une femme, qui avait consacré sa vie entière au soulagement des malades de la ville. Sur la tombe, Monsieur Le Bleu, administrateur, a pris la parole et, au nom de la municipalité, au nom de la population, il a adressé un dernier adieu à la digne religieuse que l'on venait d'y descendre.

« Nous voudrions pouvoir reproduire ici, dit le *Journal de Belfort*, cette touchante improvisation qui a vivement ému les cœurs de tous les Belfortains, qui l'ont entendue. Monsieur Le Bleu a fait ressortir, combien ce concours immense aux funérailles d'une humble sœur, est un hommage à la vertu chrétienne et aux beaux dévouements qu'elle seule peut inspirer. Il a ensuite exposé à grands traits, cette vie modeste, mais sublime, de plus de 50 années consacrées dans nos murs, à soulager nos pauvres et nos malades, et il a terminé en faisant appel à l'union des Belfortains, pour conserver et faire grandir l'utile établissement, auquel la Révérende Mère Courtot avait consacré tous ses efforts et toutes ses affections ».

Journal du mercredi 3 Janvier 1877.

Mais les choses du ciel ne ressemblent pas à celles de la terre. Pendant que les hospitalières sont dans le deuil, pendant qu'elles pleurent autour du tombeau de leur chère et regrettée mère, il nous semble que le Ciel est dans la joie, que les anges ouvrent leurs rangs pour recevoir cette âme pure et sainte, et je crois entendre Dieu adresser à cette bonne mère Courtot la parole des livres saints : « Entrez dans la joie de votre maître, dans la joie de votre Dieu. » Aussi, dès ce jour, la communauté hospitalière de Belfort comptera un protecteur de plus au ciel, et bientôt, aux tristesses du jour, succéderont les douces consolations de demain.

Oui, les années se suivent, mais ne se ressemblent pas. Si l'année 1876 a été une année de croix et de peines pour l'hôpital, l'année 1877 sera une année de bienfaits et de faveurs insignes. Dieu viendra en aide à cette communauté hospitalière, qui assiste depuis si longtemps et si miséricordieusement les pauvres et les malades de Belfort.

Nous sommes heureux d'abord, de nommer ici la nouvelle supérieure, sœur Vallat, élue le 27 Février 1877 à la pluralité des suffrages. En fidèles épouses du Christ, qui volontairement s'est voué à la pauvreté, aux fatigues et à la mort, pour le salut de l'homme malade, déchu, les hospitalières, plus que jamais sont résolues de continuer à Belfort leur mission de dévouement et de sacrifices. Elles se recueillent donc devant Dieu, et en la présence de leur Père spirituel, choisissent celle qu'elles ont jugée la plus apte à diriger la maison des pauvres. La nomination de sœur Vallat fût confirmée par le Supérieur ecclésiastique, et le conseil administratif de l'hôpital le 3 Mars 1877. C'était alors une hospitalière d'environ quarante et un ans, d'un sens rare et d'une maternelle bonté. Elle servait les pauvres depuis 21 ans.

Le 14 Août de la même année, il y a grande fête à l'hôpital de Belfort. Monseigneur Justin Paulinier, archevêque de Besançon, et Monsieur Antonin Anglade, vicaire général du Territoire et supérieur des sœurs hospitalières, vinrent présider la cérémonie de la prise d'habit des sœurs Lapostolest Joséphine, de Habsheim (Alsace), et Marie Rosselot, de Châtenois, ainsi que la cérémonie de la profession des sœurs Ancel, Guthmann et Rosselot Catherine. Cette double cérémonie impressionna vivement les assistants. Cinq jeunes personnes étaient agenouillées au pied des autels, remplies du désir d'aimer et d'adorer la volonté de Dieu ; elles étaient résignées à toutes choses pour les pauvres de Notre Seigneur, et le Pontife, les larmes aux yeux, reçut leurs promesses et pria Dieu de les bénir. Quoi de plus émouvant !

Après la cérémonie, les religieuses, les parents, les administrateurs, les médecins et les prêtres, se réunirent autour de Monseigneur l'archevêque, dans la salle de réception. Sa Grandeur loua les hospitalières, avec une exquise délicatesse, adressa aux administrateurs et aux médecins de gracieuses paroles, mais l'archevêque fût surtout bon, aimable envers les parents. Monseigneur voulût, en même temps, visiter les malades, il leur porta de suaves consolations, les encouragea et les bénit. Oui, Dieu s'est montré bon ce jour là. Et le souvenir de cette fête est conservé religieusement à l'hôpital de Belfort.

Nous avons dit que l'année 1877 fût une année de bonheur pour l'hôpital. Mais nous ne sommes pas au bout de toutes les agréables surprises, que la douce Providence lui ménageait encore. Les dons, les libéralités se multiplièrent comme par enchantement; nous allongeons avec joie la chaîne d'or des bienfaiteurs.

Mademoiselle Claudine Dépierre fait un don de 1000 fr. à l'hospice ; Monsieur et Madame Marie Florent-Emile Saglio, font un don manuel de quatre mille francs; Monsieur François Sibre, fait un don de deux mille francs; enfin, Madame veuve Grisez, en souvenir de Madame veuve Bély, née Amélie Bardot à Lachapelle-sous-Rougemont, fait à l'hôpital un don de dix mille francs.

Dans cette même séance du 24 Août 1877, où l'on reçut avec reconnaissance toutes ces libéralités, le conseil administratif de l'hôpital nomme à l'unanimité, Monsieur le docteur Hippolyte Petitjean, médecin titulaire de l'hôpital en remplacement de Monsieur Bernard, décédé. Depuis 1873, Monsieur Petitjean, soignait gratuitement les vieillards Alsaciens-Lorrains.

Le 10 Avril 1878, Monsieur l'abbé Schemmel, aumônier de l'hôpital civil, est nommé curé de Montreux-Château. Dès ce jour, l'abbé Louis Humbrecht est chargé de faire les fonctions d'aumônier de l'hôpital. Cependant, il ne fût installé aumônier en titre, que le 12 Septembre 1878. Monsieur Anglade, supérieur des religieuses, et le conseil administratif de l'hôpital, résistèrent pendant ce temps, aux tentatives d'absorption qu'on mit en œuvre pour déposséder l'hôpital Sainte-Barbe de son aumônier titulaire. Ce titre cependant méritait considération. Aussi loin que nous portons nos regards dans le passé, nous trouvons un prêtre chapelain, en titre, affecté, soit à l'hôpital des Poules, soit à l'hôpital Sainte-Barbe.

Le 12 Janvier 1881, l'aumônier de l'hôpital fût en même

temps nommé aux fonctions d'aumônier de l'école normale de Belfort, nouvelle création. Le gouvernement lui alloua 1000 fr. de traitement. Les deux traitements réunis permirent à l'aumônier de l'hôpital civil de se détacher de la paroisse où il figurait depuis 1859 comme vicaire, et non pas comme aumônier.

Le traitement de l'aumônier, y compris les 600 fr. provenant des deux donations mentionnées plus haut, était porté, depuis le 1er Juillet 1876, au même taux que celui des vicaires de la paroisse, c'est-à-dire à 1150 fr.

En 1883, le 16 Janvier, le crédit destiné à acquitter le traitement des aumôniers des écoles normales, a été supprimé au budget du ministère de l'Instruction publique, par un décret en date du 16 Janvier.

Pour assurer l'exécution de cette mesure, Monsieur le recteur d'Académie invite les aumôniers des écoles normales à cesser leurs fonctions à partir de ce jour.

Le 2 Septembre de la même année, tout en conservant le titre d'aumônier de l'hôpital civil, nous avons été appelé par Monseigneur Foulon, archevêque de Besançon à créer une seconde paroisse à Belfort. Prés de 5000 habitants étaient déjà groupés autour des usines, nouvellement établies dans la belle plaine de Cravanche.

La paroisse en question ne fut érigée qu'en 1885, par un décret du Président de la République, en date du 2 Mai, et l'église provisoire de Saint Joseph n'a été ouverte au culte que le 15 Juin 1885.

Mais faisons un pas en arrière.

En 1878, le 11 Novembre, les deux sœurs Monnier et Broc sont appelées à Giromagny pour y fonder un hôpital. Ce ne fût pas chose facile de mener à bien cette entreprise. Mais un homme de cœur lui offrit son plus généreux concours. Monsieur Juvénal Vieillard, sénateur du Haut-Rhin et conseiller général du canton de Delle, non content d'avoir fondé un hôpital en faveur des pauvres du canton de Delle, voulut encore s'associer à la noble entreprise de Giromagny.

C'est lui qui a donné les fonds nécessaires pour commencer l'œuvre, et c'est à cet insigne bienfaiteur, qu'on doit le succès de cette maison, aujourd'hui en pleine voie de prospérité. A l'heure qu'il est, quatre religieuses désservent cet établissement. Par sa situation topographique, il présente toutes les conditions d'hygiène désirables. La façade principale est exposée au soleil du midi. A l'ouest, on voit la ville de Giromagny. Une chaine de montagnes, s'étendant au nord et à l'est, le protège comme une puissante muraille, contre le vent du nord. Par suite, le climat est très doux, particulièrement approprié aux cures d'air, pendant le printemps et l'automne. Enfin, une gorge ravissante s'avance à l'est, et conduit le voyageur au château du Rosemont. Elle occasionne une ventilation continuelle, dans les chaudes journées d'été, et amène les saines senteurs des sapinières voisines. En un mot là, le site, l'installation, l'hygiène, tout est parfait.

Qui sait si ce petit hôpital n'est pas appelé à rendre, dans un avenir plus ou moins éloigné, les plus grands services au pays ! Par son admirable position, son isolement, il nous semble, qu'il serait facile d'installer en cet endroit, un établissement d'hydrothérapie, système Kneipp, comme du reste nous en voyons plusieurs. récemment fondés dans notre chère Alsace. Plus que partout ailleurs, on trouverait là, des promenades dans toutes les directions, des vues pittoresques, des paysages riches en beautés de toute nature, des forêts ombreuses de sapins et de hêtres qui empêchent, en été, la chaleur de devenir intolérable. Mais là, on trouverait surtout, en abondance, de l'eau claire et fraîche, venant de la montagne. Et cette eau, si elle était captée, bien conduite, pourrait être d'une utilité très grande. Sans beaucoup de frais, on arriverait à la distribuer, sous toutes les formes, en bains à divers degrés de température, en douches d'eau froide et d'eau chaude, en douches à haute pression, en douches locales, etc. etc.

En attendant que ce vœu se réalise, l'hôpital de Giromagny est bien placé pour rendre aux sœurs hospitalières de Belfort, de très bons services.

Il y a, pour l'hospitalière, quelque chose de plus redoutable que le travail, les fatigues, les veilles prolongées au chevet des malades : c'est l'air contaminé des salles. La garde-malade respire, dans les salles, des germes morbides, que l'air pur de la campagne, et quelquefois, les eaux thermales seules, peuvent combattre et détruire.

Certes, la nécessité de respirer de temps en temps un air pur, se fait sentir plus spécialement à l'hôpital de Belfort. Malgré toutes les mesures sanitaires, malgré les soins intelligents et dévoués des médecins et des religieuses, les contagions, les épidémies sont inévitables, persistantes, là où les malades se trouvent resserrés dans des limites trop étroites.

Pour mémoire, qui servira aussi de preuve à l'appui de ce que nous avançons, nous ne signalerons que l'épidémie varioleuse, que nous avons vu sévir ici, coup sur coup, et toujours avec une certaine ténacité, depuis que nous sommes attaché comme aumônier à l'hôpital Sainte-Barbe.

Le premier cas de variole, que nous avons vu, fût au mois de Janvier 1878. Depuis lors, nous avons eu occasion de nous familiariser avec la petite vérole ; elle se présente toujours à nous, comme une maladie affreuse et bien triste. Mais aussi, en présence de ces nombreux cas de variole, nous sommes presque porté à croire, que la pratique de la vaccine et des revaccinations, n'est pas scrupuleusement suivie partout.

Ainsi en 1878, la petite vérole a régné pendant quatre mois consécutifs à l'hôpital civil.

Elle a reparu en 1885, dans les premiers jours du mois d'Août, et a duré, sans discontinuité, jusqu'à la fin du mois de Novembre.

En 1886, au commencement de Février, un cas de variole

venant du dehors, a contaminé la maison ; l'épidémie a duré jusqu'au milieu du mois de Juillet.

En 1891, le 7 Juin, un varioleux venant des faubourgs à l'hôpital civil, a été la cause déterminante d'une épidémie, qui a sévi avec opiniâtreté, jusqu'au 4 Septembre de l'année suivante.

En 1893, le 8 Avril, un nouveau cas de variole est signalé à l'hôpital, elle y demeure à l'état épidémique jusqu'au 5 Juin.

Enfin en 1894, au mois de Juin, nous avons encore soigné plusieurs varioleux, et quelques cas de scarlatine.

Mais pourquoi la variole a-t-elle sévi plus particulièrement à l'hôpital civil ? Cela vient de ce que les affections épidémiques n'atteignent généralement que ceux qui y sont prédisposés, et de ce que les principes contenus dans le mauvais air, exercent plus facilement leur action délétère sur une organisation déjà souffrante. Si, à l'hôpital civil, on pouvait isoler ces sortes de maladies, on serait mieux en état de résister à l'invasion du mal. Disons cependant, qu'à part les cas très graves, appelés communément *variole noire*, tous les varioleux ont été guéris à l'hôpital, grâce au dévouement de nos médecins et des religieuses.

Après cela, on comprend qu'il y a parfois urgence pour l'hospitalière, qui est demeurée durant plusieurs mois, au chevet des pauvres varioleux, de respirer à la campagne un air réparateur et corroborant, pour rétablir promptement une santé plus ou moins altérée.

Nous avons dit que les deux sœurs Monnier et Broc ont été envoyées à Giromagny, pour y fonder un hôpital. Elles furent à peine installées, qu'une postulante de Giromagny, Maria Besançon, vint se présenter à la mère Vallat, pour combler le vide qu'occasionnait le départ des deux sœurs, détachées momentanément de la communauté de Belfort. Elle a pris le grand habit, le 28 Avril 1879. Monsieur Noblat, curé de Belfort, en vertu des pouvoirs accordés par Monsieur Anglade, supérieur, a présidé la cérémonie.

La même année, Madame la baronne de Marcorelle légua à l'hôpital, par testament olographe en date du 10 Juin 1878, la somme de 4000 fr.

1880, le 9 Octobre, l'administration nomme deux médecins adjoints, en conformité d'une délibération, en date du 26 Mai 1874, et du règlement de l'hôpital civil du 18 Juillet 1874, approuvé par l'administrateur le 21 Décembre 1874. Il est dit, que le service médical doit être fait par deux médecins titulaires, et deux médecins adjoints, ces deux derniers non rétribués. Sont nommés médecins adjoints, Monsieur le docteur Bardy Victor, médecin cantonal de Belfort, en remplacement de Monsieur le docteur Marquez, et Monsieur le docteur Ménétrez Alphonse, en remplacement de Monsieur Petitjean, nommé médecin titulaire depuis le 27 Août 1877.

Par suite d'un arrêté de Monsieur le ministre, en date du 27 Décembre 1879, les commissions administratives des hôpitaux sont reconstituées. Les ministres des cultes ne figurent plus comme membres délégués aux commissions administratives des établissements de bienfaisance, d'après la loi du 21 Mai 1873. La commission administrative de l'hôpital, se composa donc de Monsieur Parisot, maire et président, de Messieurs Fournier Sébastien, ancien juge, Lalloz Ferdinand, avoué, Chevalier de la Légion d'honneur, Lehmann Georges, conseiller municipal, délégué, Netzer Didier, professeur au Lycée, officier d'académie, Saglio Emile, rentier et ancien président du tribunal de commerce, Triponé Adolphe, négociant et conseiller municipal, délégué.

L'année d'après, le 9 Mars, Monsieur le président de la commission donne connaissance aux membres de l'administration hospitalière, d'une délibération prise par le conseil municipal de Belfort, à la date du 7 courant. Cette assemblée, en conformité de la loi de 1879, a été appelée à remplacer Monsieur Georges Lehmann et Monsieur Triponé, membres de la commission administrative de l'hôpital, et conseillers municipaux non réélus aux dernières élections.

Messieurs Louis Fréry, docteur, et Michel Thiault, avocat, membres de la nouvelle municipalité, ont été désignés pour leur succéder comme administrateurs de l'hôpital. La commission administrative était alors composée de Messieurs Simon, maire et président, Fournier, Netzer, Saglio, Lalloz, Fréry, Thiault.

Le 4 Octobre 1881, il y a grande fête à l'hôpital ; la petite cloche argentine, achetée par mère Janson, jette au vent ses notes les plus joyeuses, et la chapelle Sainte-Barbe a pris sa plus belle parure. Deux nouvelles postulantes, les sœurs Marie Anne Miclo, d'Orbey (Alsace), et Emélie Weck, de Guébers-chwihr, (Haut-Rhin), prennent le grand habit et deux novices, les sœurs Lapostolest et Rosselot font profession. Monsieur Noblat, curé doyen, préside la cérémonie, en vertu des pouvoirs donnés par Monseigneur Anglade, protonotaire apostolique ad instar participantium, vicaire général de Besançon et supérieur des religieuses.

Après la cérémonie, on chanta le Te Deum, en actions de grâces de l'état de prospérité de la communauté hospitalière de Belfort. On fut particulièrement heureux de constater que notre chère et vieille terre d'Alsace, continue à envoyer à la France, ses meilleures enfants, pour représenter autour de nos indigents et de nos pauvres, son dévouement le plus pur, et son amour poussé jusqu'à l'héroïsme. Que Dieu se hâte de récompenser tous ces sacrifices, ces oblations volontaires, par le retour de cette belle province à la mère-patrie !

Une fois de plus, se vérifiait le mot de la Sainte Ecriture : Le deuil est au bout de toutes les joies d'ici bas. Extrema gaudii luctus occupat. Sœur Catherine Rosselot, après une longue maladie, supportée avec une résignation angélique, s'endormit doucement dans le Seigneur, le 27 Septembre 1882. Elle a vécu 32 ans, et en a consacré 9 aux soins des pauvres. Elle a été inhumée le 30 du même mois. Durant toute sa maladie, elle reçut les soins les plus assidus, les plus dévoués de Monsieur le docteur Vautherin, son compatriote. Le savant médecin prolongea bien les jours de la malade, mais il ne put chasser la mort.

Le 4 Novembre 1882, Monsieur Cusin Abel est nommé membre de la commission administrative de l'hôpital, en remplacement de Monsieur Netzer, membre désigné comme devant sortir.

Le 18 de ce mois, le jeune Emile Charpiot est admis à bénéficier de la rente de 300 francs, faite à l'hôpital par Monsieur Diogène Poisat, en vertu de son acte de donation du 23 Novembre 1863.

Pendant l'année 1883, deux faits seulement méritent d'être relatés dans cette histoire. Le premier est relatif à un règlement des services funèbres à l'hôpital, le deuxième à une fête de famille, comme nous en verrons souvent encore, il faut l'espérer.

Un réglement des services funèbres s'imposait. D'abord, l'article 7 du réglement général, concernant l'asile des vieillards Alsaciens-Lorrains dit « qu'en cas de décès, les vieillards ne devront, en aucun cas, être assimilés aux indigents ; il leur sera assuré un enterrement convenable, par les soins de la commission, qui accompagnera le corps, soit en totalité, soit en se faisant représenter par ses délégués ».

Les principaux employés de l'établissement seront aussi convoqués.

Ensuite, il y a, à l'hôpital, des malades placés aux frais des communes, des entrepreneurs, des manufacturiers. Ces malades ne doivent pas être non plus assimilés aux malades indigents.

Donc, le 11 Mars 1883, l'administration de l'hôpital est extraordinairement assemblée, dans l'une des salles de l'Hôtel-de-Ville. L'aumônier de l'hôpital fût convoqué à la réunion. Il s'agissait de dresser un réglement des services funèbres, à l'hôpital. Etaient présents, Messieurs Simon, maire et président, Saglio, Thiault, Lalloz, Fournier, membres de la commission.

Monsieur Simon expose à la commission, que, jusqu'à ce jour, il n'a été établi aucun règlement, concernant les services funèbres des personnes décédées à l'hôpital ; il propose donc à la commission administrative, d'accepter le réglement ci-dessous, et d'arrêter le tarif des enterrements.

1° Le service funèbre sera gratuit pour les indigents de Belfort, admis à l'hôpital civil.

2° Le service des malades décédés à l'hôpital civil, et qui y avaient été placés aux frais des communes, des entrepreneurs et des manufacturiers, sera payé par ces derniers suivant le tarif accepté par la commission.

3° Dans le cas où le défunt ou la famille auraient exprimé le désir que l'enterrement se fît à la paroisse, le droit de l'aumônier serait cependant réservé et perçu.

La commission administrative, après mûre réflexion et délibération, accepte le réglement proposé, délibère sur le tarif et prie Monsieur le Président de le mettre en exécution le plus tôt possible.

Le deuxième fait à relater ici, est une fête de famille. Le 7 Novembre 1883, une postulante, Marie Mercier, née à Bavilliers, est admise au grand habit ; et les trois novices, les sœurs Besançon, Miclo, Weck, font profession. Cette double cérémonie a été présidée par Monsieur Noblat, curé-doyen.

En 1884, le choléra fait son apparition en France. Les administrateurs se souvinrent des terribles ravages que ce fléau avait exercés à Belfort en 1855. Ils s'en émurent. Monsieur Parisot, avait succédé à Monsieur Simon, comme maire de Belfort. Le 25 Juillet, il convoqua donc l'administration de l'hôpital, et lui proposa de prendre, dès ce jour, les mesures préventives, dans le cas où l'épidémie viendrait à désoler la ville. On résolut, à l'unanimité, d'établir promptement une ambulance, isolée, éloignée de toute habitation. L'église provisoire de Saint Joseph, encore fermée au culte, fixa l'attention de Messieurs les administrateurs ; ils prièrent Monsieur le maire de vouloir bien faire la demande à qui de droit.

Le 2 Août 1884, Monsieur le maire nous écrivit la lettre suivante :

Monsieur l'Abbé,

Je viens, au nom de la commission administrative de l'hôpital, vous demander s'il serait possible d'obtenir la chapelle provisoire du Faubourg des Vosges, pour y établir quelques lits, destinés aux cholériques, si l'épidémie venait à nous atteindre.

Il nous est recommandé de ne pas introduire de cholériques dans les salles de l'hôpital civil ; et jusqu'à ce que l'on ait pu construire un bâtiment spécial, la commission aurait désiré pouvoir se servir de la chapelle, qui offre toutes les conditions d'isolement désirables.

Veuillez agréer, Monsieur l'abbé, l'assurance de ma considération très distinguée.

Le Maire de Belfort,
PARISOT.

Inutile de dire que nous avons mis avec empressement notre église provisoire, à l'entière disposition des administrateurs de l'hôpital.

Elle fût aussitôt appropriée pour recevoir des malades, et plusieurs lits y furent installés.

Cependant, l'hôte qu'on appréhendait n'est pas venu. Le fléau ne s'est pas propagé en France. Et nous n'avons pas eu de poste d'honneur à occuper.

L'année suivante, le 14 Juin, un autre Hôte, notre Maître et Notre Seigneur, est entré en triomphe dans notre modeste église provisoire. C'était préférable. Nous avions enfin un autel.

Aujourd'hui nous voulons plus, nous voulons pour nos bien-aimés compatriotes, un sanctuaire plus beau, plus vaste, plus digne de Celui qu'ils ont pris l'habitude de prier là-bas, dans notre Alsace, si riche en monuments et en belles églises. Et pour mener à terme notre œuvre, nous ne reculerons devant aucune démarche, devant aucun sacrifice.

Déjà, grâce à l'honorable famille Viellard, qui fait un si bon usage de sa grande fortune, et qui a compris l'urgence et les difficultés de notre entreprise, nous avons pu, le 8 Septembre 1894, mettre en chantier la nouvelle construction. S'il plaît à Dieu, l'année 1895, ne passera pas, sans que nous sortions de terre toutes les fondations de la future église.

Nous faisons le même vœu pour le nouvel hôpital, qu'on doit construire au Faubourg des Vosges.

Nous voici en l'année 1886. Le 16 Mars, Monsieur Duvernoy Charles Henri, avoué, est nommé administrateur en remplacement de Monsieur Cusin Abel.

Le 8 Août, la chapelle Sainte-Barbe a repris ses habits de fête. A côté de l'autel, on voit les écussons de Monseigneur Foulon, archevêque de Besançon et ceux de la ville de Belfort. Une procession de religieuses et de prêtres, pénètre dans le sanctuaire. Le pontife s'avance, suivi de Monseigneur Anglade, supérieur des sœurs, des administrateurs et des médecins. Deux postulantes, les sœurs Riss Mathilde, de Pfaffenheim, (Alsace), et Eugénie Vallat, de Lugnez, (Suisse), sont agenouillées au pied de l'autel. Après les prières liturgiques, et une exhortation appropriée à la fête, les postulantes se placent devant l'évêque, elles répondent à haute et intelligible voix, aux demandes qu'il va leur adresser. — Mes filles, que demandez-vous ? — Qu'il vous plaise, mon Père, de nous recevoir, pour demeurer avec les sœurs de cette maison, afin d'y être instruites en ce que nous devons savoir faire, pour le service de Dieu et des pauvres.

Mais cette cérémonie ne devait être que le prélude d'une autre non moins touchante. Sœur Mercier avait reçu l'habit le 7 Novembre 1883 ; elle désire se vouer irrévocablement aux soins des malades, s'offrir de bon cœur, volontiers et très librement pour servir Dieu et les pauvres. Le Pontife lui dit : « Croyez-vous, ma fille, que vous pourrez accomplir votre promesse ? — Oui, je l'espére avec la grâce de Dieu ». Puis, l'Eglise bénit le voile, et remet à la nouvelle professe la croix d'argent. » Ce jour encore a laissé dans nos cœurs d'impérissables souvenirs.

Quelques jours après, le 12 Août, Monsieur Lépine, donne sa démission de receveur de l'hôpital civil. Il avait succédé à son oncle, Monsieur Dantzer, le 8 Mars 1865. Durant ces vingt et un ans, Monsieur Lépine a acquitté avec honneur et zèle, les fonctions de receveur et d'économe de l'hôpital. Monsieur Jolivel est appelé à lui succéder dans ces mêmes charges.

La fin de la séance du 12 Août 1886, est remarquée par une interpellation de Monsieur le docteur Fréry. Il veut confier les fonctions d'aumônier au clergé de la paroisse, qui, dit-il, consent à accepter le service de l'hôpital, moyennant la somme de 600 fr. produit de deux donations. La commission ne croit pas devoir faire droit à la demande de Monsieur Fréry, et maintient le statu quo. Evidemment, ni le clergé, ni Monsieur Fréry, n'avaient connaissance des testaments de la mère Janson et de Mademoiselle Barbe Ugonin. Dans le premier, il est ordonné expressément, « que l'hôpital soit chargé de payer et servir à perpétuité une rétribution annuelle de 300 fr., à un ecclésiastique domicilié à Belfort, pour faire le *service de la chapelle* » et non celui des malades.

Dans le second, nous trouvons cette clause spéciale, « que l'ecclésiastique chargé de la *désserte de la chapelle Ste Barbe*, célébrerait 25 messes de fondations à perpétuité, et qu'il serait payé annuellement, sur les revenus des biens compris dans le legs universel, trois cents francs de *rétribution* ».

C'est donc au chapelain de Sainte-Barbe seul, que reviennent les 600 fr. Si l'administration a cru devoir, depuis plus de soixante dix ans, parfaire cette somme, c'était pour réunir les deux services, celui des malades et celui de la chapelle. Ce qui ne se faisait pas dans le principe. Mais les deux services séparés, entraîneraient aujourd'hui deux traitements distincts, vu l'importance, le développement de plus en plus croissant de la maison. En réalité, l'aumônier de l'hôpital civil de Belfort n'a que 550 fr. de traitement.

Le 22 Janvier 1887, Monsieur Netzer Didier est installé membre administrateur en remplacement de Monsieur Saglio.

Le 21 Mai 1887, Mademoiselle Genevois fait à l'hopital un legs de 12.000 fr., à charge de faire célébrer annuellement et perpétuellement dans la chapelle Sainte-Barbe, six grand'messes. L'acceptation de ce legs donna lieu à beaucoup de difficultés. Nous en reparlerons.

A la même époque, Mademoiselle Petitjean Félicie, donne à l'hôpital la somme de 1200 fr., sans charge ni réserve. Cet argent fût employé à faire une chaudière à lessive. On dépensa pour cela 1119 fr. 45 dont 875 fr. 55 pour la chaudière et 243,90 pour la maçonnerie.

Deux ans auparavant, le 6 Juin, l'administration décida de construire, en dehors de l'hôpital, mais communiquant avec les principales salles, un bâtiment en briques où sont installés aujourd'hui les lieux d'aisance. Jusqu'alors, ils se trouvaient dans le mur de refend, au milieu de la maison. Les odeurs gênaient considérablement les malades. Cette nouvelle disposition s'imposait donc pour la salubrité de l'établissement. La construction a coûté 3858 fr. 87.

La dernière période d'années de notre histoire, présente un tableau singulier ; les hommes et les événements, les jours de deuil et les jours de fête se succèdent avec la rapidité de l'éclair. On peut attribuer cette instabilité des choses du temps, aux institutions et aux lois ; mais nous pouvons aussi l'attribuer à la mort, qui, armée de sa faux meurtrière, a multiplié les deuils autour de nous.

A la suite des désastres de 1870, la partie du Haut-Rhin restée française venait d'être rattachée à la juridiction des archevêques de Besançon. Il y avait là, dit Monseigneur Foulon, une mission délicate à remplir, des difficultés d'administration, que compliquaient des regrets, causés par les séparations amenées par la guerre... il y avait des traditions anciennes à respecter, en les accommodant à l'état de choses créé par les évènements.

Le cardinal Mathieu avait commencé cette difficile entreprise, en y employant les ressources de son grand esprit, de sa longue expérience et de son admirable esprit de foi. Son successeur, Monseigneur Paulinier, fit appel à l'habileté de son secrétaire particulier, Monsieur l'abbé Anglade, et le fit agréer comme quatrième vicaire général de Besançon, spécialement chargé de l'administration du Territoire de Belfort. Ce qu'il y fit de bien, et avec quel succès, il exerça pendant dix ans, ce ministère de zèle et de conciliation, tous le savent. La dignité de ses manières, l'élévation de son esprit, sa piété et sa mansuétude, lui ont mérité l'estime et l'affection de tous nos prêtres. Mais la communauté hospitalière de Belfort surtout, gardera éternellement le souvenir de celui qui fut son supérieur pendant ces dix ans. Jusqu'au dernier jour, Monseigneur Anglade, resta dévoué à tous les intérêts des religieuses hospitalières et des malades, et au besoin, il sut les défendre avec énergie et autorité. Quant à nous, pénétré pour Monsieur Anglade de la plus affectueuse vénération, nous l'appelions à juste titre, notre bienfaiteur et notre père. Hélas! la mort nous l'a ravi alors que nous comptions avoir longtemps encore son généreux concours pour le succès de nos œuvres.

Monsieur Anglade est décédé à l'archevêché de Besançon, le 30 Mars 1887, dans sa 64e année. Nous avons assisté à ses obsèques, qui ont eu lieu le 1er Avril, en la basilique métropolitaine de Saint-Jean.

Quelques mois après la mort de Monsieur Anglade, un douloureux sacrifice est demandé à Monseigneur Foulon, par le souverain Pontife. Un acte de sa volonté suprême, le détacha de l'Eglise de Besançon pour le placer à la tête du diocèse de Lyon, le 16 Avril 1887 ; le 24 Mai 1889, il fut créé cardinal ; il est décédé le 23 Janvier 1893.

Le 15 Août 1887, Monseigneur Arthur-Xavier Ducellier, ancien évêque de Bayonne, est conduit processionnellement à la métropole de Besançon, pour la cérémonie d'intronisation. Son neveu, M. l'abbé Touchet est nommé vicaire général, chargé du Territoire de Belfort, et supérieur des communautés hospitalières du diocèse.

En 1888, l'administration était composée de Monsieur Lalloz Paul, maire et président, Simon, Raclot, Netzer, Fournier, Thiault, Frèry. Monsieur Lalloz a été nommé maire le 20 Mai, à la suite des élections du 6 et du 13 de ce mois.

Cette commission administrative est appelée à régulariser plusieurs dons importants, faits à l'hôpital.

Messieurs Dumas et Romond avaient déjà versé dans la caisse du receveur, la somme de 1400 fr., don du cercle dit « à l'Union », aujourd'hui dissout. Mademoiselle Eugénie Richert avait fait à l'hôpital, un legs de 200 fr., par son testament olographe du 11 Juillet 1882.

Restaient les démarches à faire, pour obtenir l'autorisation d'accepter le legs de 12,000 fr. de Mademoiselle Genevois ; la donation des époux Sibre, en date du 27 Décembre 1890, et la donation Bardot en date du 15 Avril 1891, faite par devant Monsieur Muller, notaire à Belfort.

Les difficultés que suscita le legs de Mademoiselle Genevois méritent d'être relatées ici.

Le 2 Mai 1890, Monsieur Lalloz, maire, réunit à l'Hôtel-de-Ville, les membres de la commission administrative de l'hôpital. Il leur donne connaissance d'une lettre de Monsieur l'administrateur du Territoire de Belfort, de laquelle il résulte que Monsieur le ministre de l'Intérieur l'informe, qu'avant d'accorder l'autorisation d'accepter le legs Genevois, il conviendrait de régulariser la situation de la chapelle de l'hôpital, en lui conférant le titre d'oratoire particulier. Aucune pièce n'établit que l'ouverture légale de la dite chapelle, ait été autorisée par un acte du gouvernement.

La commission, après en avoir délibéré, prie M. l'Administrateur du Territoire de Belfort, de faire observer, en ce qui concerne l'existence légale de la chapelle de l'hôpital civil de Belfort, dite chapelle Sainte-Barbe, qu'à différentes époques, l'hôpital a été autorisé à accepter différents legs.

Qu'ainsi, par ordonnance royale du 8 Novembre 1820, la commission administrative de l'hôpital a été autorisée à accepter le legs fait par Madame Janson, supérieure de l'hôpital. Celui-ci était expressément chargé par la testatrice de servir à perpétuité, sur le produit de ce legs, une rétribution annuelle de 300 fr., à un ecclésiastique, pour faire le service de la chapelle ; que par ordonnance royale du 5 Avril 1827, la commission de l'hôpital a été autorisée à accepter le legs universel, fait à cet établissement par Mademoiselle Jeanne Barbe Ugonin, suivant son testament du 3 Mai 1823, leqnel est évalué à 85.000 fr. environ. Le legs était fait à charge :

1° De célébrer 100 messes basses pour le repos de l'âme de la testatrice aux frais de l'hôpital, indépendamment des services ordinaires.

2° La fondation à perpétuité de 27 messes basses, dans la chapelle de l'hôpital, par l'ecclésiastique chargé de la desserte de cette chapelle, auquel il sera payé annuellement, sur les revenus des biens compris dans ce legs universel, 300 fr. de rétribution.

Que l'hôpital a été autorisé à accepter, suivant lettre de Monsieur le Préfet du Haut-Rhin, en date du 30 Mars 1837, un legs fait par Mademoiselle Françoise Lacompard, par testament olographe du 17 Novembre 1836. Ce legs était fait, à charge de faire célébrer chaque année, dans la chapelle Sainte-Barbe, à perpétuité, trois messes de requiem.

Que l'hôpital a été autorisé à accepter un legs de 20,000 fr. fait par Mademoiselle Rossé, d'après son testament, en date du 2 Mars 1854, par une lettre de Monsieur le Préfet du Haut-Rhin, en date du 8 Juin 1854, et qu'à la suite de cette acceptation la commission administrative, dans sa séance du 14 Octobre 1854, a décidé qu'il sera fondé dans la chapelle, un service annuel pour le repos de l'âme de la bienfaitrice.

La commission actuelle voit dans ces ordonnances d'autorisation d'acceptation de ces différents legs, faits à charge de fondations de messes, une reconnaissance implicite de la chapelle Sainte-Barbe à l'hôpital civil de Belfort, et prie, en conséquence Monsieur le Ministre, de vouloir bien donner suite à la demande d'autorisation d'acceptation du legs de Mademoiselle Genevois, aux conditions stipulées au testament.

Voici la réponse de l'administrateur, que Monsieur le maire s'empressa de communiquer à la commission administrative de l'hôpital. « Il ne lui semble pas, dit Monsieur l'administrateur, que la commission ait répondu, par sa délibération du 2 Mai dernier à la lettre de Monsieur le Ministre de l'intérieur ; il fait remarquer que l'ouverture légale de la chapelle de l'hôpital de Belfort n'a été sanctionnée par aucun acte du gouvernement.

Une reconnaissance implicite, résultant des actes antérieurs, autorisant l'acceptation de différents legs, faits à charge de fondations de messes, ne peut avoir la valeur d'une reconnaissance, résultant d'un acte formel. »

La commission administrative de l'hôpital après en avoir délibéré :

Attendu que la chapelle de l'hôpital civil de Belfort, dite chapelle Sainte-Barbe existe depuis 1754,

Que cette chapelle Sainte-Barbe, bâtie à neuf, a été bénite, en vertu de la permission de Monseigneur de Besançon, Antoine Pierre de Grammont, par Monsieur Fournier, chanoine et curé, de Belfort, le 13 Juillet 1754 ;

Que le culte y est célébré depuis cette date ;

Qu'un aumônier est attaché à cet établissement ;

Que de nombreuses fondations de messes y ont été faites ; demande que la chapelle de l'hôpital civil de Belfort, dite chapelle Sainte-Barbe, soit autorisée et reconnue par le gouvernement.

Le gouvernement ne tarda pas à autoriser la chapelle Sainte-Barbe, ainsi que l'acceptation du legs Genevois.

A notre sens, la commission administrative devait maintenir ferme sa première délibération du 2 Mai 1890. Par le fait même que la chapelle Sainte-Barbe a été, de temps immémorial, autorisée à accepter des fondations de messes, de temps immémorial aussi, elle était reconnue par le gouvernement, comme n'importe quelle vieille église paroissiale, dont il serait probablement fort difficile de trouver cet acte formel, émanant du gouvernement et que demandait Monsieur l'administrateur.

Quoiqu'il en soit, la commission administrative de l'hôpital étant de nouveau assemblée, Monsieur le maire, président, donne lecture du décret du 21 Novembre 1890, qui autorise l'ouverture d'un oratoire particulier à l'hôpital, et l'acceptation du legs de Mademoiselle Genevois.

Ce décret est ainsi conçu :

Le Président de la République Française, sur le rapport du ministre de l'Intérieur, vu le testament public de la demoiselle Genevois du 7 Novembre 1882,

L'acte de décès de la testatrice du 27 Avril 1887, le consentement de plusieurs héritiers naturels à la délivrance des legs, passé par devant Monsieur Raclot, notaire, les 19 et 20 Mars 1888 ;

Les actes de renonciation, dressés au greffe du tribunal civil de première instance, à Belfort, les 8 Juin 1887 et 22 Février 1888 ;

Les actes extrajudiciaires, constatant l'accomplissement des formalités de publications, d'affiches prescrites à l'égard des héritiers inconnus ;

La demande en réduction du legs, formée par plusieurs héritiers ;

Les renseignements fournis sur la position de fortune et de famille des réclamants ;

L'état liquidatif de la succession, du 22 Juin 1887 ;

Les avis du garde des sceaux, ministre de la Justice et des cultes, des 22 Février et 4 Septembre 1890 ;

L'article 910 du code civil ;

L'ordonnance du 2 Avril 1817, la loi du 5 Avril 1884, la section de l'intérieur des cultes et de l'instruction publique, et des beaux-arts, du conseil d'Etat entendu.

Décréte :

Article i. — L'ouverture d'un oratoire particulier est autorisée dans les bâtiments de l'hôpital civil de Belfort.

L'accès de cet oratoire ne sera permis qu'au personnel, et aux malades de l'établissement.

Art. ii. — La commission administrative de l'hôpital civil à Belfort, est autorisée à accepter, aux clauses et conditions imposées, le legs fait à cet établissement par la demoiselle Joséphine Genevois, suivant son testament public du 7 Novembre 1882, et consistant en une somme de 12000 fr.

Ce débat est donc clos. Nous arrivons maintenant aux derniers évènements de notre histoire.

C'est le 27 Mai 1890, les cloches de Saint-Christophe sonnent à pleine volée ; la ville est pavoisée et en habits de fête. Monsieur Carnot, Président de la République depuis le 3 Décembre 1887, accompagné de M. Constans, ministre de l'intérieur, entre en ville, au bruit du canon, par la belle avenue qui porte aujourd'hui son nom. A 2 heures du soir, le cortège présidentiel se dirige vers l'hôpital Sainte-Barbe. Il est reçu par Monsieur Paul Lalloz, maire, qui vient d'être nommé Chevalier de la Légion d'honneur, par Messieurs les administrateurs et le personnel de la maison. Monsieur Thiault, membre de la commission, fait en deux mots, l'historique de l'hôpital Sainte-Barbe. Cet hôpital pouvait suffire autrefois, mais aujourd'hui, la construction d'un nouvel hôpital s'impose. Toutefois la ville de Belfort est déjà bien obérée ; elle prie respectueusement le gouvernement de l'aider, pour hâter la solution de cette œuvre humanitaire.

Monsieur le Président assure Messieurs les administrateurs, de toute sa bienveillance, pour l'œuvre importante du nouvel hôpital à Belfort.

Monsieur le ministre de l'intérieur, de son côté, a promis à Monsieur le maire et à Messieurs les administrateurs, pour le nouvel hôpital, un secours important pris sur les fonds du pari mutuel.

Puis, Monsieur Carnot exprime le désir de voir en détail la maison, de visiter les pauvres et les malades. Avant de quitter l'hôpital, M. Carnot, s'adressant à Madame la supérieur, lui dit qu'il a été heureux, de retrouver, à Belfort, le costume qui lui rappelle une tante, autrefois hospitalière à l'Hôtel-Dieu de Beaune. Il sait que c'est en Dieu seul que les hospitalières trouvent le secret de leur esprit de dévouement et de sacrifice, et qu'elles n'attendent leur récompense que de Lui seul ; cependant les pouvoirs publics doivent de la reconnaissance à ceux qui prodiguent leurs soins à l'humanité souffrante ; ils décernent donc à Madame la supérieure et à sœur Welfelé, une médaille d'argent, pour leurs 37 années de services à l'hôpital de Belfort. Monsieur Carnot laissa 500 francs pour être distribués aux malades.

Qui eût pu prévoir alors, que quatre ans plus tard, le 24 Juin 1894, un épouvantable attentat serait commis, sur la personne du chef de l'Etat ; que Monsieur Carnot tomberait, comme Henri IV, dans la rue de la Ferronnerie, sous le poignard de l'Italien César-Giovanni Santo ? En cette douloureuse circonstance, nous n'avons pas oublié les enseignements de notre Sainte religion, et nous avons uni nos prières aux prières de tous, pour le repos de l'âme de Monsieur le Président de la République.

Dans la même année 1890, eut lieu la profession des sœurs Riss et Vallat.

Elevées à l'école du Christ Sauveur, donnant des preuves absolues de leur zéle et de leur amour pour les pauvres malades, ces deux hospitalières étaient préparées à tous les dévouements. Le 7 Août 1890, nous avons eu la joie d'assister à cette touchante cérémonie, dans l'antique chapelle de Sainte-Barbe. Elle était présidée par Monsieur Touchet, vicaire général de Besançon, et supérieur des religieuses hospitalières. Il était assisté de Monsieur le chanoine Noblat, curé-doyen de Belfort, de l'abbé Humbrecht, aumônier de l'hospice, du Révérend Père Poisat, supérieur des Jésuites, de Monsieur Wendling, directeur de l'Institution Sainte-Marie, de Messieurs les ecclésiastiques, Renoux, Dauphin, Marsot, Welfelé et Lacreuse. Des places spéciales, réservées au chœur, étaient occupées par Messieurs les membres de la commission administrative, Monsieur Paul Lalloz, maire de Belfort, et Chevalier de la Légion d'honneur, Thiault et Netzer ; par Monsieur Vautherin, médecin de l'établissement et Monsieur Jolivel, receveur et économe.

Agenouillées au pied de l'autel, les deux sœurs novices demandent à se consacrer au service de Dieu et des pauvres, par un vœu solennel. C'est en ce moment que l'église, par l'organe de son représentant, rappelle aux deux religieuses, les grands engagements qu'elles vont contracter et les dures obligations qui en découlent.

Dans un langage plein de noblesse et d'onction, qui a touché jusqu'aux larmes, Monsieur Touchet les résume en trois mystères : le mystère de l'appel de Dieu, le mystère de la souffrance, le mystère du travail.

L'hospitalière a entendu la voix de Dieu, l'hospitalière a entendu le cri de la souffrance, l'hospitalière veut la soulager par un labeur pénible qui durera autant que sa vie. Cette vocation est héroïque. Mais la foi, qui inspire la religieuse hospitalière, lui fait envisager Jésus-Christ lui-même, dans ses membres souffrants.— Alors paraphrasant le passage de l'Evangile, l'orateur prête à Jésus-Christ ces paroles saisissantes : Ce n'est pas le pauvre qui a faim, c'est moi qui ai faim, ce n'est pas le pauvre qui a soif, c'est moi qui ai soif ; ce n'est pas le pauvre qui est nu, c'est moi qui suis nu. Heureux donc ceux qui prodiguent leurs soins aux pauvres.

On s'étonne souvent, que des hommes, ayant vécu loin de nous pendant leur vie, se rapprochent de nous à leur dernier moment. C'est à tort. On ne réfléchit pas qu'ils ont consacré leur existence, leurs talents, leur science, au soulagement des malheureux.

Ces hommes, sans le savoir, ont baisé les pieds du Christ : Pauperes sunt pedes Christi. C'est là tout le secret de leur conversion. Ils agissent par philantropie ; mais la philantropie est une vertu naturelle très louable, elle est en réalité le vestibule de la foi.

Cette pensée, pleine d'encouragement et d'espérance, a produit sur l'assistance la plus vive impression.

Monsieur Touchet exhorte ensuite les novices, à remplir avec la joie d'un cœur pur, tous les devoirs d'une bonne sœur hospitalière. Cette joie doit se manifester sur leur visage, dans leurs paroles, dans tous les soins qu'elles donnent aux malades. Ceux-ci en ont besoin. Vivant dans la souffrance, un sourire, un mot aimable, un air joyeux, sont nécessaires pour consoler leur âme attristée, pour soulager leur corps. Sans doute, il sera dur de passer sa vie au chevet des malades. Mais l'espérance, mais la foi, gardent les hospitalières contentes, alors même qu'elles ne sont pas aises. Ici, l'orateur termine par ce trait charmant :

Le jour de sa profession, au monastère des Carmélites, Mademoiselle De Lavallière était prosternée sur le pavé du temple et enveloppée d'un drap mortuaire, quand la Reine de France, qu'elle avait fait tant souffrir, s'approchant d'elle, lui demandait : « Ma sœur, êtes-vous aise ? Aise non, mais contente, oui, répondit-elle. » Les religieuses hospitalières aussi, quand elles seront accablées sous le poids des fatigues, des répugnances, des amertumes, ne seront pas toujours aises, mais toujours contentes, contentes de travailler et de souffrir pour Jésus-Christ, contentes de baiser les pieds du Christ. « Pauperes sunt pedes Christi» ».

Aprés ce discours émotionnant, les novices pleinement édifiées sur les graves obligations qui leur incombent, prononcent à haute voix la formule de consécration. Le prêtre, au nom de l'Eglise, reçoit leurs promesses, et demande à Dieu qu'elles y soient fidèles jusqu'à la mort.

Hélas, la mort était déjà là qui guettait une nouvelle proie. Elle va donc vite, la mort, dans la communauté hospitalière de Belfort ! Au reste, la statistique que nous avons dressée, nous donne une moyenne de 45 ans par religieuse. Certes, nous voudrions mieux augurer pour l'avenir. Mais, les santés les plus florissantes, sont ébranlées au bout de peu d'années, dans notre hôpital actuel, trop restreint pour recevoir un si grand nombre de malades.

Sœur Marie Mercier promettait un long dévouement à la cause de Dieu, des pauvres et des âmes. Elle naquit à Bavilliers, près Belfort, d'une famille où la piété était héréditaire. Elle entra à l'hôpital, âgée de 23 ans, prit l'habit religieux le 7 Novembre et fit profession le 8 Août 1886. Pendant les trop courtes années qu'elle passa dans notre maison, elle accomplissait avec une grande simplicité et un grand courage tout ce que Dieu demandait d'elle. Elle laissait concevoir de grandes espérances. Mais Dieu a trouvé qu'elle avait rempli une longue carrière, en peu de temps, et il l'a jugée mûre pour le Ciel. Sa santé commença à nous inquiéter déjà au commencement de l'année 91. Elle reçut le Saint Viatique le 24 Octobre. Quand le prêtre lui demanda si elle était prête à faire à Dieu, le sacrifice de sa vie, elle répondit par un signe de tête et un sourire. Elle rendit son âme à Dieu, le 1er Novembre 1891, en la fête de la Toussaint ; elle avait 33 ans, et fût inhumée au cimetière de Brasse, le 3 Novembre, par Monsieur Noblat, curé de Belfort. Dans le convoi funèbre, nous remarquions Monsieur le maire, les membres de la commission, les généraux Jeannerot et

Hanrion, un grand nombre d'officiers, quelques membres du conseil municipal, les médecins, etc. etc.

Ce décès prématuré de sœur Mercier, l'état maladif du personnel de la maison, le nombre de jour en jour plus considérable de malades, enfin l'idée de ce qui arriverait en cas d'épidémie, et aussi en cas de guerre, préoccupèrent de plus en plus les hommes qui administrèrent la ville de Belfort. Bientôt le besoin urgent d'un nouvel hôpital est mieux compris de la population, et la question d'un nouvel établissement est mise à l'ordre du jour par les soins de M. Lalloz Paul, maire de la ville de Belfort.

Mais avant d'aborder le chapitre, où nous transcrirons scrupuleusement et chronologiquement, toutes les délibérations prises à cet égard, tant par Messieurs les membres administrateurs de l'hôpital civil, que par ceux du Conseil municipal, qu'il nous soit permis de clore l'histoire du vieil hôpital de Ste-Barbe. Et cette histoire des derniers jours de l'hôpital est là, toute récente, toute chaude des faits que nous allons mentionner.

Certes, après nous être recueilli un instant, nous aurions voulu avoir la douce consolation d'écrire une page réconfortante. Au lieu de cela, c'est une page lugubre et sombre, une page funèbre que nous devons tracer, tant la mort était prompte à frapper, où il lui plaisait, ceux qui avaient le droit de compter encore sur de longues années d'existence. Mais puisque nous allons sans cesse au tombeau, ainsi que des eaux qui se perdent sans retour, puisse du moins la pensée de la mort nous porter à nous humilier devant Dieu.

En 1892, la commission administrative est autorisée à accepter la somme de 400 fr., legs de Monsieur Fournier, suivant son testament olographe déposé le 17 Août 1891, en l'étude de Me Muller, notaire à Belfort. C'est Monsieur Metz-Juteau, conseiller général, qui a été appelé à succéder à M. Fournier, comme membre administrateur de l'hôpital civil. M. Fournier est mort le 16 août 1891, dans sa 90me année.

Le 15 Mai 1892, les membres du conseil municipal de la commune de Belfort, proclamés par le bureau électoral, à la suite des opérations du 1er et 8 Mai, se réunissent dans la salle du conseil municipal, sur la convocation qui leur a été adressée par M. Hippolyte Petitjean, l'adjoint ffons de maire, conformément aux art. 48 et 77 de la loi du 5 avril 1884, pour élire le maire et les adjoints. A été élu maire, M. Metz-Juteau, 1er adjoint, M. Vuillaume Gustave, 2me adjoint, M. Merle Pierre.

Le 18 Juin 1892, la commission administrative de l'hôpital était donc composée de MM. Metz-Juteau, maire et président, Simon, vice-président, Raclot, Callias, Netzer, Vuillaume, Thiault.

A peine installé maire de la ville de Belfort et président de la commission administrative de l'hôpital, Monsieur Metz-Juteau se met en devoir d'accélérer la solution de la construction projetée.

Le 28 Février 1893, grâce aux généreux efforts, aux démarches nombreuses du nouveau maire, la commission de répartition des fonds provenant du pari mutuel, alloua à la ville de Belfort, une subvention de 500,000 fr. pour la construction du nouvel hôpital. Dès lors la question était résolue. Aussi, déjà au mois de mars, le maire de Belfort est heureux d'entreprendre le voyage de Paris et du Havre, à l'effet de se rendre compte lui-même de l'installation des hôpitaux modernes. Au commencement d'Avril, il rentre à Belfort, satisfait de sa démarche. Mais le 14 du même mois, à la suite d'une indisposition dont rien ne pouvait faire prévoir le brusque et fatal dénouement, Dieu rappelait à Lui, celui qui se réjouissait de mener à bonne fin l'œuvre importante du nouvel hôpital. La mort est venue frapper Monsieur Metz-Juteau au moment où nous le croyions le plus robuste, elle est venue le surprendre, au moment où il se trouvait le plus heureux. Cette mort imprévue a vivement ému la population de Belfort. Pour nous, il nous est impossible de ne pas saluer avec un patriotique respect, cet homme, mort au champ d'honneur.

Le 21 Mai 1893, Monsieur Vuillaume Gustave est nommé maire de Belfort, en remplacement de Monsieur Metz-Juteau décédé, et Messieurs Merle et Schneider, sont nommés adjoints. A la même époque, Monsieur Merle remplace M. Vuillaume, comme membre administrateur.

Le 31 Mai, les postulantes Marie Bissig de Belfort, Rosalie Guenat de Bœurnevesin (Suisse), Marie Grosjean et Marie Welfelé de Châtenois, sont admises au grand habit. Monseigneur Ducellier, archevèque de Besançon, présida cette belle cérémonie et M. Touchet, supérieur de la communauté, donna le sermon de circonstance. Hélas ! un mois après, le 29 Juin, le vénéré Pontife a été subitement enlevé à l'affection de son diocèse ; et, la fête de l'hôpital de Ste-Barbe devait être une des dernières de notre regretté archevêque, sur cette terre. Ah ! ils sont mystérieux et terribles les coups de la mort !

Un an après, le 25 Juillet 1894, Monseigneur Fulbert Petit, nommé archevêque de Besançon, fait son entrée solennelle dans sa métropole. Monsieur l'abbé Touchet, vicaire général et supérieur des sœurs hospitalières est nommé évêque d'Orléans. Aujourd'hui, Monsieur l'abbé Labeuche, vicaire général, est chargé des communautés hospitalières de Besançon et Belfort.

Mais nous ne sommes encore qu'au commencement de notre nécrologie. C'est d'abord sœur Bissig qui meurt à la fleur de l'âge, le 24 Août 1893. Elle avait pris le grand habit le 31 Mai. Elle n'a donc fait que passer à l'hôpital. Trois mots suffissent pour retracer sa vie : piété constante, profonde humilité et devoir généreusement accompli. Trois postulantes sont venues la remplacer ; elles ont pris le petit habit le 25 Décembre 1894, le jour de Noël : Ce sont les sœurs Mathilde Welfelé, Marie Humbrecht, et Joséphine Henry.

C'est ensuite Monsieur Emile Gustave Roy, architecte du futur hôpital. Il meurt à Paris, le 1er Décembre, à l'âge de 49 ans. Cette mort foudroyante a surpris tous cœux, qui, quelques jours auparavant, adressaient à M. Roy, les félicitations méritées pour son avant projet, déposé à l'Hôtel de Ville, et soumis à l'approbation des autorités compétentes. Mais cette mort consterna surtout son ancien maître, M. Vuillaume, maire de Belfort. Dévoué comme son prédécesseur, à l'œuvre importante du nouvel hôpital, M. Vuillaume voulait bien nous entretenir quelquefois de la fête qu'il rêvait d'organiser à Belfort, à l'occasion de la pose de la première pierre du nouvel établissement.

Ici encore, les desseins de Dieu furent impénétrables. Ce n'est pas à une fête que nous avons été appelé, mais à des funérailles. Monsieur Vuillaume, a été frappé par un mal mystérieux. Il est mort le 31 Janvier 1894, dans sa soixante-neuvième année.

Deux mois après, le 1er Avril, les membres du Conseil municipal de la commune de Belfort, se sont réunis dans une des salles de l'hôtel de Ville, sur la convocation qui leur a été adressée par l'adjoint faisant fonctions de maire, conformément aux articles 48 et 77 de la loi du 5 Avril 1884, à l'effet d'élire un maire. Monsieur Schneider, ayant obtenu la majorité des suffrages, a été proclamé maire. Tout le monde sait qu'il continue avec calme, l'œuvre de ses prédécesseurs ; inébranlable dans ses résolutions, il est prêt à vaincre toutes les difficultés, et à l'heure où nous écrivons, le succès semble enfin sourire à tant d'efforts combinés, pour doter Belfort d'un hôpital digne de notre ville frontière, qui a pris une si grande importance.

En cette année, le 27 Juin, Monsieur Casimir-Périer est élu Président de la République. Il a donné sa démission le 15 Janvier 1895. M. Félix Faure est appelé à le remplacer le 17 du même mois.

Le 26 Juin, à l'âge de 52 ans, mourut notre bien aimée

sœur, Julie Broc. Née à Giromagny en 1842, Sœur Broc a pris le grand habit de religieuse hospitalière le 23 Novembre 1863, à Belfort.

Aprés 15 ans de travail constant au chevet des pauvres malades à Belfort, elle fût envoyée dans son pays natal, pour prêter son généreux concours, à la création d'une nouvelle œuvre hospitalière. Le succès dépassa toutes les espérances. Douée d'un caractère charmant, d'un accés facile, d'une gaieté communicative, elle sut gagner toutes les sympathies, et, grâce à l'élan généreux, de la population de Giromagny, cette œuvre fut bientôt en grande voie de prospérité. C'est alors que la mort est venue, presque subitement, nous enlever celle qui fut si heureuse de consacrer sa vie et une grande partie de sa fortune au soulagement et au bien-être des malades pauvres de Giromagny.

Sœur Broc a été inhumée dans le cimetière de son pays natal, par Monsieur Beurier Joseph, curé de Giromagny, nommé le 7 Novembre 1894, curé-doyen de Belfort. Il remplaça Monsieur Claude-Joseph-Prosper Noblat, chanoine honoraire du diocèse de Besançon, décédé le 8 Août 1894, dans sa 65e année.

Pendant les années 1892, 93 et 1894, l'hôpital reçut encore quelques dons importants, notamment 6.000 fr. de la Société des Abris Alsaciens, en trois versements, et 20.000 fr. de Monsieur et Madame Berthold, en mémoire de leur défunte mére, Madame veuve Péquignot, parente de Mademoiselle Barbe Ugonin, insigne bienfaitrice de l'hôpital. Cette donation n'est pas encore régularisée. Cependant Monsieur Berthold veut bien verser annuellement les rentes de la dite somme dans la caisse du receveur de l'hôpital.

Monsieur Resslen, ancien fondé de pouvoirs à la Trésorerie Générale est aujourd'hui receveur de l'hôpital, en remplacement de Monsieur Jolivel. Sa nomination date du 6 Juillet 1893. Depuis le 1er Juin 1894, Monsieur Resslen remplit aussi les fonctions d'économe. Cet économat n'est pas une nouvelle création, c'est simplement la reprise d'un emploi momentanément suspendu par la commission administrative de l'hôpital.

Le 3 Février 1895, la question de la construction du nouvel hôpital fût définitivement résolue. Dès lors, il n'y avait plus qu'à songer à l'adjudication des travaux. On se mit activement à l'œuvre, et le 23 Mars 1895, nous fumes particulièrement heureux de lire sur nos murs, la feuille d'affichage dont nous détachons, pour mémoire, la première partie.

Adjudication des travaux de construction du nouvel Hôpital

Le Maire de la ville de Belfort, a l'honneur de prévenir le public que le mardi 16 Avril 1895, à trois heures du soir, il sera procédé à l'Hôtel-de-Ville, suivant les formes déterminées par les lois et règlements, à l'adjudication, sur soumissions cachetées, des travaux de construction du nouvel hôpital, dont détail suit :

Nos des lots	Nature des travaux	Montant des travaux	Cautionnement à verser	Observations
1	Terrassement et maçonnerie.	305.422 fr. 42	10.180 fr. 74	
3	Charpente et grosse serrurerie	107.277 fr 97	3.575 fr. 93	
4	Couverture et plomberie.....	32.654 fr. 61	1.088 fr. 48	
5	Menuiserie et parquets.......	93.154 fr. 83	3.105 fr. 32	
7	Peinture et vitrerie..........	60.402 fr. 42	680 fr. 21	

Les 2e, 6e, et 8e lots sont réservés

Les amateurs pourront prendre connaissance des plans, devis et cahier des charges, dans les bureaux de la mairie et chez Monsieur Pierre Cordier, architecte départemental, directeur des travaux.

Belfort, le 23 Mars 1895.

Le Maire,
CHARLES SCHNEIDER.

Un mois après, le 16 Avril, à 3 heures, a eu lieu, sous la présidence de Monsieur le maire, assisté de ses deux adjoints, de Messieurs Azières et Cordier, architectes, l'adjudication des travaux du nouvel hôpital.

Voici la liste des adjudicataires et de leurs concurrents :

1er lot (Terrassement et maçonnerie), 305.422 fr. 42

MM.

Paronelli Charles, Belfort, 8 0/0 de rabais (adjudicataire).
Brex Joseph, Belfort, 5 0/0 d'augmentation.
Plumeré Henri, Besançon, 5 0 0 de rabais.
Genteix Alexis, Belfort, 5 0/0 de rabais.
Micciolo Isidore, Besançon, 2 0/0 de rabais.
Simon père et fils, Nomexy, (Vosges), prix du devis.
Formel J., Fontenoy-la Ville (Haute-Saône), 2 0/0 de rabais.
Wicker frères, Belfort, 3 0 0 d'augmentation.
Pechverty Simon, Belfort, 20 0/0 d'augmentation.
Dumaine André, Delle, 4 0/0 de rabais.
Blovy Pierre et Lamarsalle Jean, Verdun, 2 0/0 de rabais.
Tournesac J., Belfort, 12.50 0/0 d'augmentation.
Lenouhaut Jules, Belfort, 2 0/0 de rabais.
Simonnet Sébastien, Belfort, 5 0/0 d'augmentation.
Brueder Victor, Epinal, 7 0/0 de rabais.
Boussange Antoine, Besançon, 7 0/0 de rabais.

3e lot (Charpente et grosse serrurerie), 107.277 fr. 97

Dardar Nicolas, Belfort, 14 0/0 de rabais (adjudicataire).
Micciolo Isidore, Besançon, 1 0/0 de rabais.
Moncorget Louis, Dijon, 2.50 0/0 de rabais.
Wicker frères, Belfort, 2 0 0 de rabais.
Helbling J., Belfort, 11 0/0 de rabais.
Brueder Victor, Epinal, 7 0/0 de rabais.
Gaussin Eugène, Héricourt, 10 0/0 de rabais.

4e lot (Couverture et plomberie), 32.654 fr. 61

Fauvelais Henri, Lille, 21 0/0 de rabais (adjudicataire).

Mengés Ernest, Belfort, 20 0/0 de rabais.

Viant Charles, Epinal, 7 0/0 de rabais.

Pillot et Vallin, Châlons-sur-Saône, 15.20 0/0 de rabais.

Argentin Camille, Belfort, 15 0/0 de rabais.

Mercier-Fouillot, Passavant-la-Rochère, 10 0/0 de rabais.

Butzbach Guillaume, Belfort, 4 0/0 de rabais.

Tourrel Félix et H. de Reffye, Paris, 6 0/0 de rabais.

Cante Louis, Besançon, 9 0/0 de rabais.

Degoix A., Nancy, 16 0/0 de rabais.

Bourgeois Arthur, Belfort, 19 0/0 de rabais.

5e *lot* (Menuiserie et parquets), 93.459 fr. 83.

Meugnot Alfred, La Corveraine, Luxeuil, 13 0/0 de rabais (adjudicataire).

Rielle Hubert, Saint-Dié, 3 0/0 de rabais.

Petit Edouard, Beauséjour-Neufchâteau, 7 0/0 de rabais.

Helbling J., Belfort, 11.50 0/0 de rabais.

Dehaye Edouard, Belfort, 5 0/0 d'augmentation.

Paronelli Charles, Belfort, 9 0/0 de rabais.

Bouillard Célestin, Danjoutin, 1 0/0 de rabais.

7e *lot* (Peinture et vitrerie) 20.406 fr. 42

Lenoir Emile, Nancy, 31 0/0 de rabais (adjudicataire).

Hornecker J., Belfort, 6 0/0 de rabais.

Lienemann, Belfort, prix du devis.

Sceti Jacques, St-Etienne, 6 0/0 de rabais.

Lecture Antoine, Belfort, 10 0/0 de rabais.

Falciola Marcel, St-Etienne, 7 0/0 de rabais.

Philippe Ernest, Belfort, 16 0/0 de rabais.

Schlumberger P., Belfort, 7 0/0 de rabais.

Les premiers coups de pioche pour la construction du nouvel hôpital ont été donnés, Jeudi 2 Mai 1895.

Aujourd'hui, 16 Juin 1895, six bâtiments sont en chantier. Pour donner au terrain compressible un plus grand degré de résistance, on a coulé dans les fondations, du béton bien pilonné.

De tous les bâtiments, celui de l'administration est le plus avancé ; la première pierre est à sa place, elle attend la fête, que la ville de Belfort se propose de donner à cette occasion. Nous ne savons pas encore quel caractère aura la pose de la première pierre. A notre sens, on ne serait que sage, en invoquant le Très-Haut sur cette œuvre naissante. Elle est destinée au soulagement de toutes les infirmités humaines, et, à ce seul titre, ce serait à nos yeux un monument sacré, car depuis bientôt deux mille ans, la religion de Notre Seigneur Jésus-Christ n'a cessé de considérer comme siennes toutes les entreprises de la bienfaisance, et nulle part l'Eglise n'apporte ses prières et ses vœux avec plus d'empressement que dans ces asiles, où selon la forte expression de Bossuet, « la maladie se joue, comme il lui plait, de nos corps ».

Oui, consacrer par les priéres de la religion, les commencements du nouvel hôpital, qui devrait, selon nous, être placé sous le vocable de Ste-Barbe, invoquer sa protection sur l'une des œuvres qui feront le plus d'honneur à l'édilité belfortaine, ne donnerait qu'un plus grand éclat à la fête qu'on prépare. Elle vivifierait, en quelque sorte, ce glorieux édifice. Ce jour là, l'Eglise bénirait aussi tous ceux, qui, à des titres divers, mais avec un zéle égal, ont participé à cette importante création du nouvel hôpital au centre de la ville de Belfort.

En attendant, arrêtons-nous, avec un nouveau bonheur, sur une fête de prise d'habit et de profession, présidée par Monseigneur Fulbert Petit, archevêque de Besançon. Certes si nous avions douté, un instant, de la bienveillance de Sa Grandeur, nous en aurions été persuadé le jour, où malgré les fatigues de sa tournée pastorale dans le Territoire de Belfort, elle a voulu honorer de sa présence une solennité telle que nous n'en verrons sans doute plus jamais dans notre vieille chapelle, étrangère à tout luxe d'architecture, mais cependant si chère à la dévotion des Belfortains.

Qui ne sait en effet que la chapelle Sainte-Barbe est sans art ?

Elle n'a ni les colonnes des basiliques, ni les voûtes hardies des cathédrales, ni la flèche dentelée, portant au ciel l'espérance du chrétien. Ce sont de simples murailles ; c'est une petite nef ; sur le faîte, un campanile où se balance la cloche au son argentin de la mère Janson, annonçant au loin les deuils et les joies de de l'hôpital. Oui voilà tout le sanctuaire de Sainte-Barbe ; mais, il y a dans l'ombre mystérieux qui y règne, dans le calme qu'on y goûte, dans le silence qui le remplit, je ne sais quel charme secret qui apaise et repose. Là, on prie, on médite, on espère.

C'est donc dans ce sanctuaire béni que nous avons eu la douce joie d'assister à cette émouvante fête de famille, où six jeunes religieuses se consacraient, le 20 Juin 1895, à Dieu et au service des pauvres.

Ce sont, premièrement, les postulantes . Mathilde Welfelé, née à Châtenois, le 16 Septembre 1877, Humbrecht Marie, née à Gueberschwihr (Haute-Alsace), le 21 Octobre 1871, Henry Joséphine, née à Orbey, le 17 Juin 1874 ; deuxièmement, les sœurs novices : Marie Grosjean, née à Châtenois, le 9 Aout 1874, Marie Welfelé, née à Châtenois, le 17 Mai 1874, Rosalie Guenat, née à Bœurnevesin (Suisse), le 28 Février 1868.

Ces excellentes religieuses étaient entourées dans la chapelle par les membres de leur famille émus et recueillis. Un grand nombre de personnes pieuses de la ville remplissaient la nef et les tribunes. Dans le chœur, on remarquait Messieurs les curé et les vicaires de la paroisse de Saint-Joseph, Monsieur le curé-doyen de Giromagny, Monsieur le curé de Châtenois, Messieurs les aumôniers Jay et Hirn, le R. P. Ledergerber S. J., Monsieur l'abbé Lœfler, sous-directeur de l'Institution des Frères de Marie.

Les autorités civiles étaient également représentées : Monsieur le maire, Monsieur l'adjoint Merle, Messieurs les administrateurs de l'hospice, Thiault et Netzer, Monsieur Resslen, receveur-économe de l'établissement, Messieurs les médecins de l'hôpital, Vautherin et Bardy, Monsieur Lapostolest, ancien voué, Monsieur Gerber, Monsieur Pommeraye, inspecteur des nfants assistés, avaient pris place dans les stalles du chœur.

A huit heures précises, Monseigneur Petit fit son entrée et mmédiatement célébra le Saint-Sacrifice de la messe, assisté e Monsieur le vicaire général Labeuche, supérieur de la ommunauté et de Monsieur le chanoine Beurier, curé-doyen e Saint-Christophe.

La sainte messe a été suivie du chant du *Veni Creator*, après equel Monsieur Labeuche a adressé aux assistants et en particulier aux religieuses, une très belle allocution. L'orateur insista plus spécialement sur les devoirs de la vie religieuse, les beautés et les joies de la chasteté virginale, les abnégations et les sacrifices de l'obéissance, les dépouillements de la sainte pauvreté et tout ce qu'il y a de doux et de glorieux dans le service de Dieu, des indigents et des malades.

Aprés cette exhortation qui a captivé toute l'assistance, les trois postulantes s'avancèrent, les premières, au pied de l'autel. Agenouillées près du Pontife, tenant à la main un flambeau allumé, et ayant la face baissée contre terre, elles demandèrent humblement a être reçues dans cette maison. « Très Révérend Père, dirent-elles, qu'il vous plaise de me recevoir dans cette maison pour converser avec les sœurs, afin d'être, par elles, instruites de ce que je dois savoir et faire pour le service de Dieu et des pauvres ». Et le Pontife les reçut, les exhortant à la piété, au respect envers les sœurs et à la douceur envers les malades.

Les trois sœurs novices vinrent ensuite au pied de l'autel. Elles sont conduites par la mère supérieure. A genoux prés du Pontife, elles demandent à être reçues en cette maison pour servante de Dieu et des pauvres ; elles s'offrent de bon cœur, volontiers, trés librement pour servir Dieu et les pauvres dans cet hôpital, en pauvreté, chasteté et obéissance, conformément aux statuts et réglements qui s'y observent. Et le Pontife, ému, bénit le voile, bénit la croix, conjurant, par l'intercession de la

Vierge, de Saint Jean-Baptiste et de Sainte Marthe, le Christ de revêtir de chasteté, d'humilité, de charité et d'obéissance celles qui sont appelées à l'honneur de servir Jésus dans la personne des pauvres. Puis, il place sur le front des nouvelles fiancées la couronne d'aubépine, en signe des noces virginales qu'elles contractent avec Jésus-Christ.

Pendant ce temps, le chœur chante l'antienne : *Veni, sponsa Christi : accipe coronam quam tibi Dominus præparavit in æternum.*

Enfin, cette belle cérémonie se termine par le salut et la bénédiction du Saint-Sacrement et le chant du *Te Deum*. Après le *Te Deum*, la foule s'écoule, recueillie, en silence, vivement impressionnée de cet édifiant spectacle.

En résumé, belle fête, touchante cérémonie, profondes et excellentes impressions, augmentées encore par les voix charmantes des enfants de la paroisse de Saint-Joseph, qui ont fait entendre de ravissants morceaux pendant le Saint Sacrifice de la Messe, et la bénédiction du Saint Sacrement.

Nous touchons à la fin de notre histoire. Mais avant de conclure, nous voulons encore, 1° faire la statistique du nombre des malades soignés à l'hôpital civil depuis le 1er Janvier 1871, et indiquer en même temps le nombre des décès ; 2° donner une description de l'intérieur de l'hôpital actuel ; 3° transcrire, à titre de documents, toutes les délibérations prises jusqu'à ce jour, au sujet du nouvel hôpital ; 4° nous dirons un mot de la société Belfortaine des Abris Alsaciens-Lorrains, 5° nous terminerons enfin par la description du nouvel hôpital.

CHAPITRE XIII

Statistique du nombre des malades soignés à l'hôpital et des décès depuis le 1er Janvier 1871. — Description de l'intérieur de l'hôpital.

1° Voici d'abord le nombre des malades, soignés à l'hôpital et le nombre de décès :

Année 1871 malades civils	488 et 89 décès.
militaires	102 et 16	—
1872 malades civils	445 et 26	—
militaires	20 et 1	—
1873 malades civils	421 et 43	—
militaires	24 et 1	—
1874 malades	537 et 46	—
1875 —	492 et 39	—
1876 —	514 et 43	—
1877 —	600 et 60	—
1878 —	499 et 46	—
1879 —	469 et 43	—
1880 —	537 et 54	—
1881 —	569 et 64	—
1882 —	432 et 69	—
1883 —	504 et 68	—
1884 —	528 et 49	—
1885 —	546 et 69	—
1886 —	645 et 63	—
1887 —	656 et 54	—
1888 —	664 et 63	—
1889 —	654 et 50	—
1890 —	663 et 62	—
1891 —	765 et 75	—
1892 —	676 et 79	—
1893 —	736 et 71	—
1894 —	784 et 55	—

2° Après cette statistique, qui ne voudrait pas, à présent, entrer un instant dans cet asile de la douleur, où, depuis bientôt quatre siècles, tant de souffrances physiques, tant de misères morales, ont été adoucies, soulagées et guéries? Qui n'aimerait pas jeter avec nous, un regard attentif sur la disposition intérieure de cette vieille maison de Sainte-Barbe à Belfort ?

Pour nous, guider dans cette visite, nous nous servirons des plans dressés, à titre gracieux, par les soins de Monsieur Cordier, architecte, ainsi que de son rapport à Monsieur le Préfet concernant l'évaluation de l'immeuble de l'hôpital civil que la ville se propose d'aliéner.

DESCRIPTION DE LA PROPRIÉTÉ

L'hôpital de Sainte-Barbe se compose de deux bâtiments en façade ; l'hôpital proprement dit et l'ancienne maison communale, adjacente à l'hôpital.

La propriété est située en ville, dans la rue de l'Hôpital, et des Bons Enfants ; elle est délimitée au Nord, par la rue des Bons Enfants, à l'Est, par la rue de l'Hôpital, au sud par les maisons Drescher et Noël, et à l'ouest, par les propriétés Goffinet, Hantz et Grisez.

I Grand bâtiment

Le grand bâtiment, en façade, sur la rue de l'Hôpital, comprend :

a) Un rez-de-chaussée, construit en terre plein.

b) Un 1er, 2e et 3e étage, avec combles affectés en greniers.

Le rez-de-chaussée comprend, contigue à la maison Drescher, la chapelle Sainte-Barbe. Elle a 12 mètres de longueur sur 4,90 de largeur, et règne sur les hauteurs du rez-de-chaussée, du 1er et 2e étage. Le 3e est aménagé en dortoir.

La chapelle Sainte-Barbe a sa porte d'entrée sur la rue de l'hôpital. De tout temps elle a été considérée comme chapelle publique.

A gauche, en entrant à la chapelle, il y a un grand tableau représentant Moïse dans le désert. A notre sens, c'est une œuvre de premier ordre ; plus loin, un autre beau tableau, représentant Jésus-Christ avec Sainte Marthe et Sainte Marie-Madeleine ; à côté, le tableau de Sainte Barbe, d'une main elle porte un glaive, d'une autre la palme du martyre. Du côté de l'Evangile, au fond de la chapelle, il y a le tableau de Notre-Dame des Sept Douleurs ; il a, comme pendant, Sainte Marthe, portant d'une main un goupillon, de l'autre un bénitier, et foulant aux pieds un monstre d'une grande laideur, dont elle délivre le pays des Provençaux. C'est peut-être là une façon de peindre le paganisme, entamé dans les Gaules. A la suite, contre la sacristie, le tableau du Sacré-Cœur, et plus loin, le tableau de Saint Simon de Stock, général des Carmes. La Sainte Vierge lui apparait et lui remet le scapulaire. Il avait composé l'Antienne Flos Carmeli, qu'il récitait tous les jours, et dont voici un extrait :

Flos Carmeli, vitis frugifera	Fleur du Carmel, Vigne odoriférante
Splendor cœli, Virgo puerpera,	Splendeur des cieux, Vierge-Mère étonnante
Singularis ;	Douce étoile des mers ;
Mater mitis, ô viri nescia	O lis sans tâche, et plus pur que la neige,
Carmelitis da privilegia	Donne au Carmel un nouveau privilège ;
Stella maris !	Calme les flots amers.

Nous voyons encore d'autres tableaux, mais de moindre importance.

Nous avons déjà parlé de l'autel. Au-dessus de l'autel il y a un grand Christ en bois sculpté. De chaque côté de l'autel, il y a une statuette gracieuse, et en bois de chêne doré. Celle du côté de l'Evangile représente la Sainte Vierge, les mains jointes ; celle du côté de l'Epitre, représente Sainte Barbe, appuyée contre une tour, percée de trois fenêtres. C'est la statue qui fùt providentiellement sauvée, pendant la Révolution, par nos braves artilleurs.

Mentionnons aussi les quatre statues qui encadrent le chœur, savoir : Saint Joseph, le Sacré-Cœur, Notre-Dame des Sept Douleurs, et Sainte Barbe. Ces quatre statues sont très-belles. La noblesse des poses, le choix des couleurs, la grâce des draperies, forment un ensemble parfait. Elles sont sorties de la maison du célèbre J. Knabl, professeur à l'Institut royal de l'art chrétien, à Munich. Enfin, n'oublions pas la chaire, la boiserie autour du chœur, le rétable, un grand Christ placé au-dessus des tableaux de marbre noir, et le confessionnal. Le confessionnal, la boiserie, la chaire, le rétable remontent à l'époque de la *reconstruction* de la chapelle Sainte Barbe ; le confessionnal a été sculpté par un sieur Cupillard, en 1752. Il a été payé à ce sculpteur, qui fut aussi directeur de la confrérie de Sainte-Barbe, la somme de 102 livres, 15 sols. Quant au Christ en bois, il a été habilement sculpté par des ouvriers de la Forêt Noire. On sait que les habitants de la Forêt Noire occupent les longues soirées de l'hiver, à faire toute espèce d'œuvres d'art.

Arrivons maintenant au grand bâtiment, c'est-à-dire à l'hôpital même. Le grand bâtiment de l'hôpital a son corridor d'entrée sur la rue de l'Hôpital. A droite du corridor, se trouve la chambre de la concierge ; c'était autrefois la chambre des morts ; à la suite sont les celliers servant de caves.

A gauche, sur la cour, il y a la cuisine, la salle à manger, une pièce de décharge et la sacristie aboutissant à la chapelle.

Le réfectoire des religieuses est un vrai musée. Nous ne faisons que citer les quatre tableaux peints sur bois, une peinture représentant Jésus-Christ prêchant sur la montagne, une autre, représentant Jésus-Christ mourant sur la croix, et deux portraits, le premier de la mère Janson, le second de la mère Courtot. Les quatre premiers tableaux sont des œuvres d'art. Primitivement, ils formaient deux panneaux peints sur les deux faces. On les a dédoublés, et on peut ainsi embrasser d'un seul regard, l'œuvre de l'artiste. Le premier représente l'ange Gabriel annonçant à Marie le mystère de l'Incarnation ; le second représente la Sainte-Vierge, à genoux, dans l'attitude de la prière, de l'humilité, écoutant avec la foi la plus profonde, l'étonnante parole de l'Envoyé de Dieu ; le troisième, c'est Jésus-Christ dans le tombeau ; le quatrième, c'est la Résurrection du Sauveur.

Tous les personnages se détachent admirablement sur un fond vert. Cependant, l'action naturelle du temps a produit sur ces peintures en bois, des écailles nombreuses. On attend une main habile pour les restaurer. Les tableaux ne sont pas signés ou pour mieux dire, la signature est illisible.

Dans la sacristie, nous n'avons rien de particulier à signaler, si ce n'est un grand buffet en chêne à sept battants, et trois tiroirs.

Sur la façade, à gauche du couloir, se trouve l'escalier des étages; à la suite, le salon de réception, la pharmacie et le laboratoire contigu à la chapelle.

Dans le salon de réception, nous remarquons plusieurs tableaux et un portrait. A droite, en entrant, nous voyons le portrait de Monsieur Pierre François Ugonin, frère de Mademoiselle Barbe Ugonin, bienfaitrice de l'hôpital ; à gauche, un beau tableau représentant Saint Louis, Roi de France. Plus loin, un autre grand tableau, représentant Notre Seigneur Jésus-Christ au jardin des Oliviers ; ce tableau a, pour pendant, celui de la Sainte Vierge soutenant le divin Enfant.

Premier étage

En façade sur la rue, à droite de l'escalier, il y a une petite chambre de coûture, à la suite, la lingerie et les galeries.

A gauche, sur la rue, la 1re salle des femmes, renfermant onze lits. Cette salle a 15 mètres 55 de longueur sur 6,35 de largeur et 2,70 de hauteur. On y a placé plusieurs peintures. En entrant, à gauche, au-dessus du buffet, il y a le portrait de Monsieur Bourquenot, Prévot de l'hôpital Sainte-Barbe en 1744, et bourgeois de Belfort ; au dessus de la fontaine, il y a le portrait de Monsieur Noblat François Prévot et Bailli de la ville et du Comté de Belfort, et Subdélégué en Haute-Alsace, mort en 1752 ; et entre ces deux portraits, une peinture représentant le Sacré-Cœur de Jésus. Plus loin, au-dessus du numéro 10, le portrait d'un Prévot qui doit être Pierre Noblat, mort en 1713 ; au-dessus du numéro 7, Monsieur Bardy, chirurgien en chef de l'hôpital (1801-1848). Au-dessus du numéro 9, Monsieur Pierron, curé de Belfort, mort en 1780 le 11 Décembre ; et enfin, au-dessus du numéro 8, l'image de Saint Vincent-de-Paul.

A gauche, sur la cour, une chambre donnant sur la petite cour, et, sur la grande cour, une pièce servant d'infirmerie, une chambre pour la supérieure, une chambre de réserve pour les malades payantes, et enfin la 2e salle des femmes, renfermant 13 lits. Cette salle a 16 mètres 33 de longueur, 6,04 de largeur et 2,70 de hauteur.

Deuxième étage

A droite, du côté de la rue, au-dessus de la lingerie, une chambre d'isolement renfermant 3 lits, et les galeries avec les privés ; de l'autre côté de l'escalier, la première salle des hommes, renfermant 11 lits. Elle a 15 mètres 55 de longueur, sur 6,35 de largeur et 3,10 de hauteur. Le portrait de Monsieur Fournier, curé de Belfort en 1754, est placé au-dessus du numéro 8 (1) ; le portrait de Monsieur Degé, chanoine, curé de Belfort et Père spirituel des sœurs, mort le 18 Mars 1813, est placé au-dessus du numéro 7 ; et celui de Monsieur Perré, chapelain de Sainte-Barbe et Père spirituel des sœurs, mort le 4 Juin 1825, est placé au-dessus du numéro 9.

A droite, sur la cour, il y a une chambre de décharge ; à la suite, une petite pièce de service, le cabinet du docteur, une chambre pour malades payants, renfermant deux lits, et enfin la deuxième salle de malades pour hommes, renfermant 12 lits. Cette salle a 16 mètres 33 de longueur, sur 5 m. 60 de largeur et 3 m. 10 de hauteur.

Troisième étage

A droite, sur la rue, une pièce d'isolement renfermant deux lits ; à côté, la salle des vieillards, renfermant sept lits ; de l'autre côté de l'escalier, une petite pièce de décharge ; à la

(1) *Acte mortuaire de Monsieur Fournier.* — Venerabilis Dominus Marius Antonius Fournier a trigenta tribus annis canonicus et parochus belfortensis, susceptis ecclesiæ sacramentis, ferè sexagenarius obiit die vigesima octava februarii, anno millesimo septingentesimo quinquagesimo nono, et postidie sepultus est in ecclesia Belfortensi, assistente capitulo et tota parochia super eum lacrymas fundente.

GARNIER, vicarius.

Suivant cet acte, il est donc bien vrai que les ossements, trouvés dans les fouilles faites sous le chœur pour installer le calorifère, sont les restes vénérés des chanoines et curés de Belfort ainsi que des magistrats de la cité.

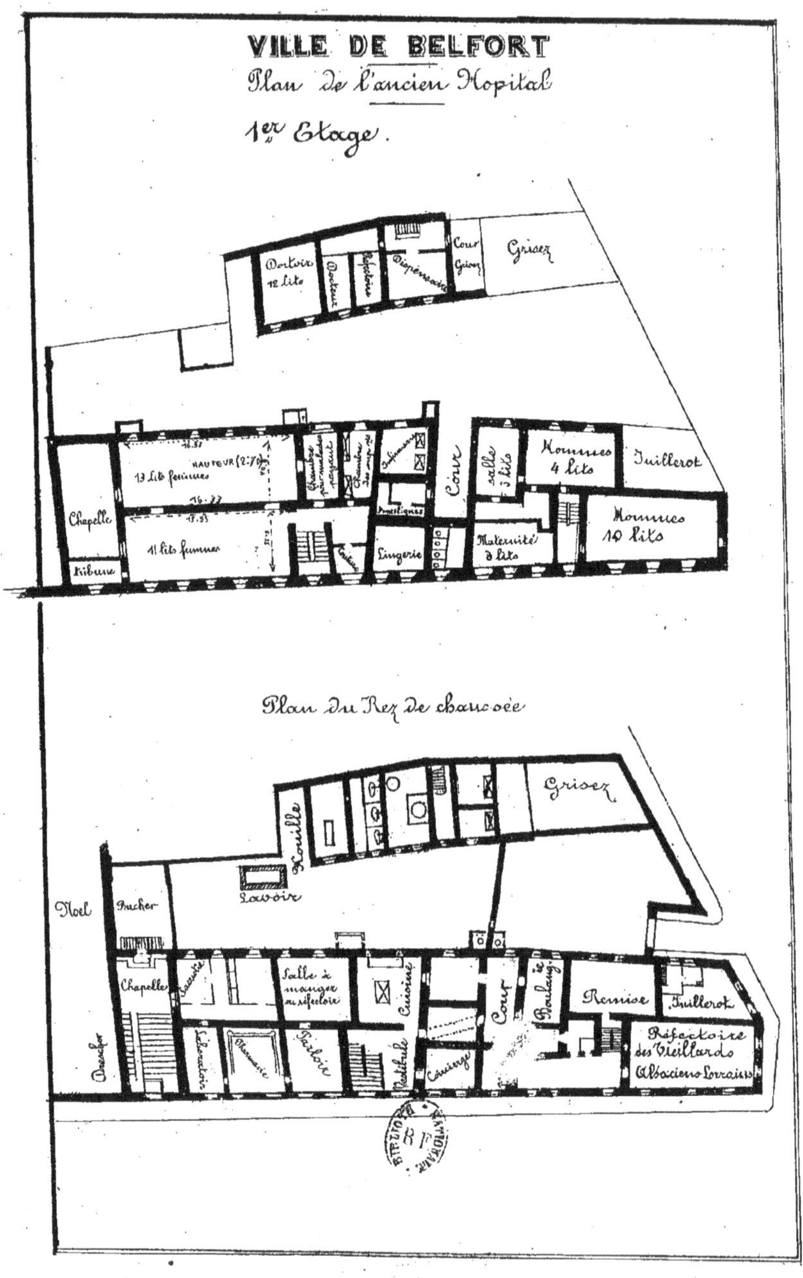
VILLE DE BELFORT
Plan de l'ancien Hopital
1er Etage.
Grisez
Dortoir 12 lits
Chapelle
Cour
Hommes 4 lits
Tuillerot
Hommes 10 lits
Lingerie
Plan du Rez de chaussée
Grisez
Lavoir
Noel
Bucher
Chapelle
Salle à manger ou réfectoire
Cuisine
Cour
Remise
Tuillerot
Réfectoire des Vieillards Alsaciens Lorrains
Parloir
Vestibule

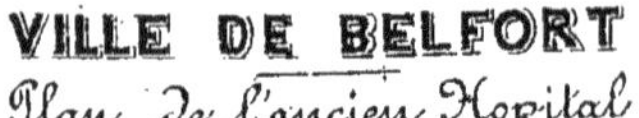

Plan de l'ancien Hopital

2e Etage.

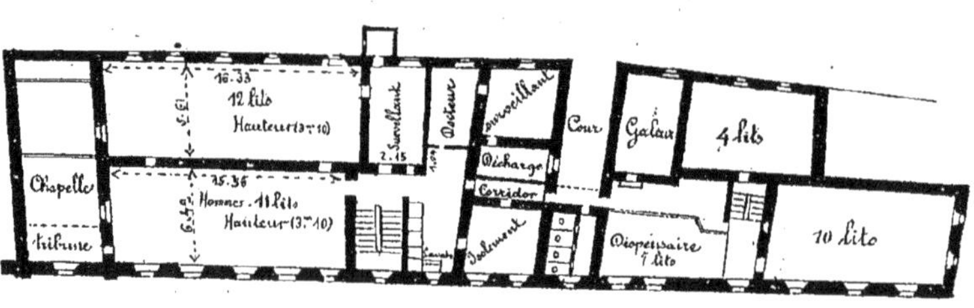

3e Etage.

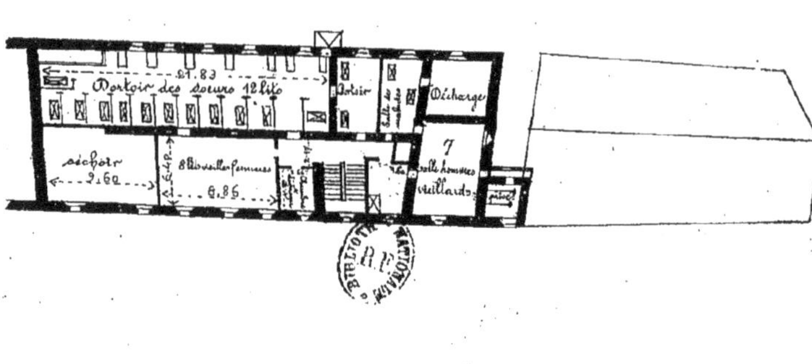

suite, une salle pour vieilles femmes, renfermant huit lits. Elle a 8 m. 86 de longueur, 6 m. 40 de largeur et 3 m. de hauteur, puis un séchoir jusqu'à la chapelle. Ce séchoir a 9 mètres 60 de longueur.

A droite, sur la cour, une chambre de débarras, une autre renfermant quatre lits pour vieillards, puis le dortoir des religieuses renfermant douze lits. Le grenier est au-dessus et aménagé en séchoir.

DEUXIÈME BATIMEMT

Annexe ou ancienne école communale

Le rez-de-chaussée sur terre plein, est aménagé en salle de réfectoire pour les vieillards, à gauche du corridor, se trouve le cellier avec les privés.

Premier étage

Cet étage est aménagé pour le dortoir des vieillards. Il renferme dix lits. A gauche, se trouve la maternité pour six lits, à la suite, les galeries aboutissant aux cabinets.

Deuxième étage

A droite, se trouve une salle de malades, renfermant 10 lits et à gauche le dispensaire pour hommes, avec sept lits : à la suite les galeries aboutissant aux cabinets.

TROISIÈME BATIMENT

ou mieux, propriété appartenant à la famille Digue et achetée par l'hôpital en 1874

Cette propriété se composait de deux maisons. La grande maison Digue, contre la propriété Hantz et Grisey, a été démolie, pour agrandir la cour des vieillards Alsaciens-Lorrains.

QUATRIÈME BATIMENT

La petite maison Digue, contre celle de Monsieur Juillerot existe encore. Elle a été aménagée, le rez-de-chaussée sur terre plein, en remises, le 1er étage, en une salle pour malades contagieux, renfermant quatre lits, et le 2e étage, en une salle de vieillards pour quatre lits.

CINQUIÈME BATIMENT

A la suite de la petite maison Digue, vient l'ancienne maison de Monsieur l'abbé Perré, donnée à l'hôpital en 1825 le 22 Mai.

Le rez-de-chaussée est affecté aux caves de l'hôpital.

Le premier étage en un magasin de provisions.

Le deuxième étage en une salle de malades contagieux avec 3 lits.

Le troisième est mansardé et aménagé en chambre de décharge.

VI° BATIMENT AU FOND DE LA COUR, CONTIGU A MM. GOFFINET & GRISEY

1° *Rez-de-chaussée*

A droite les cabanons, à gauche la buanderie, la salle de bains, la salle d'autopsie.

2° *1er étage*

Au premier étage, il y a le dispensaire ; à la suite, le réfectoire, le cabinet du docteur, et le dortoir du dispensaire renfermant 12 lits.

VII° LES HANGARS OU LES BUCHERS

Les hangars, adossés en appentis contre les propriétés Drescher et Noël, renferment les bûchers et escalier d'accès au grand bâtiment, c'est-à-dire à la 2e salle des femmes, donnant sur la cour.

VIII° LE LAVOIR ET RÉSERVOIR

Les lavoir et réservoir sont placés contre la propriété Goffinet.

LES COURS

Les cours sont sur toute la façade ouest de l'hôpital, et entre les petits bâtiments Goffinet et Grisey.

DEVIS ESTIMATIF DE LA VALEUR VÉNALE DES BATIMENTS ET TERRAIN

Bâtiment N° I. Ce bâtiment a 36 m. de long sur 14 de profond, soit une superficie de 504 mètres carrés. Il est construit à 4 étages, ensemble 13 m. 50 de haut, il peut être évalué à 150 francs le mètre carré........ . ... 75.600 fr.

Bâtiment N° II. Ce bâtiment a 22 m. sur 7,50, superficie 165 mètres carrés avec rez-de-chaussée et deux étages. Ce bâtiment peut être évalué à 100 fr. le mètre carré.................................... 16.500 fr.

Bâtiment N° IV et V. Ces bâtiments, contre Monsieur Juillerot, ont ensemble 13 m. de long, sur 8 m. de profond, superficie 104 mètres carrés ; ils renferment rez-de chaussée, deux étages et mansardes, ils sont évalués à 70 fr. le mètre carré...... 7.280 fr.

Bâtiment N° VI. Il est placé au fond de la cour, il a 10 mètres de long sur 7 m. de profond ; il a un rez-de-chaussée et un étage, est évalué à 60 fr. le mètre carré.................................... 4.200 fr.

Bâtiment N° VII. C'est-à-dire les bûchers ; ils ont 15 m. de long sur 7 m. de profond, 105 mètres carré. Ce bâtiment en appentis est évalué à 15 fr. le mètre carré.................................... 1.575 fr.

Bâtiment N° VIII. Lavoir et réservoir ; sont évalués en bloc à......... .... 1.000 fr.

Enfin, les terrains sur lesquels sont édifiés ces différents bâtiments et les cours ont ensemble une superficie de 1358 mètres carrés. Le mètre carré peut être évalué à 20 fr., soit 200 fr. l'are.......... 27.160 fr.

Montant total de la propriété de Sainte-Barbe...... 133.315 fr.

CHAPITRE XIV

Délibérations prises au sujet du nouvel Hôpital

PREMIÈRE DÉLIBÉRATION

C'est Monsieur Lalloz Paul, qui, le premier, a mis à l'ordre du jour la question d'un nouvel hôpital à Belfort. Le 27 Mai

1889, Monsieur Lalloz, maire de la ville de Belfort expose au Conseil municipal : « Que l'hôpital de Belfort est actuellement insuffisant à tous les points de vue ; que sa superficie n'est que de 50 mètres de longueur sur 26 mètres de profondeur, bâtiment et cour compris ; qu'à l'intérieur il manque d'air et de lumière ; qu'il est encaissé entre deux rues, et dans l'enceinte de la ville ; que les bâtiments, composés de trois étages, rendent le service très difficile ; que, de plus, les locaux sont absolument insuffisants pour toutes les catégories de malades ; que l'hôpital de Belfort reçoit en effet : 1° Les malades pauvres de la ville et du département ; 2° Les ouvriers des nombreuses usines de la ville, du canton et des autres communes du Territoire ; 3° Les voyageurs indigents, les malades rapatriés, les enfants trouvés, les vagabonds malades et tout ce que la police trouve dans la rue ; 4° Les étrangers de la Suisse, de l'Allemagne, etc., jusqu'à leur rapatriement ;

« Que, pour une population équivalente à celle de Belfort, d'autres villes de même importance ont des hôpitaux de 200 à 300 lits, alors même qu'elles ne sont pas situées sur la frontière ;

« Qu'on frémit à l'idée de ce qui arriverait, en cas d'épidémie, et aussi en cas de guerre....

« C'est pourquoi, il sollicite la nomination d'une commission, pour étudier la question de création d'un nouvel hôpital à Belfort ».

Le conseil, après en avoir délibéré, nomme une commission qui sera composée :

1° Des membres du conseil municipal de la ville ;

2° Des membres de la commission administrative de l'hôpital.

3° Des membres de la Société des Abris Alsaciens ;

4° Des médecins.

5° Des curés Noblat, Humbrecht, du pasteur Abt, du rabbin ;

6° De Messieurs Corbis, Lépine, Fritsch-Lang,

A l'effet de rechercher s'il y a lieu de construire un nouvel hôpital, par suite de l'insuffisance, et du mauvais état de celui qui existe, d'indiquer l'emplacement à choisir pour cette construction, d'aviser aux moyens d'exécution, de trouver les ressources nécessaires à l'acquisition des terrains, à la construction des bâtiments, et à l'administration, faire dresser les plans et devis et arriver par les voies légales, à l'accomplissement de l'œuvre.

DEUXIÈME DÉLIBÉRATION

Séance du 5 Juillet 1880, à l'Hôtel-de-Ville, présidée par Monsieur Lalloz, Maire

Au début de la séance, et après la lecture du procès-verbal, sur la proposition d'un des membres du conseil, et à propos de la communication qui avait été faite, à la dernière séance, par Monsieur le maire, d'une délibération de la société des Abris Alsaciens-Lorrains, par laquelle cette société a arrêté, en principe, sa coopération à la création d'un hôpital, dans une large mesure, le Conseil municipal vote, dès maintenant, des remerciements à la dite société, et assure que si la construction de l'hôpital se réalise, comme le Conseil l'espère, une inscription commémorative rappellera la grandeur et la générosité du don qui est fait à la ville de Belfort, pour cette œuvre de bienfaisance.

TROISIÈME DÉLIBÉRATION

Séance du 3 Mai 1891, de la commission administrative de l'hôpital, sous la présidence de Monsieur Paul Lalloz, Maire

Monsieur le Président de la commission administrative, donne connaissance d'un acte de donation, fait par devant Monsieur Muller, notaire à Belfort, à la date du 15 Avril 1891, par lequel Monsieur François Bardot, propriétaire, demeurant à Belfort, fait don à l'hôpital civil de Belfort, d'un terrain d'environ 1 hectare 18 ares 22 centiares, situé sur le Territoire de la ville de Belfort, au Faubourg des Vosges, au lieu dit : pré Brasse, numéros 225, 226 et 227 de la section D du cadastre, confiné, au Levant, par la grande route du Faubourg des Vosges, sur laquelle il y a une façade de 36 mètres environ, au Nord par Monsieur Vaurs, au couchant par Monsieur Bardot et Madame David, au midi par Messieurs Nass et Heckmann, Monsieur Grosborne et Monsieur Bardot, lui-même.

Ainsi qu'il est dit dans l'acte, l'hôpital deviendra propriétaire du terrain, à compter du jour de l'acceptation de la donation. Monsieur Bardot se réserve la jouissance du dit terrain, jusqu'au moment où la ville de Belfort, ou la commission administrative, voudra commencer les travaux de construction d'un hôpital, et en tous cas, jusqu'après la récolte de l'année dans laquelle les travaux ne seraient commencés qu'après le mois de Juin.

La dite donation est faite sous les conditions suivantes :

Le terrain cité est spécialement affecté à la construction d'un hôpital.

Le nom de Monsieur Bardot sera gravé en lettres dorées, comme donateur du terrain.

Dans le cas où la commission de l'hôpital renoncerait à la construction du dit hôpital, la donation serait considérée comme nulle et non avenue, et Monsieur Bardot rentrerait en possession de son terrain, le tout sans frais à sa charge.

En cas d'acceptation, tous les frais sont également à la charge de l'hôpital.

Pour la perception des droits d'enregistrement, le donateur déclare que le terrain donné est d'un revenu de deux cents francs.

Considérant que le terrain situé au Faubourg des Vosges, à proximité du quartier ouvrier et populeux, est éminemment favorable et suffisant à l'établissement d'un hôpital civil, celui actuel situé en pleine ville, étant insuffisant,

Considérant en outre, que le terrain donné par Monsieur Bardot peut joindre, moyennant acquisition, un terrain appartenant à la ville de Belfort disposée à contribuer à la construction d'un hôpital,

Considérant, en effet, que dans sa séance du 27 Mai 1889, le Conseil municipal, reconnaissant l'insuffisance de l'hôpital actuel, a nommé une commission, chargée d'étudier la création d'un nouvel hôpital à Belfort ; que la société belfortaine des Abris Alsaciens-Lorrains, a déjà mis à la disposition de la ville de Belfort, dès que les travaux de construction seront commencés, son encaisse actuelle assez considérable, une somme de 4000 fr. à prélever sur les loyers qu'elle perçoit, et même autorise la vente des immeubles qui lui appartiennent,

La commission, à la majorité, accepte avec reconnaissance la donation de Monsieur Bardot, prie son Président de vouloir bien demander à l'autorité compétente, l'autorisation d'accepter ce don dans les conditions stipulées dans l'acte, et l'autorise à l'accepter provisoirement, et à titre conservatoire. Elle adresse des remerciements bien mérités au généreux donateur, qui, par cet acte, a manifesté sa générosité envers les pauvres de la ville.

QUATRIÈME DÉLIBÉRATION

Séance du 22 Février 1892 ; étaient présents Messieurs Lalloz, maire-président, Simon, Raclot, Netzer, Thiault, membres anciens, Metz-Juteau et Vuillaume, membres entrant.

Monsieur le Président donne connaissance à la commission administrative, de la nomination par le Conseil municipal, le 5 Février 1892, de Monsieur Vuillaume, nommé membre de la commission administrative de l'hôpital civil, en remplacement de Monsieur le docteur Fréry, décédé. Monsieur Vuillaume est installé.

Monsieur le Président donne également connaissance d'un arrêté préfectoral, en date du 15 Février 1892, par lequel Monsieur Metz-Juteau, conseiller général, est nommé membre de la commission administrative de l'hôpital civil, pour une période de quatre ans, en remplacement de Monsieur Fournier, décédé. Monsieur Simon est nommé vice-président.

Dans la même séance, Monsieur le Président expose à la commission administrative, que le Territoire de Belfort a été compris pour une somme de 30,000 fr., dans la répartition faite par Monsieur le ministre de l'Intérieur, des fonds provenant du Pari mutuel. Il donne ensuite connaissance d'une lettre de Monsieur l'administrateur, faisant connaître que Monsieur le ministre de l'Intérieur avait donné son approbation à une délibération du Conseil général du Territoire, demandant l'installation à l'hôpital civil de Belfort, d'une étuve de désinfection, qui serait acquise par les soins de Monsieur l'administrateur, avec la somme de 10.000 fr. à prélever sur les 30.000 précités.

La commission, après en avoir délibéré, décide qu'il y a lieu d'accepter cette offre, et désigne une commission de trois membres, composée de Messieurs Thiault, Vuillaume et Simon, qui se rendra à l'hôpital militaire, pour étudier le fonctionnement de l'appareil, décider s'il y a lieu d'acquérir un systéme fixe ou locomobile, et s'occuper d'un emplacement où l'on pourrait installer cette étuve.

Rendez-vous est pris, à cet effet, par la commission, pour Jeudi 25 Février, à deux heures.

Dans la même séance, Monsieur le Président donne connaissance à la commission, d'une dépêche de Monsieur l'administrateur, en date du 26 Septembre 1891, par laquelle celui-ci lui fait savoir qu'il a soumis au conseil d'hygiène et de salubrité du Territoire de Belfort, le dossier de la donation Bardot. A la dernière séance de la commission, le Président avait déjà fait connaitre cette dépêche ; mais elle n'avait pas cru devoir prendre de décision. Le conseil d'hygiéne, dans sa séance du 22 Septembre 1891, a émis l'avis que le terrain donné par Monsieur Bardot, n'avait pas la largeur nécessaire pour l'établissement projeté d'un nouvel hôpital, et qu'il y avait lieu d'y adjoindre des terrains contigus.

Monsieur le Président fait connaître qu'il s'est mis en rapport avec les héritiers de Madame veuve Tournier, née Gasner, avec lesquels il a été consenti une promesse de vente par l'intermédiaire de Monsieur Romond, avoué à Belfort, leur fondé de pouvoir, d'une parcelle de terrain leur appartenant d'une contenance d'environ 68 ares 41 centiares, section D, numéro 317, délimité au nord et à l'est par Monsieur Bardot, au sud par Monsieur Bardot, Madame David et la rue de Mulhouse, contigue au terrain donné par Monsieur Bardot, moyennant un prix de 255 francs l'are.

La commission, après en avoir délibéré :

Considérant que le prix demandé par les héritiers Tournier, de la parcelle de terrain à adjoindre au terrain donné par Monsieur Bardot, n'est pas exagéré ;

Considérant à un autre point de vue, que la parcelle des héritiers Tournier, teintée en rouge sur le plan dressé par Monsieur Tisserand, longeant la partie la plus étroite du terrain Bardot est éminemment bien placée pour y être adjointe ; qu'elle touche, par un côté à la rue de Mulhouse, et permettra avec le Faubourg des Vosges, deux entrées, aux futurs bâtiments du nouvel hôpital ;

Attendu qu'il sera loisible plus tard, si la nécessité s'en fait sentir, d'acquérir à bon marché la parcelle teintée en jaune sur le plan de Monsieur Tisserand, parcelle appartenant à Monsieur Bardot et qui se trouve en partie dans la zône des servitudes militaires, et ce, pour faire des jardins ;

Attendu, il est vrai, que la commission de l'hôpital ne dispose pas de la somme nécessaire, pour payer, dès maintenant, le prix du terrain, mais que la ville, qui s'intéresse à l'œuvre de fondation d'un nouvel hôpital, viendra, au besoin, au secours de l'hôpital actuel ; qu'il est à remarquer qu'elle est propriétaire, au Faubourg des Vosges, d'une grande quantité de terrain de plus d'un hectare, situé le long de la rue de Châteaudun, dont il lui sera facile d'aliéner une portion pour payer le dit prix ;

Attendu, du reste, qu'en ce moment, le but principal à atteindre est par l'hôpital civil, d'être autorisé à accepter la donation faite par Monsieur Bardot ; que, ce qui parait s'opposer à cette autorisation, c'est le peu de largeur du terrain donné ; que la commission prend l'engagement de lui donner une largeur selon elle suffisante, par l'acquisition du terrain Tournier ;

Attendu qu'ainsi l'hôpital actuel sera propriétaire d'un terrain suffisamment vaste, placé au centre de la surface occupée par l'ensemble de tous les faubourgs, dans un quartier, où l'eau, si nécessaire à un hôpital, sera facile à fournir ;

Pour ces motifs :

La commission est d'avis d'acquérir le terrain dont il est parlé ci-dessus, situé au Faubourg des Vosges, et appartenant aux héritiers Tournier, moyennant le prix de 25 fr. l'are, pour être adjoint, au besoin, au terrain donné à l'hôpital civil de la ville de Belfort, par Monsieur Bardot, suivant acte de M. Muller, notaire, à la date du 15 Avril 1891, et ne formant avec ce dernier qu'un seul terrain.

Elle prie son Président, Monsieur le Maire, de faire toutes démarches, et remplir toutes formalités utiles, pour obtenir l'autorisation de l'acceptation de la donation Bardot.

CINQUIÈME DÉLIBÉRATION

Séance du 16 Mars 1892 de la commission administrative présidée par Monsieur Lalloz, Maire-Président

Monsieur le Président rend compte à la commission administrative, de la visite de la commission, nommée à la dernière séance, pour étudier le fonctionnement d'une étuve à désinfecter.

Cette commission, après avoir discuté la question, de savoir s'il y avait lieu de demander l'installation d'une machine fixe, ou de faire l'acquisition d'une machine locomobile, conclut à l'acquisition d'une étuve locomobile, pour pouvoir être transportée là où le besoin se ferait sentir, ainsi que de deux pulvérisateurs.

Après s'être transportée à l'hôpital, pour le choix d'un emplacement, elle a reconnu l'impossibilité absolue d'y installer l'appareil, dans la cour de l'hôpital ; mais elle proposerait, pour cette installation, une parcelle de terrain, dont le plan est ci-joint, appartenant à la ville de Belfort, et située en dehors du mur d'enceinte du Faubourg du Fourneau. Cette parcelle est indiquée par une teinte lavée en rose clair, et est susceptible de recevoir l'abri qui serait construit à cet effet. La commission fait ressortir, en outre, la nécessité d'acquérir une voiture, ou tout au moins une charrette à bras, permettant de transporter les vêtements ou objets à désinfecter.

SIXIÈME DÉLIBÉRATION

Séance du 26 Mars 1892, présidée par Monsieur Lalloz, Maire-Président de la commission administrative de l'hôpital

Pour faire suite à la délibération du 16 courant, et sur la demande de Monsieur l'Administrateur, la commission décide en outre, que, si le coût de l'étuve locomobile, des pulvérisateurs et de l'abri à construire, dépasse 10,000 francs, les frais de transport de l'étuve locomobile et des pulvérisateurs, seront payés par l'hôpital civil, et portés au budget supplémentaire de 1892, sinon, pris sur les 10,000 francs jusqu'à due concurrence.

Elle prend l'engagement de payer les frais d'entretien, de bon fonctionnement, et tous autres frais résultant des transports de l'étuve locomobile à l'hôpital, s'il y a lieu, ou des effets et objets à désinfecter de l'hôpital à l'abri à construire.

SEPTIÈME DÉLIBÉRATION

Séance du Conseil municipal de Belfort, présidée par Monsieur Lalloz, Maire, 28 Mars 1892

Monsieur Lalloz, maire, donne connaissance au conseil municipal, de deux délibérations de la commission administrative de l'hôpital, en date du 16 et 26 Mars dernier, et d'une lettre de Monsieur l'administrateur, en date du 26 Mars, relatives à l'installation à l'hôpital civil, d'une étuve à désinfection destinée à être transportée où le besoin s'en ferait sentir.

En raison du défaut de place. nécessaire à cette installation, dans les bâtiments de l'hôpital civil, la commission administrative de cet établissement, a exprimé le vœu, que l'étuve dont il s'agit, soit placée sur une parcelle de terrain appartenant à la ville de Belfort, située dans le quartier du Fourneau, à l'angle de la route nationale et du canal usinier, et figurée par une teinte rose, au plan que Monsieur le maire fait passer sous les yeux du Conseil municipal.

Le Conseil municipal :

Considérant que le bâtiment de l'hôpital civil ne renferme aucun local, pour l'installation d'une étuve locomobile à désinfection,

Après en avoir délibéré,

Approuve les délibérations de la commission administrative de l'hôpital, en date des 16 et 26 Mars 1892, et autorise Monsieur le maire à accorder à l'hôpital, l'autorisation de disposer de la parcelle de terrain communal dont il s'agit, pour l'usage ci-dessus indiqué, moyennant le prix de location d'un franc par année.

HUITIÈME DÉLIBÉRATION

Séance du 15 Juin 1892, présidée par Monsieur Metz-Juteau, Maire, Président de la commission administrative de l'hôpital civil

La commission administrative prie son président de vouloir bien voir Monsieur l'administrateur du Territoire, pour s'entendre avec lui, au sujet de l'installation et de l'acquisition de l'étuve à désinfecter.

Une commission, composée de Messieurs Thiault, Simon, Vuillaume se réunira à cet effet, et se joindra à Monsieur le maire pour terminer cette affaire.

NEUVIÈME DÉLIBÉRATION

Séance du 13 Septembre 1892, présidée par Monsieur Metz-Juteau, Maire de Belfort

Monsieur le maire donne communication au Conseil municipal, des mesures sanitaires prises, en vue de combattre l'épidémie cholérique, dans le cas où elle viendrait éclater à Belfort.

L'emplacement d'un lazaret a été choisi, d'accord avec la municipalité, le service sanitaire et l'autorité militaire.

Il sera établi derrière les fortifications du Château, vis-à-vis de l'étang de Rethenans, et là, les malades pourront recevoir tous les soins nécessaires, sans danger de contagion pour la population.

La construction de ce lazaret consiste en un bâtiment en planches, reposant sur socle en maçonnerie, et couvert en tuiles et aura 20 mètres de longueur et 6 de largeur.

Le Conseil, après en avoir délibéré :

Décide, que les bois destinés à la construction de ce lazaret, seront tenus prêts à être mis en place, en cas de besoin, les autres travaux n'exigeant qu'un temps très restreint, les matériaux se trouvant sur place, vote pour la construction de ce lazaret, un crédit de 2000 fr. à prendre sur les fonds disponibles de l'exercice courant.

DIXIÈME DÉLIBÉRATION

Séance du 10 Octobre 1892, présidée par Monsieur Metz-Juteau, Maire de Belfort

Monsieur le maire donne lecture au conseil de la délibération ainsi conçue, prise le 7 Octobre courant, par la commission administrative de l'hôpital civil.

Le Maire de Belfort, président de la commission de l'hôpital, expose que, de l'examen de tous les documents, qui concernent la construction du nouvel hôpital, sur le terrain légué par feu Monsieur Bardot, il ressort qu'il est indispensable de demander à la ville de Belfort, de vouloir bien intervenir pour procurer les premiers fonds.

Certes, la société Belfortaine des Abris Alsaciens, par sa délibération du 27 Juin 1889, a décidé d'y coopérer par une première somme de 42.338.04, formant son encaisse au 31 Décembre 1888, plus, chaque année pour une somme minimum de 4000 fr.

Ce premier capital doit être sensiblement augmenté depuis 1888, d'abord, par les intérêts de 42.338.04, ensuite, par la somme de 4000 fr. restée disponible en 1889-1891 et l'année courante, et les intérêts. Mais cette délibération se termine, en spécifiant que les dites sommes ne seront versées, qu'après commencement des travaux de construction.

Que, d'autre part, on ne peut actuellement tirer argent des bâtiments qui composent l'hôpital actuel, dont on ne pourra disposer qu'après une installation et organisation suffisantes, de celui projeté sur le terrain Bardot ;

Que, si, d'un autre côté, on est en droit de compter sur le concours de l'Etat, du département et sur des dons de généreux bienfaiteurs, il est à présumer que, pour atteindre ce but, il faut qu'il y ait un commencement d'exécution ;

Qu'au surplus, il ne faut pas seulement se préoccuper des fonds nécessaires à la construction, il faut aussi assurer le fonctionnement financier de l'établissement. Ainsi, le produit de la vente de l'ancien hôpital, devrait-il particulièrement en tout ou en partie, être destiné à cet effet, ainsi qu'une part de souscriptions ;

Après en avoir délibéré, la commission administrative adopte l'exposé de son Président,

Sollicite le patronage et le concours le plus large de la ville, se permet de lui demander la subvention nécessaire, pour commencer les travaux, dès le printemps prochain, afin de mettre les habitants de Belfort à l'abri, en tant qu'humainement possible, d'une épidémie toujours à redouter, en présence de l'état lamentablement défectueux, dans lequel se trouve l'hôpital actuel.

Le Conseil, aprés en avoir délibéré :

Considérant qu'il est juste que la ville intervienne, pour procurer les premiers fonds nécessaires à la construction du nouvel hôpital,

Attendu que Monsieur le maire demande au conseil, de vouloir bien nommer une commission municipale, chargée d'étudier la question, et de déterminer la somme que la ville pourra donner, et rechercher les voies et moyens pour se procurer le capital nécessaire,

Approuve la délibération de la commission de l'hôpital, ci-dessus transcrite et charge :

Messieurs Petitjean, Callias, Cordier, Vallet, Schmidt, Pétard, Dolbeau, Rœlly, de faire les études nécessaires, et d'arriver par les voies légales, à l'accomplissement de l'œuvre projetée. Le conseil décide, en outre, sur la proposition de son Président, qu'il sera nommé ultérieurement, une commission de patronage, spécialement chargée de recueillir les souscriptions particulières, afin qu'on puisse arriver à former le capital nécessaire, pour la construction du nouvel hôpital, et en assurer le fonctionnement.

ONZIÈME DÉLIBÉRATION

Séance du 30 Octobre 1892, présidée par Monsieur Metz Juteau, Maire

Monsieur Metz-Juteau s'exprime ainsi :

Messieurs,

A notre séance du 10 Octobre, je vous ai transmis la délibération du 7 Octobre, de la commission administrative de l'hôpital, relative à la construction d'un nouvel établissement.

Vous avez approuvé la dite délibération, et nommé une commission municipale, à l'effet de déterminer le concours de la ville, pour réaliser l'œuvre projetée.

J'ai exposé à cette commission que Belfort supporte depuis

22 ans, par suite de sa position géographique, des charges plutôt nationales que locales.

En effet, Belfort est devenu le dernier refuge des malheureux annexés, et a vu sa population s'augmenter. Sans doute, ces nouveaux habitants sont laborieux et patriotes, mais ils ne sont pas fortunés en général.

Cette brave population ouvrière, est chargée de famille et, au premier malheur qui survient, la ville est tenue d'intervenir.

Elle l'a fait jusqu'à présent, et persévérera dans cette voie humanitaire et patriotique. Mais il est temps que l'Etat participe aux dépenses. La ville de Belfort ne peut, ne doit pas être abandonnée plus longtemps, elle est écrasée de charges ; ses budgets en sont le témoignage le plus sincère. Belfort ne doit pas succomber financièrement sous le poids de son dévouement.

Monsieur l'administrateur du Territoire de Belfort, ffons de Préfet, peut témoigner de ses sacrifices, peut certifier de l'état de ses finances, peut confirmer que, depuis 22 ans, Belfort a secouru, soigné à ses frais, un nombre imposant d'Alsaciens-Lorrains ayant opté ou non, car on ne peut pas repousser les frères, qui, pour des raisons diverses, le plus souvent pénibles pour eux, n'ont pu opter en temps voulu.

Ce sont là des charges nationales.

C'est Belfort qui entretient les jeunes gens d'Alsace-Lorraine, qui viennent s'engager dans la Légion étrangère ; c'est à Belfort qu'on les renvoie à la libération et dans quel état de santé!

La ville de Belfort est loin de se plaindre de son rôle patriotique, mais elle a besoin, pour tenir dignement son rang, d'un hôpital suffisant, d'un hôpital moderne, et elle espère que l'Etat étudiera sérieusement la question qui lui est soumise, d'autant plus que nous pouvons prouver, par les livres de notre hôpital, au moyen d'extraits certifiés conformes, l'importance des sacrifices faits par notre ville, en faveur des Alsaciens Lorrains et des passagers des divers départements.

L'hôpital du Havre est revenu à 6200 fr. par lit. Le nôtre ne coûtera pas 4000 fr. puisque nous recevons gratuitement la plus grande partie des terrains, et que nous ne demandons pas le même luxe d'architecture.

Votre commission municipale a décidé de vous proposer d'assurer le fonctionnement financier du nouvel hôpital, et de s'engager à l'agrandir, au fur et à mesure que le besoin s'en fera sentir.

L'hôpital actuel reçoit une moyenne de 120 malades de toutes catégories, mais c'est contraire aux règlements qui régissent ces établissements.

Il ne devrait en recevoir que 50 au maximum.

En effet, nos malheureux malades manquent de place, d'air et de lumière. Le service y est difficile et défectueux, malgré le dévouement digne d'éloges des sœurs et du personnel.

Le nouvel hôpital, en surface bâtie et non bâtie, soit jardins et cours, aura plus de 100 m. q. par malade, chaque malade y aura environ 50 mètres cubes d'air.

Ce sont là les prescriptions modernes, et comme nous avons 1 hectare 21 ares légué par Monsieur Bardot, et environ 70 ares de terrain que nous pouvons acquérir à notre volonté, c'est-à-dire de suite, nous sommes en mesure, de nous conformer aux conditions nouvelles imposées par l'Etat, quand il subventionne un établissement hospitalier.

Sans doute notre nouvel hôpital de 150 lits pourrait, au besoin, si on veut le comparer à notre établissement actuel, contenir au moins le double de lits, soit 300, mais cette situation devra être évitée; si nous ne demandons actuellement qu'une subvention pour la construction d'un établissement de 150 lits, c'est qu'il faut rester dans un chiffre approximativement moyen des malades soignés depuis quelques années à notre hôpital, et aussi, ne pas trop charger la ville, par les frais d'exploitation, qui augmenteront forcément avec le nombre des malades.

On ne peut encore se prononcer sur l'affectation future de l'hôpital actuel, qui pourra peut-être devenir une maison de retraite pour les vieillards.

Avant de prendre une décision à cet égard, il faut attendre la mise en train complète du nouvel établissement.

J'espère, Messieurs, que vous voudrez bien admettre, mes propositions, qui ont été acceptées à l'unanimité par votre commission municipale :

Engagement de fournir les fonds nécessaires au fonctionnement financier du nouvel hôpital ;

Engagement d'agrandir le nouvel établissement, au fur et à mesure des besoins et de nos moyens ;

Engagement d'appliquer à cette construction, la somme à recevoir de la société des Abris Alsaciens.

Le conseil, après discussion, adopte à l'unanimité l'exposé du maire, et les propositions de la commission municipale, chargée de l'examen de la question.

Et délibère :

Que la ville de Belfort, en présence du mauvais état de ses finances, se trouve dans l'impossibilité absolue, de fournir un capital pour la construction d'un nouvel hôpital, en rapport avec la situation exceptionnelle de Belfort-Frontière ;

Que, toutefois, la ville est à même d'assurer l'exploitation et le fonctionnement financier de l'établissement moderne projeté,

Qu'elle prend cet engagement ainsi que celui d'agrandir le nouvel hôpital au fur et à mesure des besoins ;

Que les fonds qui sont promis par la société de Abris Alsaciens seront affectés à la dite construction ;

Que l'affectation ultérieure de l'hôpital actuel, reste subordonnée aux circonstances futures.

Le Conseil charge, en outre, Monsieur le Maire de faire encore auprès des autorités compétentes, tout ce qui sera nécessaire à l'effet,

1° D'établir tous les sacrifices faits par Belfort depuis vingt-deux ans;

2° D'obtenir de l'Etat, sur les fonds provenant du pari mutuel ou autres, disponibles pour pareille œuvre nationale et humanitaire, la somme suffisante pour mettre Belfort à même de donner suite au projet de construction du nouvel hôpital, qui s'impose actuellement sous tous les rapports à notre frontière de l'Est.

DOUZIÈME DÉLIBÉRATION

Séance du 9 Février 1893, présidée par Monsieur Metz-Juteau, Président de la commission administrative de l'hôpital

Le Maire, Président de la commission administrative de l'hôpital, donne lecture à la commission de la lettre ainsi conçue de Monsieur le ministre de l'Intérieur, lettre dont copie conforme est communiquée par l'administrateur du Territoire.

« Monsieur l'Administrateur,

Selon le désir que vous m'aviez exprimé, j'ai appelé la bienveillante attention de mon collègue, Monsieur le ministre de la guerre, sur la demande formée par l'administration hospitalière de Belfort, en vue d'obtenir le déclassement de la partie de la ville, qui avoisine l'emplacement du futur hôpital.

Malgré mes instances auprès de mon collègue, son administration s'est refusée à poursuivre, en aucun cas, le déclassement de la partie des fortifications dont il s'agit; elle ne peut donner satisfaction à la commission hospitalière que sur quelques points de détail.

J'ai l'honneur de vous transmettre ci-jointe une copie de la lettre que Monsieur le ministre de la guerre m'a adressée à ce sujet.

Recevez...,

Pour le Président du conseil, ministre de l'Intérieur, le directeur de l'hygiène publique,

Signé : MONOD.

Pour copie conforme :

Le Secrétaire Général,
Signé: NOEL.

Le Maire Président expose, que, d'après cette communication, le nouvel hôpital se trouvera exactement classé dans les mêmes conditions que la caserne de gendarmerie, récemment construite par le département; que la nouvelle enceinte fortifiée, et les armes actuelles permettent d'espérer que jamais l'autorité militaire ne sera dans la nécessité de faire démolir même une partie de l'hôpital civil projeté ; qu'au surplus, en temps de guerre, ce nouvel hôpital rendra d'immenses services, tant à la population civile que militaire, qu'ainsi toute crainte de démolition peut être écartée.

La commission, après en avoir délibéré,

Adopte l'exposé du maire, son Président, et décide qu'il y a lieu de maintenir la construction de l'hôpital projeté, sur l'emplacement primitivement choisi, et en se soumettant aux conditions imposées par l'autorité militaire.

TREIZIÈME DÉLIBÉRATION

Séance extraordinaire du 15 Mars 1893, présidée par Monsieur Metz-Juteau, Maire de Belfort

Le Maire informe le conseil que Monsieur l'administrateur du Territoire de Belfort, ff[ons] de Préfet, lui a transmis copie de la dépêche de Monsieur le ministre de l'Agriculture, en date du 28 Février, aux termes de laquelle la commission de répartition des fonds, provenant du pari mutuel, en faveur des œuvres de bienfaisance, a alloué à la ville de Belfort, dans sa séance du 22 Février, une subvention de 500.000 fr. applicables jusqu'à concurrence de cette somme, aux dépenses de construction d'un nouvel hôpital, dont les plans et devis devront être approuvés par Monsieur le ministre de l'Agriculture.

Le paiement de cette somme de 500.000 francs sera fait ultérieurement par les soins de Monsieur le Trésorier-payeur général du Territoire de Belfort, préposé de la caisse des dépôts et consignations, entre les mains de Monsieur le Receveur municipal de la ville. L'ordonnancement de cette subvention, aura lieu, partiellement, sur demande adressée à Monsieur le ministre de l'Agriculture, par Monsieur le maire de Belfort, demande qui devra être appuyée d'un certificat de l'architecte, chargé de la direction des travaux, et constatant que leur état d'avancement permet le mandatement de l'à compte demandé.

Le conseil, après en avoir délibéré, accepte avec reconnaissance, et à l'unanimité, la subvention généreuse de 500.000 fr. allouée à la ville de Belfort, pour la construction d'un nouvel hôpital, et s'engage à remplir les conditions prescrites par la dépêche, en date du 28 Février dernier, de Monsieur le ministre de l'Agriculture ;

Approuve, avec félicitations, la conduite de Monsieur le maire, dans les remerciements chaleureux qu'il a adressés, au nom du conseil municipal, et de la population, à Monsieur le Ministre de l'Agriculture, à Messieurs les membres de la commission de répartition des fonds provenant du Pari mutuel, à Monsieur le député Grisez, à Monsieur l'administrateur du Territoire ff[ons] de Préfet.

Monsieur le Maire expose, en outre, au Conseil, que dès la réception de la bonne nouvelle de l'allocation de 500.000 fr. en faveur de la ville, la municipalité s'est préoccupée discrètement de s'assurer aux meilleures conditions possibles, l'acquisition des terrains nécessaires, en sus de celui d'environ 1 hectare 2 ares 79 centiares, légué par feu M. Bardot, pour mettre la ville à même de construire immédiatement un hôpital en rapport avec les besoins de la population, qui s'accroit tous les jours.

Monsieur le maire fait connaitre au conseil, que Monsieur Briqueler, et Messieurs les héritiers Tournier ont diminué leurs prix, après démarches faites par la municipalité. C'est ainsi que les conditions de 200 fr. l'are, ont été obtenues pour 1 hectare 29 ares 37 centiares environ, sauf arpentage, appartenant à Monsieur Briqueler, et pour 68 ares 41 centiares, sauf arpentage, appartenant à Messieurs les héritiers Tournier ;

Que d'un autre côté, les époux Scherlé, locataires du terrain Briqueler jusqu'à la fin 1897, consentent à résilier leur bail, à raison d'une indemnité de 100 fr. par an, soit 500 fr. pour les cinq années qui restent à courir ;

Que le fermier des héritiers Tournier consent également à résilier son bail, qui n'a plus qu'une année à courir, moyennant une indemnité de 50 fr.

Le conseil, après en avoir délibéré, approuve à l'unanimité, la prudence et l'activité apportées dans ces négociations, par la municipalité, qui a su obtenir d'aussi fortes réductions de prix, sur les conditions primitivement démandées, vote, sauf augmentation ou diminution après arpentage, les sommes suivantes :

1° 25.874 pour l'acquisition du terrain Briqueler à raison de 200 fr. l'are.

2° 13.682 pour l'acquisition du terrain des héritiers Tournier à raison de 200 fr. l'are.

3° 500 pour indemnité de résiliation à payer aux époux Scherlé, locataires de Briqueler.

4° 50 pour indemnité de résiliation à payer à Messieurs les héritiers Tournier pour leur fermier.

Ensemble 40.106 fr.

Le conseil décide en outre, après délibération, que ces sommes seront prélevées sur la subvention de 500.000 fr., allouée à la ville, et que, conformément aux conditions stipulées par les intéressés, les intérêts à 5 0/0 l'an, leur seront payés du jour de la prise de possession des terrains, jusqu'à paiement de leur dû. »

Le conseil charge Monsieur le maire de faire auprès de l'autorité préfectorale, les démarches nécessaires, afin qu'il soit procédé le plus promptement possible à l'enquête de commodo et incommodo.

Dans la même séance du 15 Mars 1893, un membre du conseil

municipal propose à ses collègues, de voter des remerciements à Monsieur le maire, au sujet de l'attribution à la ville de Belfort, d'une somme de 500.000 fr. pour la construction de l'hôpital ; il rapelle à ses collègues, combien Monsieur le maire a eu de peines à constituer le dossier de cette affaire, et combien il a fait de démarches en haut lieu, démarches dans lesquelles il était accompagné de Monsieur le docteur Grisez, et de Monsieur Goulley, administrateur ; le conseil à l'unanimité, à l'exception de la voix de son président, vote des remerciements à Monsieur le maire, et associe dans le même vote de remerciement, Messieurs Grisez, député, Goulley, administrateur, et les membres de la commission de répartition des fonds provenant du pari mutuel ; décide que ce vote sera inscrit au registre des délibérations.

Le conseil vote également des remerciements à Messieurs les adjoints pour la part prise par eux dans cette affaire.

Séance du Conseil Municipal, présidée par Monsieur Vuillaume, 1er adjoint, 5 Mai 1893

La séance est ouverte sous la présidence de Monsieur Vuillaume qui s'exprime en ces termes :

Messieurs,

C'est la première fois aujourd'hui que nous sommes réunis en conseil, depuis la mort de notre maire, Monsieur Metz-Juteau.

Je crois inutile de faire de nouveau son éloge dans un discours, de montrer le vide qu'il laisse au milieu de nous, de rappeler les services qu'il a rendus, et de parler de ceux plus grands encore qu'il pouvait rendre, si la mort impitoyable n'était pas venue briser brusquement cette existence, dans le plein épanouissement de son intelligence et de sa force.

Il a emporté tous nos regrets.

Il nous reste un dernier devoir à remplir envers ce maire dévoué, c'est de lever cette séance en signe de deuil.

La séance est reprise après 1/4 d'heure de suspension. A la

reprise de la séance, Monsieur le Président s'exprime ainsi :

Le jour même de la mort de Monsieur Metz-Juteau, vous vous êtes réunis ici et d'une voix unanime vous avez dit :

« La ville de Belfort doit faire à son maire des funérailles dignes de lui. »

Je viens aujourd'hui vous demander de confirmer par un vote, le projet que vous avez formé, la décision que vous avez prise, j'invite le conseil à en délibérer.

Le Conseil municipal :

Vu les services exceptionnels rendus à la ville de Belfort, par Monsieur Metz Juteau, tant comme conseiller municipal, que comme maire de la ville,

Après en avoir délibéré,

Décide que les funérailles de Monsieur Metz-Juteau seront faites aux frais de la ville.

Vote une somme de 1000 fr. à titre de souscription de la ville, pour l'érection d'un monument à élever à la mémoire de Monsieur Metz-Juteau.

Vote également la concession à perpétuité, et à titre gracieux, du terrain où Monsieur Metz-Juteau est inhumé, terrain d'une superficie de quatre mètres carrés.

QUATORZIÈME DÉLIBÉRATION

18 Juin 1893, Séance du Conseil Municipal, présidée par Monsieur Vuillaume Gustave, nommé Maire de Belfort le 21 Mai 1893

Le maire expose au conseil, qu'en suite des démarches faites à Paris auprès des autorités compétentes, par feu Monsieur Metz-Juteau, son regretté prédécesseur, à l'effet de savoir s'il convenait de mettre au concours les plans du nouvel hôpital à construire, il avait été reconnu que le moyen le plus pratique serait de renoncer au concours, en confiant, d'une part, la confection des plans à un architecte ayant déjà exécuté des édifices de ce genre, lequel architecte aura à se conformer à toutes les régles de l'hygiène, et d'autre part, en désignant un second architecte à Belfort, lequel aurait pour mission de faire exécuter les plans de son confrère, et serait chargé de la direction des travaux.

Le conseil municipal, l'exposé du maire entendu,

Décide que la confection des plans du nouvel hôpital devra être confiée à Monsieur Roy, architecte à Paris, lequel réunit toutes les conditions exigées ci-dessus, et que Monsieur Cordier, architecte à Belfort, sera chargé de l'exécution des plans de son confrère Roy, ainsi que de la direction des travaux et du règlement des comptes, sauf approbation de l'auteur du projet.

QUINZIÈME DÉLIBÉRATION

Séance du Conseil Municipal, présidée par Monsieur Vuillaume, Maire, 9 Novembre 1893

Monsieur le Maire soumet à l'approbation du conseil les plans et devis du nouvel hôpital, mais il demande, au préalable, la nomination de deux commissions, l'une technique pour examiner ces plans et devis sous le rapport de l'installation, de l'aménagement et de l'hygiène, et propose, pour en faire partie Messieurs Petitjean, Vautherin, médecins de l'hôpital civil, Czernicki, médecin en chef de l'hôpital militaire, Duvernoy et Bubendorf, médecins; l'autre, prise dans le sein du conseil, pour vérifier les prix et les réviser, s'il y a lieu.

Le conseil, après en avoir délibéré, est d'avis de nommer les deux commissions proposées par Monsieur le Maire, et désigne pour faire partie de la 1re commission, Messieurs Petitjean, Vautherin, Czernicki, Duvernoy et Bubendorf, et de la seconde Messieurs Cordier, Schad, Houbre, Schultz, Abram, Goffinet et Callias, conseillers municipaux.

SEIZIÈME DÉLIBÉRATION

Séance du Conseil Municipal, présidée par Monsieur Vuillaume, Maire, 23 Novembre 1893

Le maire expose au conseil, que Messieurs les médecins qui ont été désignés, dans une séance précédente, pour examiner les plans du nouvel hôpital, se sont réunis récemment à l'Hôtel de Ville.

Après un examen très minutieux de ces plans, ils ont reconnu que l'installation des locaux, et des pavillons, répond de la manière la plus satisfaisante aux exigences désirables, au point de vue du confort, de la salubrité et de l'hygiène.

Sur quelques points particuliers cependant, la commission formule certains désiderata.

Elle demande :

1° Que, près de la loge du concierge, soit établie une chambre de bains et de désinfection pour les malades entrant dans l'établissement.

2° Qu'une salle d'autopsie soit attenante au dépôt mortuaire, cette salle pouvant être établie dans le local affecté sur le plan à un atelier.

3° Enfin, elle demande que le service des vidanges soit établi au moyen de tinettes mobiles, et non par un système d'égoût aboutissant à la Savoureuse, car un égout, malgré la quantité d'eau que l'on emploierait dans l'établissement, pourrait devenir en été, quand la rivière est très basse, un véritable foyer d'infection ; elle insiste vivement sur ce point, lui attribuant un intérêt capital, au point de vue de la santé publique, et aussi au point de vue des responsabilités, qui incomberaient à la municipalité, en cas d'épidémie.

Ces modifications demandées n'altèrent en rien l'économie des plans ; sous bénéfice de ces réserves, la commission technique approuve les plans dressés par Monsieur Roy, pour la construction du nouvel hôpital, au Faubourg des Vosges.

Quant au devis des travaux, la commission municipale qui a été chargée de les examiner, estime, vu le prix actuel des matériaux et de la main d'œuvre, qu'une réduction de 15 0/0 en moyenne, peut être faite sur le montant de l'entreprise, ce qui ramène à 570.000 environ le total de la dépense évaluée à 666.559 fr. 33 centimes.

Les ressources de la ville permettent de pourvoir aux dépenses projetées, car ces ressources comprennent la somme de 500.000 due à la générosité de Monsieur le ministre de l'Agriculture, dans la répartition des fonds du pari mutuel, plus la somme de 60.000 fr. qui a été mise à la disposition de la ville par le comité des Abris Alsaciens, et le restant de la dépense pourra être pris sur les ressources disponibles de l'exercice 1894.

En conséquence, le maire demande au conseil d'approuver les décisions prises par la commission technique, et la commission des travaux, au sujet de la construction du nouvel hôpital.

Le conseil, après discussion, admet les conclusions formulées par les deux commissions.

Il approuve les plans et devis du nouvel hôpital, qui ont été dressés par Monsieur Gustave Roy, architecte à Paris, et il charge Monsieur le maire de faire les diligences nécessaires, pour remplir les formalités administratives, de manière que les travaux puissent être commencés au printemps prochain.

Il décide, en outre, qu'au bordereau de prix établi par Monsieur Roy, soit substitué le bordereau de prix de la ville de Belfort ci annexé, dressé par Monsieur Cordier, secrétaire de la commission des travaux, et que l'adjudication des travaux se fasse sur ce bordereau.

Enfin l'adjudication se fera en cinq lots, savoir :

1° lot. Terrassement et maçonneries.

2° lot. Charpente et couverture.

3° lot. Menuiserie et vitrerie.

4° lot. Ferronnerie et serrurerie.

5° lot. Plâtrerie et peinture.

En conséquence, le conseil vote la somme de 570.000 prise sur la somme de 500.000 allouée à la ville de Belfort par le pari mutuel, par le comité des Abris Alsaciens et le surplus sur les ressources ordinaires du budget.

La Séance du 7 Mars 1894, est présidée par Monsieur Merle Pierre, 1er adjoint

Le conseil municipal, appelé à délibérer sur la façon dont la ville pourrait prouver à la famille de feu Monsieur Vuillaume, sa reconnaissance pour les services rendus par son chef,

Décide :

Que les funérailles de Monsieur Vuillaume seront faites aux frais de la ville, que la concession du terrain où est inhumé Monsieur Vuillaume, et d'une superficie de quatre mètres carrés, sera accordée à perpétuité et à titre gracieux.

Le conseil vote un crédit de 1456,25 montant des frais des funérailles. Cette somme est à prendre sur les fonds disponibles de l'exercice courant.

DIX-SEPTIÈME DÉLIBÉRATION

4 Mai 1894. Séance extraordinaire du Conseil Municipal, présidée par Monsieur Schneider, nommé maire de Belfort, le 1er Avril 1894

Désignation de Monsieur Azière, architecte, comme successeur de Monsieur Roy, pour l'exécution des plans du nouvel hôpital.

Monsieur le maire donne connaissance au conseil, des démarches qu'il a faites à Paris, dans le but d'achever la solution de la question si importante du nouvel hôpital, et de se renseigner utilement sur le choix d'un successeur à donner à Monsieur Roy, auteur du projet, approuvé par le Conseil, et resté en souffrance, par suite de la mort prématurée de cet architecte.

Aprés les pourparlers qu'il a eus avec les autorités, desquelles dépendent l'approbation des plans et devis exécutés par Monsieur Roy, et le choix de l'architecte qui lui succèdera, il a acquis la conviction que, parmi les concurrents qui briguent cette succession, Monsieur Azière, architecte à Paris, paraissait le mieux remplir les conditions de capacité et d'aptitude nécessaires, pour mener à bien une entreprise d'un caractère aussi important.

Ce travail ne saurait être confié, qu'à un architecte expérimenté, ayant déjà participé à la construction de grands établissements hospitaliers.

Ce genre de construction exige des connaissances spéciales, tant sous le rapport de l'art architectural, que de l'application de nouvelles méthodes et prescriptions d'hygiène, qui y prennent de nos jours une place si considérable.

Monsieur Azière, ancien élève de l'école des Beaux-Arts, a été le principal collaborateur de Monsieur Roy dans la préparation des plans de notre hôpital. D'autre part, il jouit, sur la place de Paris, d'une certaine notoriété, et sa nomination parait devoir être bien accueillie en hauts lieux.

Le maire propose, en conséquence, au conseil, de ratifier son choix en désignant M. Azière.

Le conseil municipal, l'exposé du maire entendu :

Décide que l'exécution des plans du nouvel hôpital sera confiée à Monsieur Azière, architecte à Paris, lequel offre toutes les garanties d'aptitude et de capacité nécessaires, pour continuer et achever l'œuvre de son maitre Monsieur Roy.

Monsieur Azière fera exécuter fidèlement le projet de Monsieur Roy, sauf les modifications de détail qui pourraient y être apportées, et lui être imposées, par le conseil supérieur d'hygiène.

Il prendra la haute direction des travaux, dont il aura toute la responsabilité.

Il devra dresser lui-même, le cahier des charges, et s'entendre, pour le réglement des honoraires qui seront dus aux architectes par la ville de Belfort, et dont le taux légal est de 5 0/0, d'une part, avec les héritiers de feu Monsieur Roy, d'autre part, avec Monsieur Cordier, architecte à Belfort.

Par une délibération, en date du 21 Juin 1893, le conseil municipal a désigné Monsieur Cordier pour diriger sur place, l'exécution des plans de son confrère de Paris, et les travaux de construction.

Le règlement des comptes, sauf approbation de l'auteur du projet ou de son successeur, Monsieur Azière, sera également dévolu à Monsieur Cordier.

DIX-HUITIÈME DÉLIBÉRATION

Séance ordinaire du Conseil Municipal, présidée par Monsieur Schneider, maire, le 31 Mai 1894

Monsieur le maire expose au conseil que la question de l'hôpital se présente sous deux faces, et qu'il a le choix entre deux solutions : ou l'application pure et simple de la délibération du conseil, en date du 4 Mai 1894, par laquelle la direction supérieure, et la responsabilité des travaux sont attribuées à Monsieur Azière seul, ainsi que le règlement des comptes et honoraires ; ou l'application de la convention ci-après, qui détermine en tous points les attributions et la part de responsabilité des deux architectes, Messieurs Azière et Cordier, et régle en même temps le chiffre des honoraires qui leur seront dus.

Il appartient au conseil de prendre une détermination dans un sens ou dans l'autre, afin de bien établir les attributions et la responsabilité des architectes.

La dite convention est ainsi conçue.

1° Monsieur Azière devra dresser les plans d'exécution, détails et cahier des charges, avant mètré, il aura à fournir à la municipalité de Belfort une minute de tous ces plans, ainsi qu'un plan d'ensemble, indiquant toute la canalisation de l'hôpital, et déposer une série autographiée à la Préfecture, ainsi qu'au ministère de l'Intérieur ; pour ce travail, il lui sera alloué 2 0/0 d'honoraires sur le montant du gros œuvre.

Il restera pendant les délais prescrits par la loi, responsable des plans qu'il aura dressés.

2° Il devra étudier et diriger, la question importante de l'hygiène, comprenant la ventilation, l'assainissement, le chauffage, ainsi que l'évacuation des eaux pluviales et ménagères, et prendre ses dispositions pour trouver le moyen le plus pratique, et se renfermant le mieux dans l'hygiène, pour l'écoulement des matières.

Monsieur Azière se réserve aussi, d'étudier et de faire exécuter sous ses ordres, tous les travaux d'installation. comprenant buanderie, bains, étuve à désinfection, pharmacie, cuisines et services spéciaux.

Pour ces travaux, dont Monsieur Azière aura seul la direction et la responsabilité, il lui sera alloué des honoraires de cinq pour cent, sur le montant intégral de ces travaux.

3° Monsieur Azière aura le titre d'architecte de l'hôpital civil de la ville de Belfort, et son nom devra figurer sur toutes les pièces comptables ou autres de la construction. Il aura pour collaborateur et confrère, Monsieur Cordier, qui dirigera l'exécution des travaux du gros œuvre, comprenant, maçonnerie, serrurerie, charpente, couverture, plomberie, menuiserie et peinture. Monsieur Cordier recevra pour ce concours 2 0/0 d'honoraires, sur le montant de ces travaux, dont il aura l'entière responsabilité, au point de vue de l'exécution pendant la durée des délais légaux.

4° Monsieur Cordier procédera à l'adjudication des travaux, en prenant pour base le devis accepté par lui, et la commission municipale des travaux.

Toute la partie comptable des bâtiments (gros œuvre), vérification des attachements figurés ou autres, des travaux et réglement des mémoires, sera dévolue à Monsieur Cordier, qui recevra à cet effet 1 0/0, ce qui fixe les honoraires pour le gros œuvre à trois pour cent.

5° Tous les bordereaux de paiements seront délivrés et signés par Monsieur Cordier, sur état de situation, fourni par les entrepreneurs, et vérifié par Monsieur Cordier, qui restera responsable des sommes versées sur son visa.

6° Les dimensions des fers, des planchers et autres, ainsi

que des bois de charpente indiquées au cahier des charges, par Monsieur Azière, seront rigoureusement observées.

7° Monsieur Cordier, bien que n'ayant pas à s'occuper de la question d'installation, devra faire réserver, au cours des travaux, tous les passages de conduit que lui demandera son confrère.

8° Monsieur Azière aura toujours le droit et le devoir, pendant le cours des travaux dirigés par Monsieur Cordier, de s'assurer par des visites sur le chantier, que les travaux dirigés par ce dernier, sont en tous points conformes aux plans, détail et cahier des charges dressés par son confrère.

9° Monsieur Cordier fera exécuter fidèlement les plans de son confrère et ne devra, sous aucun prétexte, y apporter de modification sans l'en informer et sans son consentement.

Chaque fois que Monsieur Cordier fera appel sur place, au concours de son confrère, il devra prendre à sa charge, les frais de voyage et de déplacement de ce dernier.

10° Monsieur Azière devra s'entendre avec la famille, pour l'indemniser de l'avant projet étudié par feu Monsieur Roy, il lui sera, bien entendu, tenu compte de tous les changements, que fera apporter à ce projet, la commission supérieure d'hygiène, ainsi que des études qu'il aura à faire, et qui ne sont pas comprises dans le projet Roy.

Le conseil municipal, après en avoir délibéré :

Attendu que la convention intervenue entre Monsieur Azière et Cordier, définit les attributions de chacun des architectes, est d'avis d'approuver cette convention, en modifiant l'article 10 de la manière suivante :

« Monsieur Azière devra s'entendre avec la famille Roy, pour l'indemniser de l'avant projet étudié par feu Monsieur Roy. Tous les changements que la commission supérieure d'hygiène fera apporter à ce projet par Monsieur Azière, ainsi que les études qu'il aura à faire, et qui ne sont pas comprises dans le projet de Monsieur Roy, seront, après estimation, défalquées du montant de l'indemnité qui sera allouée à la famille Roy, pour cet avant projet.

DIX-NEUVIÈME DÉLIBÉRATION

Séance du 11 Juillet 1894, présidée par Monsieur Schneider, Maire de Belfort

Monsieur le maire propose au conseil d'associer Monsieur le docteur Napias, Inspecteur Général des services administratifs au ministère de l'Intérieur, aux remerciements exprimés par le conseil municipal, dans sa délibération en date du 15 Mars 1894, à Monsieur Metz-Juteau, maire de Belfort, à Monsieur Grisez, député, ainsi qu'à Monsieur Goulley, administrateur du Territoire, pour les démarches qu'ils ont faites relativement à la question de l'hôpital.

Monsieur le docteur Napias a pris une part prépondérante dans cette question, en appuyant de toute son influence personnelle, auprès de Monsieur le ministre, le rapport de Monsieur Metz-Juteau, et les démarches collectives entreprises par Monsieur le maire de Belfort, le député et l'administrateur du Territoire.

Entièrement dévoué aux intérêts de la ville de Belfort, et faisant valoir en hauts lieux, la conduite patriotique de ses habitants pendant la guerre de 1870, Monsieur le docteur Napias fût assez heureux pour décider le gouvernement à accorder à la ville de Belfort, une subvention de 500.000 fr. somme beaucoup plus élevée que celle que l'on pouvait espérer recevoir, en prenant pour base les subventions attribuées pour le même but, à beaucoup d'autres villes de France.

Le Conseil municipal :

Adoptant la proposition de Monsieur le maire, vote des remerciements unanimes à Monsieur le docteur Napias, et charge son président de lui exprimer à ce sujet, ses sentiments de reconnaissance et de vive gratitude.

Séance du 12 Juillet 1894, présidée par Monsieur Schneider, Maire de Belfort

Monsieur le maire donne connaissance au conseil municipal, d'une lettre par laquelle Monsieur le secrétaire de la société de protection des Alsaciens-Lorrains demeurés Français, l'informe que la dite société, dans sa délibération en date du 27 Mars 1893, a fixé à 60,000 francs la somme qu'elle mettait à la disposition de la ville de Belfort pour la construction du nouvel hôpital.

Le conseil municipal, à l'unanimité, exprime sa reconnaissance pour le don généreux de la société de protection des Alsaciens-Lorrains et charge son Président d'adresser à la dite société, l'expression de sa vive gratitude.

VINGTIÈME DÉLIBÉRATION

Séance du 6 Août 1894, présidée par Monsieur Schneider, Maire de Belfort

Monsieur le maire soumet au conseil municipal, les plans du nouvel hôpital dressés par feu Monsieur Roy, architecte à Paris, et modifiés par Monsieur Azière, son successeur, suivant les indications et avis de l'Inspecteur Général de l'assistance publique.

Le conseil municipal, après en avoir délibéré :

Approuve en son entier et sans restriction, les plans de l'hôpital, et les modifications qui y ont été apportées.

VINGT ET UNIÈME DÉLIBÉRATION

Séance du 4 Octobre 1894, présidée par Monsieur Schneider, Maire de Belfort

Monsieur le maire donne lecture au conseil, d'une lettre de Monsieur l'administrateur du Territoire de Belfort, en date du 29 Septembre 1894, par laquelle il l'informe, que, sur l'avis de Monsieur le Président du conseil, ministre de l'Intérieur et des Cultes, rien ne s'oppose plus, en ce qui le concerne, à la mise en adjudication du nouvel hôpital, aussitôt qu'il sera possible, en tenant compte des observations faites par les conseils compétents. Qu'il y aurait lieu, en conséquence, de statuer sur la somme de 812.543,72 mentionnée dans le rapport de Monsieur Phily, et sur les diverses réserves, formulées dans les documents transmis par les dits conseils compétents.

Monsieur le maire donne également lecture des rapports suivants :

1° Du conseil des Inspecteurs Généraux des établissements de bienfaisance, en date du 11 Août 1894 ;

2° De Monsieur Phily, contrôleur du conseil général des bâtiments civils, en date du 7 Septembre 1894 ;

3° Et enfin de deux rapports de Monsieur Daumets, Inspecteur Général du même conseil, en date du 7 Septembre 1894.

Les dits rapports concluent à la construction du nouvel hôpital, suivant les plans établis, mais sous certaines réserves.

Monsieur le maire donne également lecture de la dépêche de Monsieur le Président du conseil, ministre de l'Intérieur et des Cultes, en date du 22 Septembre 1894, informant Monsieur l'administrateur du Territoire, que rien ne s'oppose plus, en ce qui le concerne, à la mise en adjudication des travaux.

Monsieur le maire expose que les fonds actuellement disponibles, et qu'il y aurait lieu d'employer à la construction du nouvel hôpital sont les suivants :

1° Subvention de l'Etat.................... 500.000 fr.

2° De la société de secours aux Alsaciens-Lorrains.......................... 60.000 fr.

3° Crédit alloué pour la construction du groupe scolaire du Faubourg des Forges............................. 39.026 fr. 61

4° Excédant de recettes du budget supplémentaire de 1894....................... 16.784 fr. 68

5° Crédit pour la construction d'un mur de soutènement le long de l'abattoir,

construction à ajourner....	8.000 fr.
Total........	623.811 fr. 29
La dépense prévue par les devis étant de....	821.543 fr. 72
La somme disponible de............... ..	623.811 fr. 29
Il y aurait lieu de créer des ressources pour.	197.732 fr. 43

Monsieur le maire propose, pour donner satisfaction à la demande de Monsieur l'administrateur, de voter le principe d'un emprunt de 200.000 fr., combinaison qui permettrait de donner satisfaction à la population de Belfort, en mettant incessamment en adjudication les travaux de construction du nouvel hôpital, tout en évitant de créer de nouvelles charges ou impositions.

Le conseil, appelé à statuer sur la première proposition, la rejette sur la proposition d'un de ses membres qui est d'avis d'affecter à la réalisation des ressources nécessaires,

1° La valeur de l'hôpital actuel, bâtiment qui deviendrait inutile et dont il y aurait lieu d'estimer la valeur à environ...	100.000 fr.
2° L'excédant des recettes du compte administratif de l'exercice 1893.................. ..	157.885 fr. 21
Total.......	257.885 fr. 21

Le conseil statuant sur cette proposition, décide, par 12 voix contre 9, qu'il y a lieu de proposer cette combinaison à l'administration compétente.

Séance extraordinaire du 10 Octobre 1894, présidée par Monsieur Schneider, Maire

Monsieur le maire rend compte au conseil des démarches que, de concert avec Monsieur Merle, premier adjoint, il a faites à Mulhouse auprès de plusieurs grands industriels, possédant dans le Territoire de Belfort des succursales de leurs établissements, afin d'obtenir de ces Messieurs, leur coopération financière et gracieuse pour la construction du nouvel hôpital.

Ces démarches ont été couronnées de succès. Parfaitement accueillies partout où ils se sont présentés, Monsieur le maire et son adjoint ont obtenu des subsides importants de Messieurs les industriels dont les noms suivent :

Messieurs les administrateurs de la Société Alsacienne.......................... 15.000 fr.

Messieurs Dollfus Mieg et Cie.................. 15.000 fr.

Monsieur Alfred Engel .... 5.000 fr.

Le conseil accepte ces dons avec reconnaisance, et vote à l'unanimité de sincères remerciements à Messieurs les administrateurs de la Société Alsacienne de constructions mécaniques, à Messieurs Dollfus Mieg et Cie, à Monsieur Alfred Engel, pour leurs généreuses donations.

Il leur adresse à cet effet l'expression de toute sa gratitude, pour la large part qu'ils prennent à la création d'un établissement, d'une aussi grande utilité.

Il associe à ces remerciements Monsieur Doumerc, Ingénieur à la Société Alsacienne, qui a bien voulu accompagner à Mulhouse Monsieur le maire et son premier adjoint, dans le but de plaider chaleureusement la cause de la ville de Belfort, auprès de Messieurs les administrateurs de la dite société, et de leur faire obtenir ainsi une subvention plus importante.

Le conseil charge Monsieur le maire de transmettre à ces Messieurs le témoignage de ses sentiments de reconnaissance.

Le conseil municipal, à l'unanimité, vote des remerciements à la municipalité pour son activité dans les démarches faites, lesquelles ont eu pour résultat de faciliter la solution de cette affaire, qui passionne à juste titre la population belfortaine.

VINGT-DEUXIÈME DÉLIBÉRATION

Séance du 2 Octobre 1894, de la commission administrative de l'hôpital civil, présidée par Monsieur Schneider, Maire-Président

La commission administrative autorise la ville de Belfort à bâtir le nouvel hôpital en projet, sur le terrain légué à l'hôpital civil de cette ville par Monsieur Bardot, suivant acte fait par devant Monsieur Muller, notaire à Belfort, à la date du 15 Avril 1891.

Pour créer les ressources nécessaires à la construction de ce nouvel hôpital, la commission administrative consent à l'aliénation des bâtiments actuels de l'hôpital civil, et au versement dans la caisse municipale de Belfort du prix de cette aliénation.

La valeur des bâtiments de l'hôpital civil de Belfort, devant entrer en ligne de compte dans les ressources nécessaires, à la construction du nouvel hôpital, la commission administrative autorise la municipalité à faire faire l'estimation de ces immeubles.

Elle autorise également le transfèrement de l'hôpital actuel dans les nouveaux bâtiments à construire.

En ce qui concerne la réalisation des fonds, nécessaires à cette construction, la commission administrative laisse à la municipalité le choix d'une combinaison financière.

Le Président,
SCHNEIDER.

Les Administrateurs,
THIAULT, NETZER, RACLOT, MERLE.

VINGT-TROISIÈME DÉLIBÉRATION

Séance du 13 Octobre 1894, présidée par Monsieur Schneider, Maire

Monsieur le maire expose que la délibération prise par le conseil, dans sa séance du 4 Octobre 1894, dans le but de créer des ressources pour la construction du nouvel hôpital, n'a pas obtenu l'approbation préfectorale.

Il donne lecture au conseil d'une lettre que Monsieur l'administrateur du Territoire de Belfort, lui a adressée à ce sujet ; cette lettre est ainsi conçus :

Belfort, le 14 Octobre 1894.

Monsieur le Maire,

Le 9 Octobre, vous m'avez transmis un extrait de la delibération en date du 4 de ce mois, par laquelle le conseil municipal de la ville de Belfort, en statuant sur les voies et moyens, pour l'exécution des travaux de construction du nouvel hôpital civil, a décidé d'affecter à cette dépense évaluée à la somme de 821.543 fr. 72.

1° Subvention du pari mutuel............	500.000 fr.
2° Don de Monsieur le Prince de Monaco..	500 fr.
3° Subvention de la Société des Abris......	60.000 fr.
4° Produit de l'aliénation de l'hôpital civil actuel...........................	100.000 fr.
5° Excédant des recettes du compte administratif de l'exercice 1893..............	157.885 fr. 21
Total.......	818.385 fr. 21

J'ai l'honneur de vous informer, qu'en ce qui concerne les ressources énumérées sous les paragraphes 3 et 4, rien ne s'oppose à ce que la ville de Belfort en fasse état si les comités et les commissions intéressés ont consenti à la délivrance de ces produits, en faveur de la ville de Belfort.

Quant à l'affectation à cette dépense, de l'excédant des recettes de 157.885 fr. 21 de l'exercice 1893, je crois devoir remarquer qu'au 31 Mars 1894 déjà, cet excédant n'était pas entièrement libre, puisque votre compte d'administration constate qu'une somme de 73.319 fr. 84 restait à payer sur les dépenses approuvées et engagées. L'exercice 1893 ne se soldait donc en réalité que par un excédant de recettes de 84.565 fr. 37.

Mais il est à remarquer encore, que depuis l'ouverture de l'exercice 1894, le conseil municipal a voté des crédits, jusqu'à concurrence d'une somme de plus de cent mille francs, pour des dépenses dont la plupart sont, non seulement approuvées, mais encore engagées.

Dans ces conditions, il n'est pas possible de faire encore état de la somme de 157.885 fr. 21 pour l'exécution du projet de construction d'un nouvel hôpital. D'ailleurs, le budget supplémentaire de l'exercice 1893, que j'ai réglé, à la date du 10 Octobre courant, donne la situation exacte de la ville de Belfort.

Elle peut se résumer de la façon suivante :

Recettes

Excédant de recettes au 31 Mars 1894.......	157.885 fr. 21
Recettes nouvelles, moins les plus values et les 560.500 pour l'hôpital............	8.550 fr. 73
Excédant de recettes, constaté au budget primitif en 1894......................	57.304 fr. 10
Total......	223.740 fr. 04

Dépenses

Dépenses restantes à payer sur les exercices 1893 et antérieures.................	75.517 fr. 38
Crédits votés depuis l'ouverture de l'exercice 1894, moins les 560.500.............	100.073 fr. 35
Crédits supplémentaires nécessaires........	1.559 fr. 68
Total.......	177.150 fr. 41

RÉCAPITULATION

Recettes........................	223.740 fr. 04
Dépenses........................	177.150 fr. 41
Excédant des recettes........	46.589 fr. 63

Je crois devoir ajouter, qu'à mon avis, rien ne s'oppose à ce que le conseil municipal ajourne à une époque ultérieure, certaines dépenses même approuvées, mais sous la réserve expresse, que ces dépenses n'aient encore reçu aucun commencement d'exécution. En résumé, les dépenses à ajourner ne sauraient être autres que celles comprises dans la 2e section du budget supplémentaire de l'exercice 1894, et n'ayant reçu aucun commencement d'exécution.

Je vous serai obligé, Monsieur le maire, de vouloir donner

connaissance de la présente lettre au conseil municipal, lors de sa prochaine réunion.

Veuillez agréer, Monsieur le maire, l'assurance de ma considération la plus distinguée.

L'Administrateur,

Signé : LESVIER.

Monsieur le maire rend compte au conseil du résultat des démarches faites par lui, par Monsieur Merle et par Monsieur Houbre, adjoints, auprès de divers industriels de Belfort et de Mulhouse, dans le but d'obtenir des subsides pour aider à la construction du nouvel hôpital. Les promesses faites permettent de compter, dès aujourd'hui, sur les dons s'élevant à la somme de 35.000.

Il fait part, notamment, d'un don de 15.000 de Messieurs les administrateurs de la Société Alsacienne et constructions mécaniques de Mulhouse ; d'une promesse de don de 15.000 fr. de Messieurs Dollfus Mieg et Cie, industriels, et enfin d'un don de 5000 fr. de Monsieur Alfred Engel de Dornach, Messieurs Dreyfus frères, et Messieurs Schwartz et Cie, de Mulhouse, ont également promis de participer financièrement à cette œuvre de bienfaisance.

Monsieur le maire présente ensuite la proposition suivante, qui permettrait, avec les subsides de Messieurs les industriels ci-dessus, et sans avoir recours à un emprunt, de réunir une somme suffisante pour faire face à la dépense que nécessitera la construction du nouvel hôpital.

Savoir :

Don de l'Etat	500.000 fr.
Don de Monsieur le Prince de Monaco	500 fr.
Don de la Société des Abris	60.000 fr.
Affectation des fonds destinés à l'acquisition de terrains pour le dit groupe scolaire	6.000 fr.
Affectation des fonds destinés à la construction du mur de quai le long de l'abattoir	8.000 fr.

Souscriptions réalisées, savoir:

Messieurs Kœchlin 15.000, Messieurs Dollfus Mieg et Cie, 15.000, Monsieur Alfred Engel, 5000, ensemble................	35.000 fr.
Valeur de l'ancien hôpital civil..............	100.000 fr.
Excédant du budget primitif de 1894..........	46.000 fr.
de 1895..........	33.500 fr.
Total.........	822.000 fr.

Extrait du registre des délibérations du Conseil des directeurs de la Caisse d'Epargne de Belfort

Séance du 20 Octobre 1894

Etaient présents : Messieurs Schneider, maire-président, Thiault, vice-président, Netzer, Loviton, Vallet, Picard, Cordier, Maré, Schmidt, Lapostolest, Merle, Schad, et Schultz, administrateurs.

Le maire appelle l'attention du conseil des directeurs, sur la question de construction d'un nouvel hôpital en remplacement de celui qui existe, devenu insuffisant pour assurer les services de l'assistance. L'extension de la ville, produisant surtout un accroissement qui porte plus particulièrement sur la population ouvrière et par conséquent indigente, oblige l'administration municipale à pourvoir cet établissement de locaux spacieux et hygiéniques.

Le conseil municipal des directeurs à l'unanimité,

Décide qu'il sera prélevé sur le fonds de dotation de la caisse d'Epargne une somme de cent mille francs (100.000) pour être mise à la disposition de la caisse municipale, à titre de souscription ou prêt, laquelle somme sera affectée spécialement à la construction du nouvel hôpital, à charge par la ville de s'engager vis-à-vis de la caisse d'Epargne à lui rembourser cette somme de 100.000, en principal, sans intérêts, s'il arrivait que les déposants de la caisse d'Epargne de Belfort ne soient plus couverts, lequel remboursement aurait lieu dans un délai d'un an, à partir du jour de la mise en demeure.

Suivent les signatures.

VINGT-QUATRIÈME DÉLIBÉRATION

Séance du 20 Novembre 1894, présidée par Monsieur Schneider, Maire

Monsieur le maire donne lecture au conseil, d'une lettre par laquelle Monsieur l'administrateur du Territoire de Belfort lui fait connaitre, que la circulaire de Monsieur le ministre de la Justice et des Cultes, en date du 4 Juillet 1882, prescrit à Messieurs les préfets de n'autoriser aucune mise en adjudication de travaux, comprenant la construction d'Eglise ou de chapelle, qu'autant qu'il serait justifié du décret qui autorise la célébration du culte.

Cette circulaire classe les chapelles des hôpitaux, en oratoires publics ou chapelles de secours, et oratoires particuliers ou chapelles domestiques.

Il n'appartient pas au conseil municipal de déterminer le titre qu'il conviendrait de créer ; mais il pourrait prendre une délibération par laquelle il exprimerait un vœu, qui servirait de point de départ, pour l'instruction de cette affaire.

Monsieur le maire invite en conséquence, le conseil municipal à délibérer sur cette question, afin de se conformer aux prescriptions de la circulaire précitée.

Le conseil municipal, après en avoir délibéré, exprime le vœu que la chapelle du nouvel hôpital soit autorisée, à titre d'oratoire public ou chapelle de secours.

VINGT-CINQUIÈME DÉLIBÉRATION

1er Décembre 1894

Monsieur Schneider, maire, donne lecture d'une lettre par laquelle Monsieur Azière, architecte du nouvel hôpital, sollicite un à-compte de 8000 fr. sur les honoraires montant à 15.470 qui lui sont dus, dès à présent, pour les plans et devis qu'il a établis.

Le conseil municipal, après en avoir délibéré :

Autorise Monsieur le maire à verser à Monsieur Azière, un à-compte de 5000 fr. La dite somme est à prendre sur celle de 560,500 inscrite au budget supplémentaire de l'exercice courant, sous le titre de construction d'un nouvel hôpital.

VINGT-SIXIÈME DÉLIBÉRATION

Du 21 Janvier 1895

Monsieur Schneider donne lecture au conseil municipal de lettres en date des 4 et 10 Janvier courant, par lesquelles, Monsieur Magnié, notaire à Belfort, mandataire des héritiers de Monsieur Roy, réclame à la ville de Belfort, les honoraires dus à ce dernier, en sa qualité d'architecte, pour la confection des plans du nouvel hôpital, à raison de 1,50 sur l'importance des travaux prévus, en tenant compte toutefois des avances qui auraient pu être faites à Monsieur Roy, des modifications de détail imposées par le comité supérieur d'hygiène, autant que celles-ci auraient occasionné un surcroit de travail au successeur.

Suivant délibération, en date du 31 Mai 1894, il était stipulé que Monsieur Azière devait s'entendre avec les héritiers de feu Monsieur Roy, au sujet des honoraires ; mais ceux-ci se refusent à toute idée d'accommodement avec Monsieur Azière, dont ils repoussent l'intermédiaire, se basant sur ce fait, que les plans et devis du nouvel hôpital ont été commandés à Monsieur Roy, par la ville de Belfort.

Le maire demande au conseil, l'autorisation d'entrer en pourparlers avec les héritiers de Monsieur Roy, afin d'arriver à un règlement amiable de la question, se réservant de tenir Monsieur Azière au courant, et de l'appeler en garantie s'il y avait lieu.

Le conseil, après en avoir délibéré :

Charge la municipalité de s'entendre avec les héritiers de feu Monsieur Roy au sujet du règlement des honoraires dus à ce dernier, pour l'établissement des plans primitifs du nouvel hôpital, et de régler cette affaire au mieux des intérêts de la ville.

VINGT-SEPTIÈME DÉLIBÉRATION

En date du 6 Février 1895

Etaient présents: Messieurs Schneider, maire et président, Merle et Houbre, adjoints, Petitjean, Lapostolest, Cordier, Schad, Abram, Rœlly, Vallet, Loviton, Deubel, Pétard, Juillet, Knœpflin, Maillard, Goffinet, Giroud, secrétaire.

Monsieur le maire donne lecture d'une lettre de Monsieur l'administrateur, en date du 31 Janvier 1895, par laquelle Monsieur le Ministre de l'Intérieur lui faisait connaitre que le prêt de 100.000 fr. consenti à la ville de Belfort, par les directeurs de la caisse d'Epargne, pour la construction d'un nouvel hôpital, n'a pas reçu l'approbation ministérielle, mais qu'il ne s'oppose pas à ce qu'il soit donné suite à la 2e combinaison financière, proposée à l'approbation du ministre, et comportant l'aliénation de l'ancien hôpital, estimé à une valeur de 100.000 fr. Monsieur le Ministre ajoute qu'il appartient à présent à Monsieur le Préfet seul, de prendre les mesures nécessaires, qui lui permettent d'autoriser l'aliénation de l'immeuble en question.

En suite de cette communication, Monsieur le maire, donne connaissance au conseil d'une deuxième lettre, à lui adressée par Monsieur l'administrateur, et par laquelle il invite le conseil municipal, à délibérer sur les voies et moyens pour assurer la construction du nouvel hôpital.

Cette lettre est ainsi conçue :

Belfort, le 2 Février 1895.

Monsieur le Maire,

Je m'empresse de vous transmettre une copie de la dépêche, en date du 31 Janvier dernier, que Monsieur le Ministre de l'Intérieur m'a adressée, relativement aux voies et moyens pour assurer la construction du nouvel hôpital au Faubourg des Vosges.

Je vous serai obligé, Monsieur le maire, de vouloir bien communiquer la décision de Monsieur le Ministre, au conseil municipal, et l'inviter à en délibérer.

La délibération qui interviendra devra m'être transmise en double expédition.

Veuillez agréer, Monsieur le maire, l'assurance de ma considération la plus distinguée.

L'Administrateur,
Signé : LESVIER.

Le conseil municipal, après en avoir délibéré :

Vu la délibération, en date du 5 Octobre 1894, par laquelle la commission administrative de l'hôpital civil de Belfort : 1° autorise l'aliénation des bâtiments actuels de l'hôpital lui appartenant ; 2° consent au versement de fonds de concours, au paiement des travaux de construction du nouvel hôpital au Faubourg des Vosges, ainsi qu'au transfert du dit hôpital dans les nouveaux bâtiments à construire, tant sur le terrain légué au dit hôpital civil par Monsieur Bardot François, que sur ceux acquis, à cet effet, directement par la ville.

Vu la délibération conforme du conseil municipal, en date du 24 Novembre 1894, prise en exécution des articles 6 et 10 de la loi du 7 Août 1851 et 70, de celle du 5 Avril 1884.

Réitère l'avis conforme par lui donné aux délibérations susvisées, de la commission administrative de l'hôpital civil, et notamment, en ce qui concerne l'aliénation des bâtiments actuels de l'hôpital, et l'affectation du produit de cette aliénation au paiement, jusqu'à due concurrence des travaux de construction du nouvel hôpital de Belfort de .... 100.000 fr.

Décide que pour couvrir le surplus des dépenses de cette construction, il sera fait emploi des ressources suivantes :

1° Subvention du pari mutuel............ 500.005 fr.
2° Don du Prince de Monaco.............. 500 fr.
3° Don de la Société de protection des Alsaciens.............................. 60.000 fr.

4° Produit de la souscription publique.....	65.000 fr.
5° Fonds votés pour la construction d'un groupe scolaire aux Forges........	33.026 fr. 61
6° Fonds votés pour l'acquisition du terrain pour le même groupe..............	6.000 fr.
7° Fonds votés pour la construction d'un mur de quai le long de l'abattoir.....	8.055 fr. 75
8° Excédant des recettes du budget primitif de 1894............................	48.417 fr. 64
Total........	821.000 fr.

VINGT-HUITIÈME DÉLIBÉRATION

En date du 25 Mars 1895

Monsieur le maire donne lecture d'une lettre de Monsieur l'administrateur du Territoire de Belfort, en date du 15 Février 1895, ainsi conçue :

Monsieur le Maire,

Monseigneur l'archevêque du diocèse de Besançon, consulté sur la question de la création d'une chapelle de secours à l'hôpital civil, projeté au Faubourg des Vosges, qui a fait l'objet de la délibération du conseil municipal, en date du 24 Septembre 1894, me fait connaître, à la date du 11 courant, qu'il serait disposé à accueillir favorablement la demande du conseil municipal ; mais avant d'émettre un avis définitif, il aurait besoin de savoir quelle dotation serait affectée à l'entretien de la chapelle et au service des cultes, et quel traitement serait alloué à l'aumônier.

Je vous serai obligé, de vouloir bien faire part de ce qui précède au conseil municipal, lui donnant connaissance de la présente lettre, et l'invite à en délibérer.

Monsieur le maire expose ensuite au conseil municipal que la chapelle actuelle, devant disparaitre par suite du transfèrement de l'hôpital civil dans les nouveaux bâtiments du Faubourg des

Vosges, il y aurait lieu d'affecter à la future chapelle la même dotation que celle affectée à l'ancienne.

Cette dotation se compose de l'ensemble des donations faites à l'hôpital au profit du culte et de l'entretien de la chapelle.

L'établissement a toujours pris à sa charge les frais d'entretien de la dite chapelle, ainsi que ceux du culte; il devra en être de même pour la nouvelle chapelle.

Quant au traitement de l'aumônier, il est de 1150 fr., ainsi réparti: 600 fr. provenant de deux donations, le surplus, soit 550 fr., est assuré par un vote annuel de la commission administrative, avec affectation spéciale à ce traitement.

Le conseil municipal,

Après délibération ; vu l'exposé de Monsieur le maire,

Attendu qu'il ne s'agit pas de la création d'une nouvelle chapelle, mais seulement du transfèrement de la chapelle actuelle dans les bâtiments du Faubourg des Vosges, et que, par conséquent, la dotation de cette chapelle conservera la même affectation dans le nouvel hôpital.

Décide,

1° Que les frais d'entretien de la chapelle du Faubourg des Vosges et les frais du culte, resteront, comme par le passé, à la charge de l'établissement.

2° Que l'aumônier continuera à recevoir un traitement de 1150 fr.

VINGT-NEUVIÈME DÉLIBÉRATION

Séance extraordinaire du 18 Avril 1895

Monsieur le maire expose au conseil qu'aux termes de l'article 8 du règlement d'administration publique du 10 Avril 1853 qui fixe le mode d'exécution des lois des 10 Juillet 1791, 17 Juillet 1818 et 10 Juillet 1851, il ne peut être construit aucun bâtiment sur les terrains situés dans la deuxième zône des servitudes militaires, sans qu'il soit fait préalablement une soumission au génie militaire.

Les bâtiments du nouvel hôpital devant précisément être élevés dans la 2e zône des dites servitudes, Monsieur le maire demande l'autorisation de soumissionner avec le Génie dans les conditions déterminées par les lois précitées.

Le conseil municipal, après en avoir délibéré,

Autorise Monsieur le maire à faire le nécessaire, pour que la ville soit autorisée à construire les bâtiments du nouvel hôpital dans la 2e zône des servitudes militaires.

Monsieur le maire expose au conseil, qu'aux termes de l'article 8 du réglement d'administration publique du 10 Août 1853, qui fixe le mode d'exécution des lois, des 10 Juillet 1791, 17 Juillet 1818 et 10 Juillet 1851, il ne peut être élevé aucune construction sur les terrains situés dans la 1re zône des servitudes militaires, sans qu'il soit préalablement intervenu un décret autorisant les dites constructions.

Une partie des murs de clôture du nouvel hôpital, ainsi que la maison du concierge devant être édifiés dans la 1re zône, Monsieur le maire demande l'autorisation de faire auprès de l'administration supérieure, les démarches nécessaires pour obtenir le décret d'autorisation prescrit par les lois précitées.

Le conseil municipal, après en avoir délibéré,

Autorise Monsieur le maire à solliciter l'autorisation de construire les murs de clôture et la maison du concierge de l'hôpital, dans la 1re zône des servitudes militaires.

TRENTIÈME DÉLIBÉRATION

Séance du 16 Mai 1895

Monsieur le maire donne lecture, au conseil, du rapport présenté par Monsieur Chaudel-Page, constructeur à Valdoie, rapporteur de la commission chargée d'étudier les divers systèmes de chauffage, qui lui ont été présentés pour le nouvel hôpital.

Ce rapport est ainsi conçu :

Monsieur le Maire,

J'ai l'honneur de vous présenter le rapport de la commission d'examen des projets de chauffage et de ventilation, pour l'hôpital civil.

Cette commission s'est réunie à l'Hôtel-de-Ville, le samedi 11 Mai 1895. Elle était composée de Messieurs les ingénieurs Doumerc, Callias, Blanchot, Chaudel.

Monsieur le maire présidait la séance.

Afin de bien indiquer les raisons qui ont déterminé le choix de la commission, je rappellerai, succinctement, quels doivent être les désiderata d'un chauffage et d'une ventilation dans un hôpital.

Au point de vue hygiénique, il faut un mode de chauffage qui amène la chaleur dans les salles des malades et la répartisse uniformément, de telle sorte, que la température y soit, aussi constante et uniforme que possible, en tous les points, dès que les appareils ont été réglés pour le degré voulu, et que ce réglage puisse s'effectuer immédiatement selon les besoins.

Il faut, en outre, que les produits de viciation de l'air, au fur et à mesure de leur production, soient rigoureusement et intégralement évacués de tous les points de la salle et remplacés par un égal volume d'air pur ; c'est l'objet de la ventilation, d'une importance extrême dans un hôpital.

Les salles diverses, autres que les salles des malades, les corridors, les escaliers traversés par les convalescents ou les gens de service, doivent être également chauffés et ventilés, afin d'éviter les variations sensibles de température, en circulant.

Les travaux récents des biologistes ont démontré, sans en avoir toutefois bien déterminé les causes, que l'air chauffé par contact et même par radiation, subit toujours une altération au point de vue de sa respirabilité, altération d'autant plus grande que le degré de température du corps chauffant sera plus élevé.

Le mode de chauffage qui semble le mieux réaliser ces desiderata, est le chauffage par la vapeur, surtout en raison de la continuité indispensable dans un hôpital.

La ventilation étant pour ainsi dire liée invariablement au chauffage, sera elle-même continue.

En faisant inscrire, au programme soumis aux constructeurs, le chauffage par la vapeur à très basse pression, le comité d'hygiène s'est inspiré des considérations ci-dessus que j'avais cru devoir rappeler.

Trois maisons de construction ont présenté des projets qu'elles ont exposés en détail devant la commission.

Ce sont :

1° Cie des Forges d'Audincourt, à Audincourt (Doubs).

2° Etablissement Geneste-Herscher et Cie à Paris.

3° Robin, constructeur à Paris.

Premier projet de la Cie des Forges d'Audincourt

La Cie des Forges d'Audincourt, ayant adopté le chauffage à vapeur avec pression, la commission, tout en reconnaissant le mérite d'une étude très complète et très consciencieuse de la question, s'est vue forcée d'écarter le projet qui ne répondait pas au programme indiqué.

Deuxième projet des établissements Geneste-Herscher et Cie

Le chauffage à vapeur, préconisé par cette maison, est un chauffage à très basse pression 0 k. 300 à 0 k. 500 par centimètre carré.

Tout d'abord, disons, d'une façon générale, que l'installation d'un chauffage à vapeur comprend trois parties essentielles, savoir :

Le *générateur* ou chaudière, servant à produire la vapeur ; la *distribution,* qui se compose de tuyaux conduisant la vapeur dans toutes les directions voulues ; enfin, les *surfaces chauffantes* ou *poëles placés généralement* dans les salles à chauffer, présentant une grande surface extérieure pour faciliter la condensation et transmettre au dehors, à travers les parois métalliques la chaleur mise en liberté par la condensation.

Ceci posé, nous allons examiner, dans le projet Geneste-Herscher, les différentes parties.

1° *Générateur.* — Le générateur est formé d'un corps de chaudière, à éléments multiples en fonte.

Le centre de la chaudière forme magasin de combustible, et sert à l'alimentation continue de la grille.

Un régulateur spécial agit sur la porte du cendrier, selon les besoins du chauffage, en activant ou en ralentissant la combustion par l'introduction ou la fermeture de l'air sous la grille. Ce régulateur agit automatiquement.

La commission n'a pas eu sous les yeux de modèles ni de dessins de ce régulateur. Monsieur Herscher nous a assuré de son fonctionnement sûr, attesté par leurs installations précédentes.

Les divers éléments du générateur sont robustes et d'un remplacement facile et prompt, sans ouvrier spécial.

Le projet prévoit deux chaudières pour chacune des installations, afin d'éviter tout arrêt en cas d'avarie.

2° *Distribution.* — La distribution est formée de tuyaux en fer étiré, dont les diamètres sont en rapport avec les quantités de vapeur à fournir.

La canalisation n'offre rien de particulier, sinon que les points dont la commission a pu examiner un modèle, nous ont semblé fort bien compris, et d'une étancheité absolue.

Un seul point semble sujet à critiques, c'est la communauté, la vapeur et l'eau de condensation dans certains tuyaux de distribution. Monsieur Herscher affirme ne pas avoir de claquements par une section appropriée des tuyaux.

3° Surfaces chauffantes ou radiateurs. — Les radiateurs, en raison du peu de pression, sont en fonte, non munis d'ailettes, mais avec nervures longitudinales peu saillantes, permettant un brassage effectif et certain, dans les moindres recoins, afin d'assurer une aseptie absolue, si besoin est.

Un petit purgeur d'air automatique existe sur chaque appareil. La commission a cru devoir faire ici une observation analogue à celle du régulateur du générateur. Monsieur Herscher garantit son fonctionnement, et si l'appareil venait à manquer, les conséquences seraient de faible importance.

4° *Ventilation.* — La ventilation est assurée par des prises d'air au côté droit des radiateurs. L'évacuation se fait à la partie supérieure. Monsieur le docteur Czerniki a appelé l'attention du constructeur sur l'inconvénient de prises directes sur les façades exposées à l'Est, en raison de la violence des vents, qui règnent dans cette direction pendant l'hiver.

On peut parer à cet inconvénient en brisant le courant au moyen de chicanes ou par des prises indirectes.

Monsieur le docteur Czernicki a en outre indiqué comme désideratum pour l'évacuation, le placement d'un orifice, au centre, ou de plusieurs orifices vers le centre, afin de répartir l'appel aussi uniformément que possible.

5° Consommation du combustible.— Le combustible consommé pour le chauffage des trois pavillons, dans l'hypothèse de l'emploi du coke, sera de 350.000 k. annuellement.

Projet de la maison Robin

Le projet de la maison Robin est identique, comme principe et comme appareils, à celui présenté par la maison Geneste-Herscher et Cie.

Les radiateurs sont en fonte, à nervures très saillantes ou ailettes.

Nous avons dit pourquoi Messieurs Geneste-Herscher avaient renoncé à cette disposition.

Monsieur Robin présentait en outre un dessein d'un générateur semitubulaire, permettant l'emploi de combustibles menus.

Le purgeur d'air des radiateurs est un simple robinet à main.

En présence de ces deux projets, identiques quant aux appareils, sauf quelques détails, le choix de la commission était indiqué.

La maison Geneste-Herscher et Cie, a été choisie à l'unanimité.

Ses appareils ont déjà la sanction de l'expérience pour les installations de l'asile d'aliénés de Naugeat (Haute-Vienne), de l'hôpital civil et militaire de Bergerac (cinq pavillons), de la Clinique chirurgicale de Monsieur le docteur Sorel, au Havre...

Valdoie, le 14 Mai 1895.

Le Rapporteur,
Signé : CHAUDEL-PAGE.

Le conseil municipal, après en avoir délibéré :

Vu l'avis de Messieurs les ingénieurs et médecins et des membres de la commission des travaux,

Considérant que les appareils de chauffage, à très basse pression, présentés par la maison Geneste-Herscher et Cie de Paris, et dont le devis s'élève à la somme de 126.000 fr., offrent les meilleures garanties, tant sous le rapport du bon fonctionnement et de la durée de ces appareils que sous celui de l'économie du combustible,

Adopte les conclusions du rapport de Monsieur Chaudel-Page, et décide que la fourniture et l'installation de ces appareils seront confiés à la maison Geneste-Herscher et Cie de Paris,

Autorise, en conséquence, Monsieur le maire à traiter avec la dite maison, dans les termes de la soumission dont teneur suit :

Chauffage et ventilation — buanderie — désinfection — bains — cuisine,

Soumission pour la fourniture et l'intallation des appareils.

Entre les soussignés

Monsieur Schneider Charles, agissant au nom de la ville de Belfort, en vertu de la délibération du conseil municipal du 16 Mai 1895, d'une part, et Messieurs Geneste-Herscher et Cie, ingénieurs-constructeurs, demeurant à Paris, 42, rue du Chemin Vert, d'autre part, il a été convenu ce qu'il suit : Messieurs Geneste-Herscher et Cie s'engagent à effectuer les travaux prévus à leur projet numéro 5715, et à leur devis numéro 7535, ci annexés pour l'installation à l'Hôpital-Hospice de Belfort du chauffage par la vapeur à très basse pression, système thermocycle, breveté, et de la ventilation, ainsi que des services de la buanderie, de la désinfection, des bains et de la cuisine.

Le montant de l'entreprise est fixé à la somme nette et à forfait de cent vingt-six mille francs (126.000) dont le détail est donné dans le devis sus-mentionné.

Messieurs Geneste-Herscher et Cie garantissent leur installation pendant dix ans contre tout vice de construction. Ils s'engagent à commencer les travaux, dès qu'ils en recevront l'ordre de l'architecte Azière.

Ces travaux seront exécutés conformément aux ordres et sous la direction de ce dernier.

Ils devront être terminés, au plus tard, en même temps que la peinture intérieure. Les paiements auront lieu, par à-comptes, sur la proposition de l'architecte, comme il est dit à l'article 20 du cahier des charges générales, que Messieurs Geneste-Herscher et Cie déclarent bien connaitre et auquel ils s'engagent à se conformer pour tout ce qui n'est pas contraire à la présente convention. Les droits de timbre et d'enregistrement, occasionnés par le présent marché, sont à la charge de Messieurs Geneste-Herscher et Cie. Le présent marché est définitif, et lie les parties sous la condition résolutoire de son approbation par les autorités compétentes.

Fait double à Paris et à Belfort, le Mai 1895.

Par procuration de Messieurs Geneste-Herscher et Cie.

Signé : HERSCHER Etienne, fils.

Le Maire,

Signé : SCHNEIDER.

TRENTE-ET-UNIÈME DÉLIBÉRATION

Séance du 29 Mai 1895

Organisation d'une fête à l'occasion de la pose de la première pierre du nouvel hôpital

Monsieur le maire consulte le conseil sur l'opportunité de l'organisation d'une fête pour la pose de la première pierre du nouvel hôpital.

Le conseil municipal, après en avoir délibéré,

Considérant qu'il importe de rehausser par une fête la cérémonie de la pose de la première pierre d'un édifice aussi considérable et aussi utile que le nouvel hôpital.

Considérant qu'il appartient au conseil municipal actuel, qui a su mener à bien cette œuvre philanthropique, de la consacrer par une inauguration.

Décide le principe de l'organisation de cette fête, et charge en conséquence une commission, composée de Monsieur le maire et de Messieurs Julien et Vallet, de faire une démarche auprès de Monsieur l'administrateur du Territoire, pour qu'il veuille bien se faire l'interprète du conseil municipal, à l'effet d'obtenir la présence à cette cérémonie, d'un membre du gouvernement, et de lui donner tout l'éclat qu'elle comporte.

TRENTE-DEUXIÈME DÉLIBÉRATION

Séance extraordinaire du 5 Juin 1895, suite de la séance du 29 Mai 1895

Etaient présents Messieurs Schneider, maire et président, Merle, adjoint, Petitjean, Lapostolest, Cordier, Schad, Abram, Rœlly, Vallet, Loviton, Deubel, Pétard, Juillet, Knœpflin, Goffinet, Schultz, Arnold, Julien, secrétaire M. Schultz.

Monsieur le maire donne lecture au conseil d'une lettre par laquelle Monsieur l'administrateur du Territoire de Belfort, lui accuse réception de la délibération, en date du 29 Mai dernier, votant le principe de l'organisation d'une fête à l'occasion de la pose de la première pierre du nouvel hôpital ; Monsieur l'administrateur demande différents renseignements, notamment le nombre des votants, pour ou contre le projet, le programme de la fête à organiser avec le devis de la dépense approximative que cette fête entrainera, et la liste des personnages que le conseil compte inviter.

Le conseil municipal après en avoir délibéré,

Décide que cette question sera étudiée par la commission des fêtes, qui fournira un rapport à la première réunion du conseil municipal.

TRENTE TROISIÈME DÉLIBÉRATION

Séance extraordinaire du 19 Juin 1895

Etaient présents Messieurs Schneider, maire et président, Merle et Houbre, adjoints, Petitjean, Callias, Lapostclest, Cordier, Schad, Abram, Rœlly, Vallet, Loviton, Deubel, Pétard, Juillet, Schmidt, Lalloz, Maillard, Schultz, Goffinet, Julien, Giroud, secrétaire.

Monsieur le maire donne lecture du rapport de la commission des fêtes, relatif à l'organisation d'une fête, à l'occasion de la pose de la première pierre du nouvel hôpital.

Ce rapport est ainsi conçu :

La commission des fêtes, dans sa séance du 10 Juin 1895, a proposé de fixer la cérémonie de la pose de la première pierre du nouvel hôpital, au 21 Juillet prochain, afin d'éviter une double installation du matériel de décoration.

Elle a discuté aussi le programme des fêtes à donner, à l'occasion de cette solennité ; toutefois, les détails de ce programme ne pourront être arrêtés qu'ultérieurement, lorsque l'arrivée et le départ du ministre seront connus d'une manière certaine.

ENSEMBLE DU PROGRAMME

Samedi

Retraite aux flambeaux.

Dimanche

1° Vin d'honneur offert par la municipalité aux maires du Territoire.

2° Réception de Monsieur le ministre à la gare.

3° Cortège des sociétés.

4° Banquet offert par la municipalité, à Monsieur le ministre et à Messieurs les représentants du Territoire, conseillers généraux, préfet et les principaux chefs de service.

5° Cérémonie de la pose de la première pierre.

6° Visite des établissements industriels.

7° Départ de Monsieur le ministre.

Etat estimatif des dépenses à prévoir, pour les fêtes à donner à l'occasion de la cérémonie de la pose de la première pierre du nouvel hôpital.

Illuminations (pour mémoire)	500 fr.
Arc de triomphe Aménagement du terrain de l'hôpital	600 fr.
Décoration de l'hôtel de ville	200 fr.
Voitures pour réception	120 fr.
Tribunes	300 fr.
Retraite aux flambeaux (illumination)	50 fr.
Vin d'honneur	100 fr.
Bouquets (réception)	30 fr.
Banquet	2000 fr.
Frappe de médailles	150 fr.
Frais divers, affiches etc	200 fr.
Total	4250 fr.
Imprévus	1750 fr.
Total général	6000 fr.

Le conseil municipal, après en avoir délibéré ;

Adopte, dans son entier, le rapport de la commission des fêtes, et, par 12 voix contre 10, vote, à cet effet, un crédit de 6000 francs à prendre sur les fonds disponibles de l'exercice courant.

CHAPITRE XV

Société Belfortaine des Abris Alsaciens-Lorrains

1872-1895.

La société Belfortaine des Abris Alsaciens-Lorrains, doit son existence à l'initiative de Monsieur Charles Le Bleu, administrateur du Territoire de Belfort en 1872. La cruelle guerre de 1870, avait légué à la France meurtrie, une dette sacrée envers nos chers émigrants Alsaciens-Lorrains, et, sur tous les points du territoire, on avait organisé des associations patriotiques, pour leur venir en aide. Belfort, cette dernière épave d'un grand naufrage, ne voulait pas rester en arrière ; déjà, de nombreux émigrants étaient arrivés sur ce sol aimé de l'Alsace resté français, et tous les hommes de cœur, sans distinction d'opinions et de cultes, s'étaient réunis pour remplir envers eux un devoir d'humanité et de patriotisme. Le 18 Mars 1872, sur la convocation de Monsieur Le Bleu, administrateur du Territoire de Belfort, Messieurs Saglio Emile, président du tribunal de commerce, Mény, maire de la ville, Parisot, adjoint, Jundt, ingénieur des Ponts-et-Chaussées, Stéhelin, avocat, George Emile, juge au tribunal civil, s'assemblèrent à l'hôtel de l'administration. Monsieur Le Bleu, leur donna lecture d'une lettre, qu'il avait reçue du comité formé à Paris, 9, rue de Provence, sous la présidence de Monsieur le comte d'Haussonville, lui annonçant la fondation, à Paris, de la société de Protection des Alsaciens-Lorrains demeurés Français, et demandant, au nom de cette dernière, la création à Belfort, d'un comité local, qui se mettrait en relation avec le comité de Paris. Monsieur Le Bleu donna ensuite lecture des statuts de la société, puis il demanda à former, dès ce jour, le comité de Belfort, auquel s'adjoindraient d'autres personnes qui, par leurs relations avec l'Alsace et la Lorraine, apporteraient leur appui, et leur concours à l'œuvre de la société de protection des Alsa ciens-Lorrains demeurés français. Cette œuvre, éminemment utile et patriotique, fût immédiatement constituée en comité.

Furent élus : MM. Saglio, président.
Parisot, vice-président.
Haas Joseph, trésorier.
George, secrétaire.

Le comité décide qu'il se mettra immédiatement en relation avec celui de Paris. Pour favoriser le développement de la société de protection à Belfort, et en assurer le fonctionnement régulier, il a été statué également, qu'un sous-comité ou comité d'action, serait formé, et que ses membres seraient pris parmi les membres du comité général, à Belfort. Ont été désignés, pour faire partie de ce comité d'action, Messieurs Stéhelin, président, George, secrétaire, Haas, trésorier : Il leur serait adjoint d'autres membres, dont l'adhésion aux statuts de la société ne devait pas faire défaut.

Le 23 Mars de la même année, le comité d'action tient sa première réunion. Etaient présents : Messieurs Stéhelin, président, Ménétrez, avocat, Wendeling, juge suppléant, Haas et George. Il fût arrêté qu'il était utile de recueillir à Belfort les souscriptions des personnes, ayant jusqu'à ce jour adhéré à la société de Protection des Alsaciens-Lorrains, demeurés français, afin d'avoir de suite des fonds de secours à la disposition des émigrants, susceptibles d'être patronnés par la dite société. L'utilité de connaitre aussi les autres comités, affiliés à celui de Paris, fût constatée. En outre, on décida que tous les souscripteurs, seraient à l'avenir indiqués au trésorier, Monsieur Joseph Haas, qui en dresserait la liste complète, suivant ordre de date des remises de fonds.

Le cinq Novembre 1872, sur la demande de Monsieur Stéhelin, président du comité d'action, Monsieur Le Bleu, administrateur du Territoire de Belfort, convoqua, à l'hôtel de la Préfecture, les membres du comité général de la société de Protection des Alsaciens-Lorrains, séant à Belfort. Monsieur Stéhelin fit alors l'historique du comité : Sa formation, son but, son mode de procéder, et les résultats obtenus, depuis le jour où il commença à fonctionner, jusqu'à celui de la présente réunion.

Le comité fut constitué le 18 Mars 1872, et se mit aussitôt à l'œuvre. Les dons du dehors ne tardèrent pas à arriver. Outre les souscriptions locales, le comité de Paris, d'autres comités de province, envoyèrent à Belfort leurs généreuses offrandes, et les recettes s'élevèrent, le 5 Novembre 1872, à 57,500 francs ; les dépenses étant de 54.000 environ, et le nombre des émigrants secourus par le comité de 4160. Parmi les comités ou associations patriotiques, qui furent particulièrement généreuses, citons, les comités de Paris, du Havre, de Nice, de Rouen, de Marseille, de Genève, d'Elbeut, de Fécamp, de Toulouse, de Reims, de Dieppe, de Nevers, de Nimes, de Cherbourg, de Lyon, de la société fraternelle de Bruxelles, des Forges d'Audincourt, de la société Anglaise des Amis, de Poitiers, etc.

Il y avait alors, sur le Territoire de Belfort, un grand nombre de familles d'ouvriers Alsaciens, ayant un travail régulier, assuré, mais dont l'installation était des plus malsaines. Donc, dans cette même réunion du comité général, vu la pénurie de logements d'ouvriers, Monsieur Stéhelin proposa la création de maisons d'ouvriers, dites Abris Alsaciens. Cette proposition fût admise en principe. Aprés quelques observations de détails, sur la lettre et l'esprit d'un projet de société civile, il fut convenu que les principales clauses seraient les suivantes : La société prendrait le nom de Société Belfortaine des Abris Alsaciens-Lorrains ; la location ne serait pas limitée, mais le prix en serait aussi modéré que possible ; son produit serait affecté à l'entretien des bâtiments, et à l'acquittement des charges de contributions et assurances, le surplus serait employé en œuvres de bienfaisance, au profit des Alsaciens-Lorrains ; l'œuvre entreprise ne devait avoir aucun caractère de spéculation, mais être essentiellement une œuvre de bienfaisance ; enfin la société civile agirait sous le contrôle du comité, et l'œuvre nouvelle ne devait être qu'une extension de celle entreprise dès le début de sa formation, par le comité de la société de Protection des Alsaciens-Lorrains.

Furent ensuite nommés administrateurs de la société civile, Messieurs Stéhelin, Jundt, Sibre, Stractmann, Haas.

La même année, le 30 Décembre, sur la convocation de Monsieur Saglio, président, le comité se réunit en assemblée générale, à l'effet de recevoir communication de la situation, et des résultats obtenus par le comité, depuis la formation jusqu'à ce jour.

Monsieur Stéhelin, président du comité d'action, fit connaître à l'assemblée :

1° Que le nombre des émigrés secourus pouvait se décomposer ainsi qu'il suit :

Par la Société de protection......	3524 dont 588 familles
Par la commission d'émigration..	1368 dont 261 familles
Total.....	4892 secourus 849 familles

2° La situation financière fût établie ainsi qu'il suit :

Recettes............	177.917	
Dépenses..........	91.618	
Reste...	86.298	
Plus, dus par l'administration....	16.380	pour avances faites par le comité
Et dus par le comité de Paris......	10.000	sur le crédit de 20000 fr. ouvert
Total.......	112.678	

Sur les 112.678 fr. restant à l'actif du comité, il faut compter que 80.000 fr. au moins, seront nécessaires à la construction des Abris Alsaciens-Lorrains, lesquels sont en voie d'exécution.

Enfin, sur la proposition de Monsieur Stéhelin, qui fait connaître le zèle et le dévouement apportés à l'œuvre du comité de Belfort, par Monsieur James Long, Président de la société des

Quakers, et qui annonce, que, grâce à l'intervention de ce généreux bienfaiteur, près de 45.000 fr. ont été envoyés de diverses localités, au comité de Belfort, Monsieur James Long est, à l'unanimité des membres, nommé Président honoraire du comité de Belfort, de la société de protection des Alsaciens-Lorrains.

Le 22 Juin 1874, le comité se réunit en assemblée générale pour délibérer, et statuer sur diverses modifications à apporter aux statuts de la société des Abris Alsaciens. Après lecture des articles à modifier, et des nouveaux articles proposés, l'assemblée, à la presque unanimité, adopte les changements suivants. L'article III du titre Ier, était ainsi conçu :

« La Société prend son commencement à dater du 15 Novembre 1872 ; elle aura une durée indéterminée, et ne prendra fin que quand cesseront les nécessités auxquelles elle se propose de subvenir. Cette dissolution sera prononcée en assemblée générale des sociétaires. »

Cet article fut remplacé par cet autre :

« La société prend son commencement à dater du 15 Novembre 1872 ; elle aura une durée indéterminée, et ne prendra fin que quand cesseront les nécessités auxquelles elle se propose de subvenir. Cette dissolution sera prononcée par l'assemblée générale des sociétaires, qui aura à disposer de la propriété des Abris, et de l'actif de la société. Si, par suite de circonstances imprévues, la réunion des sociétaires, en nombre suffisant, devenait impossible, la propriété des abris et l'actif de la société appartiendraient de plein droit à la ville de Belfort, à condition, par elle, de se soumettre aux charges et aux obligations fixées par les présents statuts, et, dans les cas où ces statuts cesseraient d'être applicables, d'affecter à des œuvres de bienfaisance, les ressources qu'elle tiendrait de la société ».

Les travaux et la situation de la société, se résumaient alors ainsi :

18.000 personnes secourues, 443.519 fr. 15 de recettes et 425.336 fr. 40 de dépenses ; 357 personnes habitent les abris,

115 enfants fréquentent l'école de la cité d'Alsace, sur lesquels 70 originaires de la ville.

Faisaient alors partie de la société Belfortaine des Abris Alsaciens-Lorrains.

1° Monsieur Emile Saglio, président du tribunal de commerce, Chevalier de la Légion d'honneur, président de la société de protection des Alsaciens-Lorrains.

2° Monsieur Louis Parisot, maire de la ville de Belfort, vice-président.

3° M. Léon Stéhelin, avocat, Chevalier de la Légion d'honneur, président du comité d'action.

4° Monsieur Emile George, juge au tribunal civil, secrétaire.

5° Monsieur Joseph Haas, banquier, trésorier.

Tous membres du bureau, élus par la société, en assemblée générale, le 18 Mars 1872.

Et Messieurs,

6° Louis Chollet, ingénieur du chemin de fer, conseiller municipal.

7° Henri de Dartein, conseiller de préfecture.

8° Jean Jacques Diétrich, secrétaire général de préfecture.

9° Adolphe Guillemin, commissaire de surveillance administrative au chemin de fer, Officier de la Légion d'honneur.

10° Théodore Jundt, ingénieur des Ponts et-Chaussées, Chevalier de la Légion d'honneur.

11° Auguste Juster, agriculteur, Président du Comice agricole.

12° François Juteau, banquier, adjoint au maire.

13° Alfred Kœchlin-Schwartz, manufacturier, Chevalier de la Légion d'honneur.

14° Charles Le Bleu, administrateur de la partie Française du Haut-Rhin, Chevalier de la Légion d'honneur.

15° Xavier Le Bleu, négociant.

16° Salomon Lehmann, négociant, conseiller municipal.

17° Jean-Baptiste Marzloff, président du tribunal civil.

18° Gustave Ménétrez, avocat.

19° Ignace Emile Munschina, Procureur de la République.

20° François Sibre, juge au tribunal de commerce, adjoint au maire.

21° Charles Stractmann, entrepreneur de travaux publics.

22° Amédée Tagant, négociant, Chevalier de la Légion d'honneur.

23° Michel Thiault, avocat, conseiller municipal.

24° Henri Léon Wenger, substitut du procureur de la République.

25° Léon Wendling, juge suppléant au tribunal civil.

Tous membres de la société de protection des Alsaciens-Lorrains, demeurant tous à Belfort.

En 1875, le 4 Février, les membres de la société de protection des Alsaciens-Lorrains, et de la société des Abris Alsaciens de Belfort, convoqués par Monsieur Saglio en assemblée générale, décidèrent en principe, de séparer la comptabilité et le budget des Abris, de ceux du bureau de secours. Jusqu'alors, le ministère de l'intérieur avait remboursé au comité de secours, les dépenses que celui-ci avait faites. Mais à partir de 1874, le ministère réduisit la dépense de secours à la somme de 2000 francs par mois, puis à celle de 1000 fr. Or, il est impossible de ne pas dépasser cette somme, en raison des besoins urgents, forcés, du comité de secours, pour les indigents, les malades, les familles qui quittaient encore l'Alsace, pour les jeunes gens qui venaient s'engager en France. Il est impossible au comité de secours de continuer son œuvre, si la situation ne change pas pour lui, et si les dépenses qu'il est dans la nécessité de faire, ne lui sont pas intégralement remboursées.

Dans cette même séance, on décida encore la création d'une 3e salle d'école. Les deux premières étaient confiées à Mesdemoiselles Ruhlmann, la 3e sera confiée à Mademoiselle Augusta Gros, originaire de Colmar, et pourvue des deux brevets. La fréquentation de l'école de la cité, par les enfants des faubourgs, rend les charges plus considérables. C'est pourquoi, Monsieur Stéhelin croit qu'il serait juste de demander à la ville de Belfort, une participation proportionnée au nombre d'enfants de la localité ; fréquentant l'école, dans les charges imposées par cette école à la société des abris.

Quelques jours après, les membres de la société de Protection des Alsaciens-Lorrains, et de la société des Abris Alsaciens, étant de nouveau assemblés en réunion générale, on décida la fermeture et la liquidation du bureau des secours. On laissa à l'administration de Belfort, le soin de recevoir ceux des Alsaciens-Lorrains, rentrant dans les catégories désignées par le ministère de l'Intérieur, et de leur donner les secours qu'elle croira devoir leur distribuer, sur les 1000 fr. dont elle aura dés lors seule l'emploi. Ce jour-là, Monsieur Parisot, maire de Belfort, fait savoir à la société des Abris, que, sur sa proposition, le conseil municipal de la ville de Belfort a décidé, qu'à partir de 1876, la ville participerait pour une somme de 1800 fr. aux dépenses des écoles de la Cité.

L'état de la caisse de la société de protection, et de la société des Abris se résumait alors par les chiffres suivants :

Recettes totales..........	467.468 fr. 37
Dépenses................	457.134 fr. 97
En caisse....	10.333 fr. 40

Sur ces 10333 fr. 40 comprenant le solde général en caisse, à la date du 23 Février 1875, 7206 fr. 61 forment l'avoir de la société des Abris, y compris 1000 francs donnés par Monsieur James Long pour l'acquisition d'une horloge, à placer à la Cité.

La société de protection possède à son actif, la différence des 7206 fr. 61 et des 10333 fr. 40, soit 3126 fr. 79.

Le 27 Mai 1875, sur la convocation du Président, Monsieur Saglio, la société de protection des Alsaciens-Lorrains et des Abris Alsaciens se réunit en assemblée générale. Monsieur James Long était présent.

La présidence de la réunion lui fût offerte. Aprés la lecture du procés-verbal de la réunion précédente, Monsieur James Long demande au comité des Abris, de décider la construction à la Cité, d'une hutte qui serait établie dans le jardin attenant à chaque logement, et qui serait destinée à recevoir des animaux, tels que porcs, chèvres, moutons, lapins, que les locataires voudraient élever. Monsieur James Long désirerait aussi augmenter et réunir en un seul point les abris ; leur surveillance, dit-il, sera plus facile.

Aprés en avoir délibéré, la construction des huttes fut résolue, mais les membres trouvèrent inopportun d'augmenter et de réunir en un seul point les abris. Pour prendre une décision ferme, il faut attendre le tracé définitif de la nouvelle enceinte, projetée par le génie militaire. Si ce projet se réalise, les constructions de la Cité d'Alsace et de la Cité Lorraine se trouveront dans la nouvelle zône des servitudes militaires. On décida donc l'ajournement de l'augmention des abris.

Monsieur James Long félicita ensuite la société, des résultats de son œuvre. Il quittera Belfort, dit-il, satisfait d'avoir pu constater par lui-même, que ses efforts pour aider le comité, dans l'accomplissement de sa charitable entreprise, ont porté leurs fruits.

Monsieur Saglio, à son tour, remercie, au nom de la société, Monsieur James Long, du puissant concours qu'il lui a apporté, et il lui témoigne la reconnaissance de tous.

En 1876, la société des abris vota pour les inondés d'Alsace la somme de 1000 fr. Les traitements des institutrices furent augmentés.

Monsieur George, secrétaire de la société, fait en 1878, une proposition relative à l'emploi des fonds disponibles.

L'actif de la société étant élevé, et les dépenses prévues et décidées pour 1878, étant relativement restreintes, il demande à la société, s'il n'y aurait pas lieu d'employer une partie de l'argent disponible, à une œuvre de bienfaisance, au profit des Alsaciens-Lorrains, ainsi que le prévoient les statuts.

Monsieur George expose que l'hôpital civil de Belfort reçoit un grand nombre d'Alsaciens-Lorrains ; que les départements lui envoient une partie de leurs malades, originaires des pays annexés, et que le nombre de ceux résidant à Belfort, a considérablement augmenté les charges de cet hôpital, dont les revenus sont devenus notoirement insuffisants. Dans sa pensée, la société pourrait donc employer une partie de son actif disponible, à aider l'hôpital de Belfort à supporter les charges que lui impose l'arrivée des nombreux Alsaciens-Lorrains qui y reçoivent des soins. Ce ne serait pas, dit Monsieur George, distraire cet argent de sa destination, mais remplir le but que se propose la société.

Cette proposition n'est pas contestée en principe, mais l'ajournement est décidé, jusqu'à la prochaine réunion de la société.

En 1879, à la réunion du 2 Décembre, Monsieur Stéhelin, rappelle à la société que, 220 enfants fréquentent les écoles de la Cité, et qu'il y a lieu d'ouvrir une nouvelle salle d'école. Une quatrième institutrice fût donc nommée, et une nouvelle salle appropriée. Toutefois, cette nouvelle organisation ne doit être considérée que comme provisoire, car la construction à proximité de la Cité, des établissements Dollfus Mieg et Kœchlin amènera encore une augmentation considérable, dans le nombre d'enfants qui fréquentent les écoles de la Cité.

Le 10 Décembre 1880, M. Stéhelin fait savoir que, devant quitter Belfort, par suite de sa nomination de préfet du département de l'Ain, il doit renoncer à être membre du comité d'administration des abris, mais il annonce que son intention est de rester membre de la société de Protection des Alsaciens-Lorrains. Monsieur George demande alors à la réunion, d'admettre parmi ses membres, Monsieur Rencker Edouard, ancien notaire à Colmar, aujourd'hui habitant Belfort. Monsieur George fait en même temps savoir, qu'il demandera de suite la nomination de Monsieur Rencker, comme membre du comité d'administration des abris, en remplacement de Monsieur Stéhelin, si la réunion l'admet parmi ses sociétaires. La société nomme donc Monsieur Rencker, sociétaire, et par un second vote, il est désigné pour remplacer Monsieur Stéhelin, comme membre de la commission des Abris, pour la durée du mandat qui lui avait été renouvelé en 1878.

En 1884, le 14 Février, Monsieur Rencker, Président du conseil d'administration des Abris, donne lecture d'une lettre adressée par Monsieur l'abbé Humbrecht, et qui a pour objet une demande de secours pour la chapelle Saint-Joseph, dont la construction est déjà commencée au Faubourg des Vosges. C'est un quartier habité presque exclusivement par des ouvriers Alsaciens, et l'établissement d'une chapelle plus à proximité, leur facilitera l'accomplissement de leurs devoirs religieux.

Aucune opposition ne s'éleva parmi les membres présents à la réunion, contre le principe de la demande, et un secours de 1000 fr. fût accordé.

La réunion générale de la société a lieu le 15 Mars 1888, sous la présidence de Monsieur Parisot, vice-président, en remplacement de Monsieur Saglio, empêché. Dans cette réunion, l'assemblée décida qu'un secours de 1500 fr. serait alloué à l'hôpital de la ville de Belfort, dont le nombre des malades a augmenté dans une très forte proportion. Au lieu de 70 lits, qu'il avait en 1870, il en a maintenant 130, à 140, dit Monsieur Parisot, maire de la ville de Belfort, tandis que les ressources sont toujours restreintes et insuffisantes. Cette augmentation du nombre de malades, est due surtout à l'augmentation de la population Alsacienne. La société reste donc dans l'esprit de ses statuts, en allouant un secours à l'hôpital.

On alloua en même temps un secours de 500 fr., aux sœurs de Niederbronn, qui sont appelées à soigner beaucoup de malades Alsaciens.

Disons aussi que les écoles de la Cité, étaient dirigées à cette époque, par cinq maîtresses.

Dans cette même réunion, Monsieur George est nommé membre du comité d'administration, en remplacement de Monsieur Rencker, décédé. Des paroles de regrets sont adressées à la mémoire du défunt, qui, pendant toute la durée de son séjour à Belfort, avait apporté son utile concours et son entier dévoue ment à l'œuvre de la société. Monsieur Jundt, fût nommé président de la commission administrative.

Le 24 Juin 1889, les membres de la société de protection des Alsaciens-Lorrains, se sont réunis en assemblée générale. Etaient présents : Messieurs Saglio, président, Parisot, vice-président, Haas, trésorier, George, secrétaire, Jundt, président de la commission administrative, Marzloff, Ménétrez, Lehmann Salomon, Stractmann, Tagant, Thiault. Monsieur Stéhelin était représenté par Monsieur Parisot, auquel il avait envoyé son pouvoir.

Le président de la commission administrative fait connaitre à la réunion, que la population scolaire de la Cité se décompose ainsi qu'il suit : 35 élèves à la première classe, 40 à la seconde, et 38 à la troisième, total 112 élèves filles, sur lesquelles 17 seulement ont leurs parents habitant la Cité.

L'école maternelle comprend 142 enfants, sur lesquels 67 garçons et 75 filles. Les parents de 15 enfants habitent la Cité.

Les garçons, sauf ceux de l'école maternelle, suivent déjà les classes des écoles municipales, installées au Faubourg des Vosges, et le nouveau groupe scolaire créé par la ville de Belfort dans le même quartier, va permettre d'y envoyer également les élèves filles, des trois premières classes, dont il vient d'être parlé. La société, n'avait, en effet, considéré la situation actuelle que comme provisoire, et les raisons qui l'avaient maintenue jusqu'à ce jour, n'existant plus, par suite de la création d'un nouveau groupe scolaire municipal, il devient superflu de maintenir à la Cité, l'existence des trois classes, dont il a été question plus haut. On décida donc, que, dès l'ouverture du groupe scolaire municipal, les trois classes de la Cité seraient supprimées, et avec elles, toutes les charges que la société avait supportées jusqu'à ce jour.

Quant à l'école maternelle de la Cité, qui occupe la maison d'école proprement dite, il sera statué ultérieurement sur son maintien ou sa suppression.

En même temps que la société des Abris Alsaciens supprima les trois classes, à l'école de la Cité, elle prit la délibération suivante :

« La société Belfortaine des Abris Alsaciens-Lorrains ne saurait rester indifférente au projet de construction d'un nouvel hôpital pour la ville de Belfort, dont la nécessité s'impose. L'exiguité et l'insuffisance de l'ancien, son installation défectueuse, sa situation au milieu de la ville, sont, en effet, autant de motifs qui militent en faveur de la proposition.

Aussi, les membres de la société, tous présents ou représentés, ont-ils à l'unanimité décidé que cette société concourrait dans la plus large mesure possible, suivant ses ressources, à la réalisation du projet. La nouvelle population de Belfort, étant composée presque exclusivement d'Alsaciens-Lorrains, est aussi celle qui, par le nombre de ses malades, a le plus contribué à rendre l'hôpital actuel insuffisant. La société, étant elle-même une œuvre de bienfaisance au profit d'Alsaciens-Lorrains, reste ainsi dans l'esprit de ses statuts, en allouant une subvention pour la construction projetée par la ville de Belfort. Elle n'entend pas procéder à sa propre dissolution, car les raisons qui ont motivé sa fondation, lors de l'émigration d'Alsace-Lorraine en 1872, pour être moins impérieuses, n'en subsistent pas moins ; mais elle veut, dès aujourd'hui, affirmer son désir de coopérer à l'œuvre projetée par la ville de Belfort, et arrête en principe, — toutes conditions ultérieures demeurant d'ailleurs réservées :

1° Qu'elle prélèvera la somme de 40.000 fr. sur celle de 42338 fr 04 formant son encaisse au 31 Décembre 1888, pour concourir à la construction du nouvel hôpital de la ville de Belfort.

2° Que, chaque année, une somme minimum de 4000 fr. sera

également prélevée dans le même but, sur le produit des loyers des immeubles composant les Cités d'Alsace et de Lorraine.

3° Que, pour faciliter encore davantage la construction d'un hôpital, elle donne à sa commission administrative, sauf ratification par l'assemblée générale, pouvoir de vendre, si une occasion favorable se présentait, une ou plusieurs des maisons comprises dans l'une ou l'autre des deux Cités. Le prix provenant de cette vente, recevra la même affectation que les sommes précédentes ; dans ce cas, la somme de 4000 francs ou toute autre prévue, sous le numéro 2, serait nécessairement diminuée des intérêts du capital de la vente, ce capital affecté à l'hôpital, ne produisant plus d'intérêts au profit de la société, cette dernière pourrait ainsi se trouver hors d'état de continuer à payer la somme annuelle de 4000 fr.

4° Que les dites sommes seront toutes exclusivement affectées à la construction même du nouvel hôpital, qu'elles ne recevront aucun autre emploi, et ne seront versées qu'après commencement des travaux de construction, et au vu des mémoires d'entrepreneurs.

Enfin, la réunion alloue pour 1889, une nouvelle subvention de 1500 fr. à l'hôpital actuel, et une somme de 500 fr. aux sœurs de Niderbronn, dites sœurs des malades. »

Comme il a été dit plus haut, et suivant la décision prise précédemment, les trois classes de la Cité ont été versées dans le groupe scolaire du Faubourg des Vosges. Il ne reste à la Cité que l'école maternelle. Les institutrices sont logées dans l'un des bâtiments de la Cité.

Le 6 Novembre 1891, Monsieur Jundt, président du comité d'action expose, que, d'accord avec Monsieur Saglio, président de la société, en ce moment à Paris, il a convoqué les membres de la société dans un but exclusif de charité. Monsieur Jundt leur annonce, en effet, qu'il a été informé par une source autorisée, que Monsieur James Long, dont le souvenir est resté vivant, par les secours qu'il a répandus dans le pays, se trouvait à son tour dans un état voisin de la misère. Il leur annonce que Monsieur James Long fut un de ceux qui ont le plus contribué à la fondation de la société des Abris Alsaciens, par l'envoi de sommes importantes, qu'il avait recueillies, et qui ont été les premières affectées à la construction des Abris. Une plaque a été placée sur la façade de la maison d'école de la Cité, avec cette inscription : « Monsieur James Long, témoignage de reconnaissance ». Plus, ce bienfaiteur a reçu, lors de la réunion du 30 Décembre 1872, le titre de Président honoraire. Monsieur Jundt demande donc, qu'en raison des services rendus par Monsieur James Long, la société veuille bien voter un secours en sa faveur, aujourd'hui qu'il se trouve dans une situation des plus précaires.

La proposition de Monsieur Jundt est aussitôt, à l'unanimité, acceptée par les membres présents. Ils décidèrent que, par l'intermédiaire de Monsieur Jundt, une somme de 1500 fr. serait envoyée au comité de secours qui s'est constitué en Angleterre, pour venir en aide à Monsieur James Long.

La société Belfortaine des Abris Alsaciens-Lorrains a continué cette rente viagère de 1500 fr., jusqu'à la mort de Monsieur James Long, survenue en l'année 1894.

A la réunion générale du 12 Juillet 1892, avant de passer à l'ordre du jour, tous les membres de la société exprimèrent leurs plus vifs regrets de la mort de Monsieur Saglio, qui avait été le président de la société de protection des Alsaciens-Lorrains, dès sa fondation à Belfort. Monsieur Saglio n'avait cessé, pendant vingt années, de témoigner son intérêt à la société de protection, et à la société des Abris, deux œuvres éminemment patriotiques et charitables. Il leur a donné le concours de sa plus grande expérience. Aussi son souvenir est de ceux qui ne s'effacent pas.

Monsieur Jundt est nommé président, en remplacement de Monsieur Saglio.

Réunion générale du 27 Mars 1893.

Etaient présents : Messieurs Jundt, président, George, secrétaire, Haas, trésorier, Stractmann et Thiault, membres de la société ; Monsieur Ménétrez avait envoyé à Monsieur George, son pouvoir de le représenter ; Monsieur Marzloff n'avait pu assister à la réunion.

Dans cette réunion, on fixa définitivement la subvention pour le nouvel hôpital.

« Le 24 Juin 1889, la société avait voté le principe de subventions pour le nouvel hôpital, que la ville de Belfort avait le projet de construire, et par ce vote, elle avait manifesté son désir de participer à cette œuvre de bienfaisance. Son intention n'a pas varié, et par délibération de ce jour, elle a fixé à la somme de soixante mille francs, celle qu'elle destinait au nouvel hôpital.

Elle a pensé toutefois, que le mode d'emploi de cette somme devait être modifié. En effet, à l'époque du vote du 24 Juin 1889, la ville de Belfort n'avait encore aucune ressource disponible, pour la construction même d'un nouvel hôpital, et c'est ce motif qui avait déterminé la société a attribuer l'emploi de la somme qu'elle voterait à la construction même de cet hôpital. Mais aujourd'hui que la situation a changé, par suite de la mise à la disposition de la ville de Belfort, par le gouvernement, d'une somme de cinq cent mille francs, pour le nouvel hôpital, la société a définitivement arrêté que la somme de 60.000 fr. qu'elle venait de voter, ne serait affectée en tout ou en partie à la nouvelle construction, que si les 500.000 fr. alloués par le gouvernement étaient insuffisants pour cette construction, et qu'après, qu'il en aura été fait emploi justifié ; que, dans le cas, où, au contraire, l'allocation du Gouvernement suffirait, le capital de 60.000 fr. dont la société dispose en faveur de l'œuvre dont s'agit, sera employé à l'acquisition d'un titre de rente inaliénable au nom du nouvel hôpital, et que les intérêts en provenant, seront exclusivement affectés aux besoins de son entretien, dès que l'exploitation aura commencé. Le but de cette décision est de mieux faire ressortir la destination, que la société entend donner à sa subvention.

D'ailleurs, en fixant l'emploi de ses fonds, ainsi qu'il vient d'être spécifié, elle reste incontestablement dans l'esprit qui a dicté son vote du 24 Juin 1889, et elle manifeste son intention de concourir, dans la plus large mesure que lui permettent ses ressources, à l'œuvre de bienfaisance entreprise par la ville de Belfort.

La Société, en outre, a maintenu le principe, qu'une fois l'hôpital ouvert, elle donnerait, en dehors du capital de 60.000 fr. une subvention annuelle, dont le montant pourra s'élever jusqu'à 4.000 fr. suivant les ressources disponibles, mais elle a dès aujourd'hui arrêté que cette subvention serait exclusivement affectée, comme les intérêts du capital de 60.000 fr., à l'entretien du nouvel hôpital.

Enfin, il reste entendu, que si la société vendait une ou plusieurs des maisons dites abris Alsaciens-Lorrains qu'elle possède à Belfort, le capital provenant de la vente pourrait être affecté à l'hôpital, mais que, dans ce cas, la subvention annuelle serait nécessairement diminuée des intérêts de ce capital de vente. »

Les années suivantes, la société accorda les mêmes subventions que les années précédentes, 1500 fr. à l'hôpital de Belfort, 400 fr. aux sœurs des malades de la ville, 300 fr. aux sœurs des malades du Faubourg des Vosges, et 200 fr. au fourneau économique installé dans les faubourgs en remplacement de celui des sœurs.

Les décisions prises le 27 Mars 1893, en ce qui concerne l'emploi des fonds à attribuer au nouvel hôpital à construire, sont maintenues.

Avec la mort de Monsieur Stractmann, survenue dans le cours de 1894, prend fin également le comité d'action. Cette mort a réduit à sept, y compris Monsieur Stéhelin, préfet de Meurthe-et-Moselle, le nombre des membres de la société de protection. Ce sont Messieurs Emile George, Joseph Haas, Théodore Jundt, Jean-Baptiste Marzloff, Gustave Ménétrez, Michel Thiault. Il a donc été décidé que l'existence d'un comité d'action n'avait plus sa raison d'être. Monsieur Jundt, président, continuerait à gérer et à administrer les abris, et si des questions importantes étaient à trancher ou des dépenses élevées à engager, il voudrait bien en référer aux autres membres de la société, qu'il convoquerait à cet effet.

En terminant ces quelques lignes, sur la société Belfortaine des Abris Alsaciens-Lorrains, qu'il nous soit permis de féliciter les membres de cette société, et de dire qu'ils ont tous bien mérité de la France, de l'Alsace et de Belfort. Certes, en nous plaçant uniquement au point de vue humain, cette œuvre est à méditer. C'est une page d'économie politique. On a dit que notre pays est malade de ses égoïsmes comme de ses revers. Mais pourquoi ne multiplions-nous pas ces œuvres de bienfaisance ? Ainsi, voici des sociétaires aussi intelligents que désintéressés, n'ayant en vue que le bien être du pauvre, et qui acceptent de créer et d'administrer deux cités ouvrières, en s'interdisant expressément tout droit à un bénéfice quelconque. Ils fixent la location des maisons à un taux aussi minime que les circonstances le permettent. Malgré ce loyer minimum, non seulement ils font face aux dépenses ordinaires et extraordinaires, mais encore, ne cessent d'augmenter leur fonds de réserve, secourent largement d'autres œuvres de charité, et entretiennent une école de plus de deux cents enfants. Aussi bien, multiplier ces œuvres, ne serait-ce pas faire faire un grand pas à la question sociale ? Sur ce terrain, tous, sans regrets stériles, sans petites coteries, avec la joyeuse sérénité d'hommes qui désirent le bien, nous n'aurions qu'à vouloir, pour adoucir le sort du travailleur. Au reste, l'érection aux frais de l'Etat, ou de la commune, ou des institutions de bienfaisance, de Cités bien aménagées, qu'on louerait, ou qu'en vendrait aux ouvriers, dans les meilleures conditions possibles ; l'encouragement par les pouvoirs publics de la création de sociétés, ayant pour but la construction de maisons ouvrières ; la possibilité de rendre l'ouvrier propriétaire de sa demeure, les efforts tentés en ce sens en France, en Belgique et dans d'autres contrées, tout cela nous montre que les idées marchent grand train.

CHAPITRE XVI

Rapport descriptif du nouvel hôpital de Belfort

Souscriptions

La configuration du terrain affecté à l'emplacement du nouvel hôpital civil de Belfort, présente dans son ensemble la forme d'un T. La tête, qui va de l'Est à l'Ouest, s'étend du Faubourg des Vosges à la rue de Mulhouse ; elle a 340 métres de longueur. La branche du T venant aboutir du côté Sud, à l'angle de la propriété de Messieurs Deubel-Fricker, négociants, rue de Mulhouse, a une longueur de 160 mètres.

La superficie totale du terrain est de trois hectares trente centiares.

L'entrée principale sur la branche T est au Sud, rue de Mulhouse, à l'angle même de la propriété de MM. Deubel-Fricker, et elle forme un hémicycle de trente mètres de diamètre avec clôture en fer forgé.

Cet hémicycle donne naissance aux trois grandes avenues en éventail, aboutissant, toutes, aux bâtiments du nouvel hôpital.

Celle centrale a douze mètres de largeur, et se termine au rond-point du bâtiment d'administration.

Celle de droite bordée d'arbres, vient aboutir à l'angle de la propriété de Monsieur Grosborne, et en façade, au bâtiment Pavillon de maternité et enfants.

Celle de gauche, également bordée d'arbres, vient aboutir à l'angle de la propriété de Madame David, et en façade, au bâtiment Pavillon, Malades hommes.

Ces trois grandes avenues sont ornées de bosquets, jardins d'agrément et corbeilles de fleurs.

I° Bâtiment L ou Bâtiment d'Administration et communauté

Le bâtiment d'administration et communauté est placé au centre même du rond-point. Il a 35 mètres de longueur sur 10 mètres de largeur et est flanqué de deux avant-corps formant pavillons.

Le rez-de-chaussée, sur terre plein, renferme, à droite du vestibule, le parloir, et à la suite, l'escalier.

A gauche du vestibule, l'économat ; et, à la suite, un escalier.

1° Le pavillon de droite renferme, à l'angle sud, le cabinet du médecin ; à côté, un cabinet de chirurgie ; à la suite, un lavabo vestiaire, un laboratoire et la pharmacie.

2° Le pavillon de gauche renferme, en façade, la salle du conseil des administrateurs ; à la suite, la salle des archives et le bureau de l'économe.

Premier étage

Au centre, au-dessus du vestibule, l'infirmerie pour les sœurs ; à droite, la chambre à coucher de Madame la supérieure et l'escalier ; à gauche un lavabo, une lingerie et l'escalier.

1° Pavillon de droite. Angle Sud, un cabinet de débarras ; à la suite, une chambre pour malades payants ; en retour, un cabinet lavabo et bains, et à la suite deux chambres de malades payants; enfin, à droite du vestibule se trouve un petit cabinet de tisannerie.

2° Pavillon de gauche. Il ne renferme que le dortoir des sœurs, et compte douze lits.

Deuxième étage

Le deuxième étage n'existe que pour les deux pavillons de droite et de gauche ; le centre, en contre-bas, forme le comble avec greniers.

1° Le pavillon de droite, du deuxième étage, est aménagé d'une seule pièce pour la lingerie.

2° Le pavillon de gauche est, de même, aménagé d'une seule pièce pour un dortoir de domestiques, renfermant douze lits.

Enfin, au-dessus de ces pavillons, sont les combles aménagés en mansardes et séchoirs.

Le bâtiment L ou bâtiment d'administration est relié à sa façade postérieure, par une galerie couverte, conduisant au bâtiment H des services ou cuisines. Il est distant de ce bâtiment de dix mètres environ.

2° Bâtiment H. Services généraux et bains

Ce bâtiment, placé derrière le bâtiment d'administration, n'est composé que d'un rez-de-chaussée sur caves. La partie du milieu, en forme de dôme, renferme la cuisine, formant un carré de 9 m. sur 9,00; en façade de droite et de gauche la toiture flanque le dôme en appentis.

Le sous-sol, sous la cuisine, forme la cave des approvisionnements; à la suite, viennent la cave de la boucherie, et celles à vin; en façade, il y a la soute à charbon, ainsi que la cave des générateurs de chauffage du bâtiment d'administration; à gauche de celle-ci, une cave à légumes et une cave de dépôts pharmaceutiques et d'économat, puis l'escalier d'accès des cuisines aux distributions des caves.

Le rez-de-chaussée, en façade, du côté du bâtiment d'administration L renferme un vestibule qui conduit à la cuisine. A droite du vestibule, un magasin de distributions; à la suite, le réfectoire des domestiques, la panneterie et la laverie.

A l'extrémité Est, nous trouvons quatre cabinets de bains pour femmes, puis une lingerie et une salle d'hydrothérapie. A gauche du vestibule, une chambre pour la dépense, puis le réfectoire des sœurs, le magasin d'épluchage; à côté du magasin d'épluchage, l'escalier de descente aux caves.

A l'extrémité Ouest, nous trouvons de même quatre cabinets pour hommes, une lingerie, ainsi qu'une salle d'hydrothérapie.

A droite et à gauche du bâtiment H, et sur le même alignement que les cuisines, sont situés les pavillons des malades. Le quartier des femmes J est à droite, celui des hommes F, à gauche.

3° Bâtiment I Maternité et enfants

A droite, et à 27 mètres des cuisines, se trouve le pavillon maternité et enfants. Ce bâtiment est divisé en deux parties. La première est destinée aux services, la seconde aux malades. Il n'est composé que d'un rez-de-chaussée sur terre plein et d'un étage.

Rez-de-chaussée, première partie. — Un vestibule ; à gauche, l'escalier d'accès à l'étage ; derrière l'escalier, un cabinet lavabo et bains; à droite du vestibule, la salle de travail.

Rez de-chaussée, deuxième partie. Ce bâtiment est en aile. Il a 24 m. 50 de longueur, 8 m. 50 de largeur et 4 m. 50 de hauteur. Il se subdivise en plusieurs salles. La première est destinée aux femmes mères payantes ; en face de cette salle, se trouve le cabinet de la sage-femme, une petite tisannerie, puis une salle pour femmes expectantes. Dans la deuxième partie, sont placés les services pour enfants blessés, avec entrée spéciale. A l'entrée, se trouve l'escalier qui conduit à l'étage : derrière l'escalier, la salle de la surveillante, la tisannerie et la salle des enfants blessés, renfermant sept lits.

L'étage

L'étage est de même divisé en deux parties. La première sur pavillon, la seconde en aile.

La galerie au rez-de-chaussée forme à cet étage une grande véranda sur toute la largeur du pignon. A droite de la véranda, l'escalier qui conduit aux combles du bâtiment, derrière cet escalier, la salle de la surveillante, à droite de cette salle, une chambre d'isolement et une salle de bains et lavabo.

Dans le bâtiment en aile, qui se subdivise en deux, se trouvent

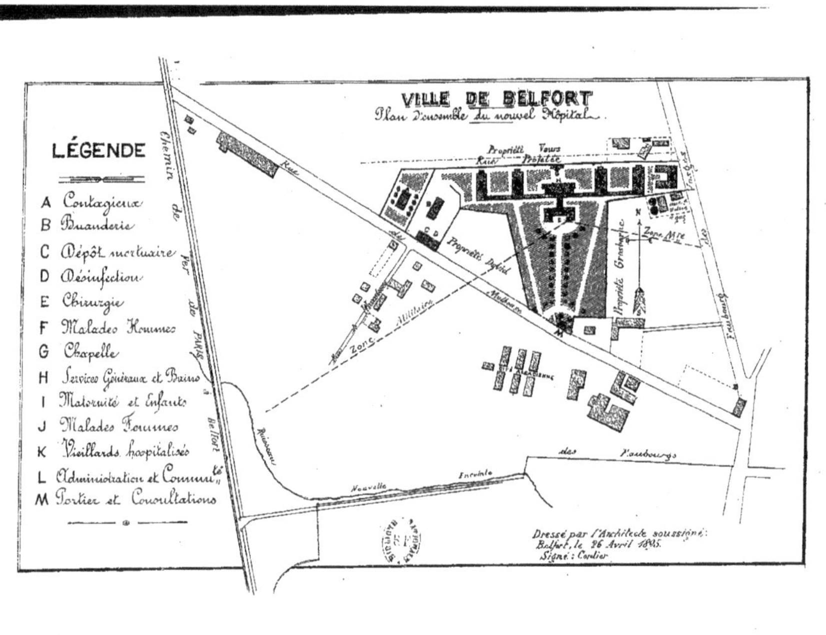
VILLE DE BELFORT
Plan d'ensemble du nouvel Hôpital
LÉGENDE
A Contagieux
B Buanderie
C Dépôt mortuaire
D Désinfection
E Chirurgie
F Malades Hommes
G Chapelle
H Services Généraux et Bains
I Maternité et Enfants
J Malades Femmes
K Vieillards hospitalisés
L Administration et Communtés
M Portier et Consultations
Chemin de Fer de Paris à Belfort
Propriété Veuve
Rue Projetée
Zone Mre
Propriété Grosborne
Rue de Mulhouse
Zone Militaire
des Faubourgs
Dressé par l'Architecte soussigné:
Belfort, le 26 Avril 1895.
Signé: Cordier

la salle des femmes mères, renfermant sept lits, la salle affectée aux enfants fiévreux, l'escalier, la chambre de la surveillante, et la tisannerie.

4° Bâtiment J, Malades femmes

Ce bâtiment est situé à trente mètres du précédent. Il est composé d'un rez-de-chaussée sur terre plein et d'un étage.

Rez-de-chaussée

A gauche de l'entrée, est placé l'escalier d'accès, qui conduit à l'étage; derrière l'escalier, la salle de la surveillante.

A droite de l'entrée, un cabanon, un cabinet de bains et lavabo, une tisannerie; à la suite, la salle des malades. Cette salle a 24 m. 50 de longueur, 8 m. 50 de largeur, 4 m. 50 de de hauteur, et renferme 24 lits.

L'étage

A l'étage, la véranda sur le pignon sud; à gauche de la véranda, l'escalier d'accès aux combles, et derrière l'escalier, la chambre de la surveillante. A gauche de la chambre de la surveillante, un cabanon, une salle de bains et lavabo, une tisannerie et la salle des malades renfermant 12 lits.

5° Bâtiment F, Malades hommes

Nous avons dit qu'à gauche des cuisines, se trouve le quartier des malades hommes. Le premier pavillon, dit pavillon de médecine, est à 27 mètres du bâtiment H, services généraux et bains. Il n'a qu'un rez-de-chaussée et un étage, et se divise en deux parties. La première est affectée aux services, la deuxième aux malades.

Partie affectée aux services.

A gauche du vestibule d'entrée, l'escalier, et à la suite le cabinet du surveillant; à droite de ce cabinet, un cabinet, un cabanon, et à la suite, différentes pièces pour lavabo, bains, et tisannerie.

Partie affectée aux malades.

Cette partie ne forme qu'une grande salle de 24 m. 50 de longueur, 8 m. 50 de largeur, 4 m. 50 de hauteur. Elle renferme 24 lits.

L'étage a la même distribution.

6° Bâtiment E. Chirurgie et salle d'opérations

Ce pavillon est à trente mètres du bâtiment F, malades hommes. Il est composé d'un rez-de chaussée sur terre plein et d'un étage. Il est divisé en deux parties. La première renferme les services, la seconde est aménagée en salle des opérations et salles des opérés.

Rez-de-chaussée. 1re partie

A gauche du vestibule, l'escalier d'accès à l'étage; à la suite, le vestiaire des médecins.

A droite, une lingerie, une tisannerie et une chambre d'isolement.

Rez-de-chaussée. 2e partie

Cette partie renferme à gauche, la salle d'opérations projetée en hémicycle, la salle pour objets de pansements et instruments, un cabinet de bains avec lavabo ; à gauche, la salle d'anesthésie et le laboratoire, ainsi qu'un cabinet de surveillant.

La salle des opérés, qui vient à la suite, a 11 m. 60 de longueur, 8 m 50 de largeur et 4 m. 50 de hauteur. Elle renferme 12 lits.

Etage. 1re partie

A l'étage sur le pignon sud, la véranda. A gauche du vestibule, l'escalier qui conduit aux combles ; derrière l'escalier, la chambre de la surveillante ; à la droite, une chambre d'isolement, à la suite un cabinet de bains, lavabo, et une tisannerie.

Etage. 2e partie

Cette partie renferme la salle des malades. Elle a 24 m. 50 de longueur, 8 m. 50 de largeur, 4 m. 50 de hauteur ; elle renferme 24 lits.

7° Bâtiment M, Portier et consultations

A droite de l'entrée, sur la rue de Mulhouse, est placé le bâtiment du concierge et de consultations. Ce bâtiment est projeté en pans de bois et briques. Il est terminé en terrasse, ce qui lui donne un aspect fort disgracieux. Tout le bâtiment se trouve dans la première zone militaire. Pour l'édifier, la municipalité a dû solliciter l'autorisation préalable, et se soumettre aux prescriptions du génie militaire ; puisqu'aux termes de l'article 8 du règlement d'administration publique du 10 Août 1853, qui fixe le mode d'exécution des lois des 10 Juillet 1791, 17 Juillet 1818 et 10 Juillet 1851, il ne peut être élevé aucune construction sur les terrains situés dans la première zone des servitudes militaires, sans qu'il soit intervenu un décret, autorisant les dites constructions.

A la droite de l'entrée du bâtiment M, il y a la salle de consultations, à la suite, un cabinet pour les maladies des yeux, et un autre pour le médecin.

A gauche, la loge du concierge, une cuisine et une chambre à coucher.

8° Bâtiment C et D, Dépôt mortuaire. Désinfection

Ce bâtiment est placé sur la rue de Mulhouse, au-delà de la propriété de Madame David, et à droite de la deuxième entrée de l'hôpital.

Le bâtiment de désinfection est construit en rez-de-chaussée sur terre plein. Il renferme le vestibule d'entrée qui donne dans la salle des objets à désinfecter, et le vestibule de la sortie de celui-ci, pour rentrer dans la propriété de l'hôpital. A la suite de la salle des objets à désinfecter, vient la salle des objets épurés, et derrière cette salle, se trouvent les cabinets de vestiaires, de lavabo et de désinfection chimique.

A l'autre extrémité, une salle de restitution des objets désinfectés.

Adossé à ce bâtiment et touchant la propriété de Madame David, se trouve le dépôt mortuaire. Il renferme un atelier et une salle d'exposition des cercueils, plus une salle de dépôt mortuaire. Le tout est construit à rez-de-chaussée, sur terre plein.

9° Bâtiment A ou Pavillon des contagieux

Ce bâtiment est placé presqu'à l'extrémité du terrain de l'hôpital, rue de Mulhouse. Il est composé d'un rez-de-chaussée sur terre plein et d'un étage, de 13 mètres de longueur sur 11 mètres de largeur.

Rez-de-chaussée

A gauche de l'entrée du rez-de-chaussée, se trouve un escalier d'accès à l'étage ; à la suite, les cabinets pour lavabo et bains, et une tisannerie.

A droite, une salle de varioleux renfermant 2 lits, à la suite, une chambre de lingerie et une chambre de surveillante

Le reste du rez-de-chaussée est affecté à une salle de malades. Cette salle a 7 m. 50 de long, 8 m. 50 de large et 5 m. de hauteur. Elle renferme 8 lits.

L'étage est en tout semblable au rez-de-chaussée.

10° Bâtiment B. Buanderie

La buanderie est construite à rez-de-chaussée et terre plein. La salle de la buanderie et ses accessoires mesure 24 m. 60 de longueur, sur une largeur de 14 mètres.

11° Bâtiment G. Chapelle

La chapelle est située sur l'axe de la propriété de l'hôpital, derrière le bâtiment H, services généraux. Elle a 9 m. 55 de long et 6 mètres de large, avec sacristies.

Les malades y ont accès par la galerie couverte.

La chapelle projetée est plus petite que l'ancienne chapelle de Sainte-Barbe. Nous désirons qu'on revienne sur les plans minuscules de cette chapelle, qui se trouverait si peu en harmonie avec l'importance des autres bâtiments. Sinon, une infime partie du personnel de l'hôpital pourrait seule y avoir accès ; à plus forte raison, les personnes étrangères à l'établissement, puisque la municipalité a demandé que cette chapelle fut ouverte au public. Il nous semble, qu'étant données les proportions grandioses de la construction, la future chapelle devrait avoir au moins 20 mètres de longueur et 10 mètres de largeur, sans compter les sacristies.

12° Bâtiment K. Vieillards hospitalisés

Ce bâtiment pour vieillards hospitalisés n'est pas encore adjugé. Il est projeté en façade sur la rue du Faubourg des Vosges ; il a 20 mètres de longueur, sur 10 mètres de largeur, avec deux entrées séparées. Le bâtiment est flanqué de deux avant-corps en aile chacun de 13 mètres de longueur sur 10 mètres de largeur. Chaque salle renferme 17 lits.

L'étage et le rez-de-chaussée sont en tout semblables.

Remarques

1° L'ensemble de la propriété du nouvel hôpital est clôturé de murs ; au Sud, longeant la rue de Mulhouse ; à l'Ouest, la propriété Frey, au Nord, la propriété Vaurs, et à l'Est, la route du Faubourg des Vosges, et la propriété Grosborne.

2° L'entreprise du chauffage admis pour le service de l'hôpital est adjugée à la maison Geneste-Herscher à Paris.

C'est le système à eau chaude à basse pression, par l'emploi de générateurs installés dans les quatre pavillons de malades, et dans les cuisines pour le bâtiment de l'administration.

3° Les quatre pavillons de malades sont reliés entre eux, et au bâtiment de l'administration, par une galerie couverte, cette même galerie aboutit à la chapelle.

4° Les eaux vannes et ménagères seront évacuées au moyen d'égouts, aboutissant au fossé de décharge des eaux de l'étang de Messieurs Dollfus-Mieg, longeant le quartier de cavalerie, au pied du front du fort des Barres.

5° L'éclairage se fera au moyen du gaz.

6° Les eaux à boire seront fournies et installées par les soins de la ville.

7° Entre chacun des pavillons de malades, il sera installé des jardins avec promenades et bosquets.

SOUSCRIPTION POUR LA CONSTRUCTION DU NOUVEL HOPITAL

Les administrateurs de la Société Alsacienne 15.000 fr. Messieurs Dollfus-Mieg et Cie 15.000 fr. Alfred Engel, manufacturier, 5.000 fr. Daniel Dollfus, manufacturier, 5.000 fr. Dreyfus frères, manufacturiers, 5.000 fr. Steiner, teinturier des Forges, 1.000 fr. Hartmann et fils, manufacturiers à Munster, 1.500 fr. Schneider, maire de Belfort, 100 fr. Merle adjoint, 15 fr. Georges Kœchlin, manufacturier, 5.000 fr. MM. Japy frères, 2.500 fr.

Messieurs les conseillers municipaux : Callias, 100 fr. Petitjean, 20 fr. Lapostolest, 5 fr. Cordier, 100 fr. Schad, 50 fr. Vallet, 50 fr, Loviton, 20 fr. Muller, 20 fr. Deubel, 50 fr. Giroud, 10 fr. Schultz 50 fr. Knœpflin, 5 fr. Juillet 10 fr. Maillard jeune 20 fr. Pétard, 20 fr. Arnold, 10 fr. Dolbeau, 20 fr. Julien, 10 fr. Schmidt, 40 fr. Houbre, 15 fr. Rœlly, 20 fr.

Total à ce jour : 49,760 fr.

Messieurs l'Administrateur du Territoire de Belfort, 100 fr. Duquesnoy, secrétaire de la mairie, 20 fr. Lux, agent-voyer, 10 fr. Balthazard, commissaire de police, 10 fr. Les fils Léopold Picard, manufacturiers, 1.000 fr.

Messieurs les fils Grunwald et Schmidt, 100 fr. Paul Pointet, représentant de commerce, 20 fr. Grumbach Jacques, boucher, 30 fr. Touvet Jules, à Paris, 100 fr. Touvet Pierre-Charles, à Belfort, 100 fr. Meyer et Schauenberg, à Belfort, 25 fr. Marx, receveur municipal, 10 fr. Klein, préposé en chef de l'octroi, 10 fr. Bourquard, receveur de la caisse d'Epargne, 10 fr. Noël, ancien secrétaire général, sous-préfet de Vitry-le-Français, 40 fr.

Messieurs Kestner et Cie fabricants de produits chimiques à Bellevue près Giromagny, 500 fr. Xardel, contrôleur principal des contributions directes, 20 fr. Genty, architecte, 20 fr. Resslen, receveur de l'hôpital, 10 fr. J. Blum, chef d'entretien aux chemins de fer de l'Est en retraite, 50 fr. Lutz Xavier, cafetier, 10 fr. David, Toullier et Adhremar, manufacturiers à Epinal, 300 fr.

Messieurs Erhard, président du conseil général, 1.000 fr. Piette, secrétaire général, 40 fr. Maré père et fils, 30 fr. Muller, chef du service sanitaire, 20 fr. Bury Joseph, propriétaire 10 fr.

Messieurs Grosborne Emile, négociant, 500 fr. Krœll Louis, pharmacien, 25 fr.

Messieurs Jacquez Jules, négociant, 10 fr. Muller Eugène, notaire, 35 fr. Les conscrits de Belfort, classe 1894, 41 fr. 60. Scheurer Ch., capitaine au 4e régiment de zouaves, 50 fr. Lafosse Denier, propriétaire, 5 fr. Boigeol frères et Warnod, manufacturiers à Giromagny, 1.000 fr.

Messieurs Corbis, docteur en médecine, 200 fr. Comte Cogno, rentier, 100 fr. Vuillaume Jules, cantinier, 40 fr. Taboureau, greffier au tribunal, 20 fr. Mercky, opticien, 5 fr. Magnié, notaire, 50 fr. La Compagnie anonyme du gaz de Mulhouse, 2.000 fr.

Messieurs Bordes-Gesser, négociant, 25 fr. Dardar Nicolas, entrepreneur, 20 fr. Duquesnoy, vétérinaire, 20 fr. Dreyfus Félix, négociant, 10 fr. Les fils de M. Dreyfus Félix, 20 fr. Flamand, inspecteur primaire à Paris, 10 fr. Netzer, ancien professeur, 10 fr.

Messieurs Stéhelin Louis, 5 fr. Chaudel-Page, 60 fr. P. Mermet, 30 fr. Jacquot frères, 25 fr. Guenat Justin, 10 fr. Rœsel, 10 fr. A. Würfel, 10 fr. Péquignot Jean-Pierre, 10 fr. Iltis, 5 fr. Jardot, 5 fr. Wassmer, 5 fr. Scholer, 2 fr. Schwartz, 5 fr. A. Huntzbuckler, 2 fr. E. Marguet, 10 fr. J. Artel, 2 fr. J. Zeil, 3 fr. Seydel Séraphin. 20 fr. Seydel Constant, 5 fr. Comte de Sainte Croix, 10 fr. Genin, 10 fr. Rouche, 5 fr. Ph. Grille, 10 fr. Weiss 5 fr. Veuve Hautier, 10 fr. Loos, 2 fr. Brunschwick, 10 fr. A. Frey, 30 fr. N. Wunenburger, 10 fr. Clément, 4 fr. Rauss, 2 fr. J. Rossé, 10 fr. Jean Monsché, 5 fr. Jean Ortstein, 10 fr. Wagner, 2 fr. Willy, 5 fr. Gasser, 4 fr. Marguet Ch. 5 fr. E. Hasenbohler, 5 fr. J. Hornecker, 10 fr. Mademoiselle Joséphine Kauffmann, 5 fr. Knœbel, 3 fr. Muller 3 fr. Dheron, 2 fr. Lehmann, 2 fr. Welter, 5 fr. Schwerdfeger, 5 fr. Girardot, 2 fr. Lutenbacher, 5 fr. Bourquard A., 5 fr. G. Abt, 5 fr. E. Ravy, 5 fr. ThevenotX., 5 fr. F. Wolff, 5 fr. P. Schemmel 20 fr. V. Courtot, 5 fr. Emile Pecker, 2 fr. Jules Abegg, 5 fr. Veuve Jacquenot, 10 fr. Marnadi Félix, 5 fr. Thevenot, 5 fr. Bony E., 2 fr. Holtzer Joseph, 5 fr. Veuve Schæffer, 2 fr. 50. Mademoiselle Schœffer, 2 fr. 50. Blanc C., 5 fr. Madame Blanc, 5 fr. Mottet Félix, 10 fr. Hufschmitt, 5 fr. E. Traut, 3 fr. Ferry, 1 fr. J. Démeusy, 3 fr. Maurice, 3 fr. Nass et Heckmann, 15 fr. Millet J.-B. 5 fr. Taboart, 2 fr. Emile Marthey, 5 fr. Reuillard Célestin, 2 fr. Tisserand, 2 fr. Veuve Beauseigneur, 2 fr. François Beauseigneur, 2 fr. Oltner, 1 fr. Louis Arlen et Cie, 20 fr. De la Celle, 5 fr. Louis Doucelance, 2 fr. J. Charon, 5 fr. E. Brunhammer, 10 fr. Théodore Barberet, 5 fr. A. Knœpflin, 5 fr. Veuve Westermeyer 2 fr. Magenham, 5 fr. Veuve Wintzer, 5 fr. Marchal, 5 fr. Veuve Zeyer, 5 fr. Schuller, 5 fr. Humbrecht, curé de Saint-Joseph, 100 fr. Buret, 5 fr. Welfelé, vicaire, 50 fr. Schrameck, 5 fr. Madame Nancé, 1 fr. Madame veuve Guthmann, 60 fr. Dupoisot, 5 fr. Thalmann, 10 fr. C. Lehmann, 5 fr. MM. les instituteurs du Faubourg des Vosges, 20 fr. Mengès, 10 fr. Un anonyme, 3 fr. Mademoiselle Rose Ruhlmann, 10 fr. B. Fricker, 10 fr. Ch. Ruch, 3 fr. Gebel Philippe, 3 fr. Veuve Tournier, 5 fr. Veuve Vinez, 4 fr. Veuve Lehmann, 5 fr. Schaltenbrand, 25 fr. Mesdames Vautrin et leurs adjointes, 10 fr.

Total à ce jour : 61.074 fr. 60.

Messieurs Dimanche Jean, entrepreneur, 20 fr. Minéry Charles, propriétaire, 50 fr. Minéry-Marlin, négociant, 5 fr. Thuriot, pharmacien, 50 fr. Lienemann Emile, peintre, 10 fr.

Total à ce jour (3 mars 1895) : 61.209 fr. 60.

Messieurs Hattenberger, brigadier d'octroi, 5 fr. L. Meyer jeune, négociant, 100 fr. Maurice Meyer, négociant, 50 fr.

Prosper Haas, banquier, 100 fr. Le comité de bienfaisance des dames Israëlites, 50. La société des jeunes gens Israëlites, 200 fr. Le consistoire Israëlite, 100 fr.

Total à ce jour : 61.814 fr. 60.

MM. Dollé, receveur buraliste, 5 fr. Goffinet, conseiller municipal, 20 fr. Anonyme 750 fr. Tercy, chef d'équipe à la société Alsacienne, 5 fr. Lamielle François, 5 fr. Vannier Victor, maréchal ferrant, 5 fr.

Total à ce jour : 62.604 fr. 60.

Didisheim Israël, négociant, 50 fr.

Total à ce jour : 62.654 fr. 50.

MM. Bock, chef de gare, 5 fr. Veuve Lardey, 5 fr. Barbier, percepteur, 5 fr. Waltzer, fréres, 30 fr. Spalinger 10 fr. Rueff fréres, 15 fr. Weiss Alph. 5 fr. Dreyfus Auguste, 5 fr. Fiereck, 20 fr. Ardin, 5 fr. Marchal 2 fr. M. et Mme Ed. Duvernoy, 2000 fr. Ch. Weck, 3 fr. Ch. Wagner, 10 fr. Veuve Toussaint, 5 fr. Walch fréres, 10 fr. Eugène Page, 50 fr. Anonyme, 10 fr. Bertin P., 10 fr. Grosjean, 2 fr. E. Kœnig, 5 fr. Caburet, 3 fr. Greiner père, 20 fr. A. Ley, 10 fr. J. Baumgartner, 5 fr. Eugéne Welté, 40 fr. E. Ricklin, 10 fr. Bonnefoy, 5 fr. Neltner, 5 fr. Veuve Th. Muller, 25 fr. Anonyme, 5 fr. Devaux, 5 fr. J.-B. Devantoy, 60 fr. Dreyfus B. 10 fr. Schlatter, 10 fr. Dubail-Roy, 100 fr. Suprin 5 fr. Weil, 10 fr. Ch. Hœring, 10 fr. Danjean, 5 fr. La *Frontière*, 50 fr. G. Cerf, 10 fr. Chappuis fréres, 20 fr. Mme Metz-Juteau, 100 fr. Arthur Metz, 100 fr. Jundt, 100 fr. Kœhler, 6 fr. 20. Docteur Bubendorf, 25 fr. Marzloff, président, 25 fr. Butzbach, 25 fr. Welle, 10 fr. E. Marlin, 5 fr. Ed. Vannier 5 fr. Stoultz, 10 fr. Petitjean, 10 fr. Dupont pére, 5 fr. Teufel, 5 fr. P. Romond, 5 fr. Gustave Canet, 200 fr. A. Canet, 100 fr. Ph. Lesmann, 200 fr. Adolphe Stein, 200 fr. Eug, Devillers, 100 fr. Dupont Gustave, 10 fr, Spiritelli, 5 fr. Eugène Buhl, 100 fr. Anonyme, 50 fr. Midroit, 5 fr. Veuve Bourcart, 20 fr. E. Cosmard, 5 fr. C. Joudon, 5 fr. Millotte, 1 fr. Th. Widolff, 2 fr. Ricoux, 2 fr. Pochard, 10 fr. Veuve Mermet Jules, 3 fr. Mermet père, 5 fr. Neuhauser, 5 fr. Bourquin, 5 fr. Anonyme, 5 fr. Veuve Fauvel, 1 fr. Mougenot-Tournier, 5 fr. Nicod, 2 fr. Quiquerez Louis, 50 fr. A. Blum, 20 fr.

MM. Nodier, 2 fr. Crédit Parisien, 10 fr. Prévost Jules, 5 fr. Louis Frey, 5 fr. J. Stuber, 5 fr. Delorme, 2 fr. Heitz Michel, 2 fr. Valentin, 1 fr. Hartmann, 1 fr. J. Wasser, 1 fr. A. Moissonnier, 50 fr. L. Keller, 10 fr. Eugène Beltzung, 5 fr. Ernest Lehmann, 10 fr. Bretegnier, 5 fr. Meyer, 5 fr. Isidore Lehmann, 10 fr. Paul Lehmann, 10 fr. Yvonnet, 5 fr. Simon Bernheim, 20 fr. Gillot, 1 fr. Martin père 10 fr. Plumeré, 10 fr. Bourquard, 5 fr. Veuve Schaub, 3 fr. Ch. Kauffmann, 2 fr. Victor Von-Büren, 30 fr., Veuve Ollier, 2 fr. Veuve Pochard, 5 fr. Edouard Faivre, 2 fr. Louis Herbelin, 5 fr. H. Defranc, 5 fr. Veuve David, 1 fr. E. Bronner 3 fr. Ed. Tacquard, 1 fr. Muslin, 1 fr. L. Fresse 1 fr. Mieszczakowski, 5 fr. Mathieu, 2 fr. E. Singer, 5 fr. G. Goussard, 5 fr. Jules Tacquard, 2 fr. Ferdinand Scheurer, 100 fr. Spiritelli Alcide, 2 fr. Commune d'Essert, 10 fr, Monnereau, 5 fr. Anonyme, 20 fr. A. Camba, 10 fr. Veuve Diehl, 10 fr. Les instituteurs du Faubourg de Montbéliard, 18 fr. Geist frères, 20 fr. Jacques Schwalm, 15 fr. J. Mannheimer, 10 fr. E. Werner, 5 fr. Veuve Schick, 1 fr. A. Jolivet, 50 fr. Veuve Edouard Scherer, 40 fr. J. Bourcière, 5 fr. Libis, 2 fr. Vautrin, professeur, 5 fr. Brunschwick-Schwob, 30 fr.

Total à ce jour : 67.490 fr. 60

MM. Lévy Jacques, Paris, 500 fr. Mademoiselle Page, don de l'Union des Femmes de France, 500 fr. Briqueler Louis, 40 fr. Savy, 5 fr. Juvigny Léon, 5 fr. Odendhal Eugène, 3 fr. Simon Eugène, 50 fr. Jean Weber, 20 fr. J. Martzloff, 50 fr. Mme veuve Gœtz, 20 fr. Belliard, 15 fr. J.-B. Canet, 40 fr. Hirtz, 10 fr. Mme veuve Vallet, 5 fr. L. Houbre, 50 fr. J. Juster, 10 fr. L. Roy, 20 fr. Jacquot Joseph, 10 fr. Goldschmitt Alexis 20 fr. Frey Auguste, 5 fr. G. Grosch 10 fr. Mme veuve Katterlet, 5 fr. Ehringer, 6 fr. Brechon, 10 fr. Picard jeune, 5 fr. Pflieger Marie, 5 fr. E. Ley, 10 fr. Gros Léon, 10 fr. Schmidt J.-B. 10 fr. Emile

Krug, 10 fr. E. Ledû, 10 fr. E. Guy, 5 fr. E. Bidaux, 3 fr. G. Stiegler, 5 fr. Jollibois, 10 fr. Lopin, 10 fr. Hennebert, 3 fr. J. Hoffert, 5 fr. Madame veuve L. Blum, 1 fr. A. Borach, 5 fr. B. Borach, 5 fr. Ed. Meyer, 5 fr. P. Gérig, 2 fr. G. Becker, 5 fr. Mme veuve Minot, 5 fr. Alph. Brunschwick, 1 fr. Ernest Hauser, 2 fr. Léon Schwob, 10 fr. Brunschwick, 2 fr. Guth, 5 fr. Moïse Bumsel, 30 fr. Madame veuve Schædelin, 3 fr. François Petitjean, 5 fr. Emile Picard, 50 fr. Madame veuve Brun, 50 fr. Thomas frères, 5 fr. Rœslin Théodore, 5 fr. Auguste Cusin, 10 fr. François Blaise, 2 fr. Madame veuve Comte, 5 fr. M. Weiller, 10 fr. Tourniaire, 10 fr. Cœurdane, 5 fr. Georges Gustave, 5 fr. Emile Brun, 100 fr. J. Schouler, 2 fr. Birgé, 5 fr. Brissard-Lecrivain, 5 fr. Madame veuve Sobraqués, 5 fr. Emile Fritsch, 10 fr. Madame veuve Zelle, 5 fr. Louis Chèvre, 10 fr. G. Gœgel, 3 fr. Madame veuve Muller Georges, 2 fr. Léon Nardin, 30 fr. Docteur Vuillaume, 10 fr. Georges Hoch, 5 fr. Emile Menegoz, 5 fr. C. Huckel, 5 fr. Joseph Tournesac, 50 fr. Scherer, 10 fr. Beck, 5 fr. Maury, 3 fr. Hyvernat, 10 fr.

Messieurs Lehmann frères, 20 fr. C. Lévy, 2 fr. J. Minéry. 1 fr. J. Dœrflinger, 2 fr. F. Claudon, 40 fr. Lebleu, 100 fr. Louis Baumgartner, 2 fr. Cherrière, 2 fr. E. Mayer, 2 fr. A. Villeneuve, 2 fr. Jacques Clar, 2 fr. Boudot, 1 fr. Lucien Dreyfus, 2 fr. Guilmain, 10 fr. A. Welté, 20 fr. Janet Henri, 2 fr. A. Brunschwick, 10 fr. E. Salomon, 20 fr. A. Gré, 1 fr. Gigon, 1 fr. Schornstein sœurs, 5 fr. Popin, 2 fr. Schmerber, 2 fr. Léon Stauffer, 5 fr. Hauser et Lévis, 50 fr. Docteur Berceot, 20 fr. Veuve Von-Buren, 10 fr. G. Lafargue, 30 fr. Veuve Xavier Marchand, 20 fr. Veuve David Perrinet, 100 fr. Florin, 3 fr. Veuve Riche, 5 fr. Bauer, 1 fr. Schwob Jean, 1 fr. Pommeraye, 10 fr. L. Lafargue, 2 fr. Ebstein-Lang, 20 fr. A. Renault, 10 fr. Joachin frères, 100 fr. Veuve Abel Cusin, 25 fr. J. Mazzia, 10 fr. J. Nay, 10 fr, Veuve Ch. Stiegler, 15 fr. J. Ducrot, 5 fr. B. Frappier, 20 fr. J.-B. Schumacher 5 fr. J. Willy, 5 fr. Anonyme, 20 fr. Veuve Zoffmann, 2 fr. Grandjean, 2 fr. Kœchlin Adolphe,

10 fr. Veuve Martin, 3 fr. Lévy fils et A. Hauser, 20 fr. Schwander, 10 fr. Hauser Simon, 10 fr. Docteur Nidergang, 20 fr. Veuve J. Schwob, 5 fr. Simonnet, 20 fr. Louis Regnaud, 10 fr. Zenner J., 5 fr, Guldemann J. 2 fr. F. Marchand, 2 fr. Ackermann J., 2 fr. Roy Aimable, 2 fr. Schad Jacques, 5 fr. Schad Daniel, 5 fr. Veuve Mougin, 5 fr, Veuve Haren, 2 fr. Klopfenstein C., 2 fr. Simon Antoine, 2 fr. Anonyme, 2 fr. A. Lefranc, 5 fr. Gchwind, 5 fr. Schirmer, proviseur, 20 fr. Veuve Bernard, 5 fr. Lehmann, frères, 5 fr. Ed. Roch, 5 fr. C. Merillion, 10 fr, Léon Bretegnier, 10 fr. Veuve Villemain, 10 fr.

Total à ce jour : 70.411 fr. 60

Messieurs Roth, capitaine en retraite, 10 fr. Sigrist, directeur de la teinturerie Steiner, 40 fr.

Total à ce jour : 70.461 fr. 60.

Messieurs Zeller frères et Cie, manufacturiers à Etueffont-Bas, 1.500 fr.

Total à ce jour : 71.961 fr. 60

Monsieur et Madame Bohn, ingénieur à la Société Alsacienne, 200 fr.

Total à ce jour : 72.161 fr. 60

Anonyme, 100 fr.

Total à ce jour : 72.261 fr. 60

Messieurs Garteiser, maître d'hôtel, 50 fr. Doumerc, ingénieur à la Société Alsacienne, 500 fr. Lépine Emile, ancien receveur municipal, 50 fr.

Total à ce jour 72.871 fr. 60

Messieurs Abram Emile, 10 fr. Rougeot Jean-Baptiste, 2 fr. 50 Dehaye Edouard, 5 fr. F. Bussière, 1 fr. Ad. Lambalot, 1 fr. Hoffmann Léonie, 1 fr, Batteliner Ferdinand, 10 fr. Colombo Angelo, 5 fr. Brunschwik-Lévy, 2 fr. Seltensperger Emile, 2 fr. Munsch Eugène, 2 fr. Stahl frères, 2 fr. Spitzmuller, 20 fr. Wuest, 5 fr. Vernier frères, 50 fr. P. Boisseau, 5 fr. Milliet, 5 fr. Schultz Jean-Baptiste, 2 fr. Rother, 2 fr. Vinez Jean-Claude, 1 fr.

Messieurs Weiss A., 2 fr. Tavel Pierre, 15 fr. Thurin, 1 fr. Schelling Jérome, 1 fr. Paronelli Charles, 10 fr. Boisson Louis, 2 fr. Anonyme, 2 fr. Riss Jean, 1 fr. Beuglot Georges, 2 fr. Beuglot Adolphe, 2 fr.

Messieurs Beuglot Pierre, 2 fr. Dubail Jules, 1 fr. 50. Baltens Adolphe, 50 cent. Weiss Clément, 1 fr. Dumoulin, 2 fr. Claden Ernest, 1 fr. Beuglot Pierre, 1 fr. Bony Louis, 2 fr. Abram Charles à Besançon, 2 fr.

Les communes de Foussemagne, 50 fr. Cunelière, 20 fr. Buc, 40 fr. Chèvremont, 100 fr. Saint-Germain, 50 fr. Salbert, 10 fr. Essert. 10 fr. Evette, 50 fr.

Total à ce jour : 73.386 fr. 10

Les communes d'Argiésans, 30 fr. Frais, 25 fr. Sevenans, 50 fr. Andelnans, 50 fr.

Total à ce jour : 73.541 fr. 10

Messieurs Bour, 20 fr. Walser frères, (2e souscription) 20 fr. Anonyme, 10 fr. Madame veuve Weinbrenner, 2 fr.

Total à ce jour : 73.593 fr. 10

Lesmann, conseiller général, (2e souscription), 50 fr.

Total à ce jour : 73.643 fr. 10

Monsieur Garnache Gaston, 50 fr. Anonyme, 5 fr.

Total à ce jour : 73.698 fr. 10

Les communes de Bermont, 50 fr. ; Novillars, 20 fr. ; Rechotte, 20 fr. ; Beaucourt, 100 fr. ; Rougegoutte, 50 fr. ; Sermamagny, 20 fr.

Total à ce jour : 73.958 fr. 10

CONCLUSION

Nous avons fini notre mémoire historique. Il n'est pas complet. Pour remédier à ses lacunes, il faudrait retrouver des documents de la plus haute importance, qui se trouvent peut-être enterrés dans quelques archives départementales et communales, et dont on ignore même l'existence. Et puis, que de pièces ont été détruites pendant les époques troublées de notre histoire!! Que de trésors cachés au fond des bibliothèques privées ou publiques !

Cependant, quelqu'incomplet que soit cet ouvrage, il témoigne néanmoins des efforts que nous avons faits, pour faire connaitre l'hôpital Sainte-Barbe, ainsi que de notre sincérité dans l'exposé des événements que nous avons racontés. Au reste, nous ne craignons pas que l'on nous accuse d'avoir altéré ou aggravé les faits. Ne quid falsi audeat, ne quid veri dicere non audeat: telle a été notre devise en commençant ce travail. Nous y avons été fidèle. D'autre part, nous avons rempli un devoir bien doux, nous avons atteint le but que nous nous proposions. Nous savons maintenant que l'hôpital des Poules et l'hôpital de Sainte-Barbe sont d'origine purement chrétienne. L'hôpital des Poules a été fondé par la charité de Jeanne de Montbéliard, comtesse de Belfort, et l'hôpital bourgeois a été institué sous l'influence d'une confrérie, réservant son assistance à telle ou telle catégorie de personnes, bourgeois, confrères ou membres de la corporation. Cette corporation, ainsi que l'hôpital, était placée sous le vocable de Sainte-Barbe. Qu'il nous soit permis de nous incliner avec vénération, devant les fondateurs de nos deux hôpitaux de Belfort, comme nous nous inclinons devant Saint-Jean de Dieu et Saint-Vincent de Paul, qui au XVIe et au XVIIe siècle, restaurèrent avec éclat les traditions de la charité chrétienne, et suscitèrent par leurs prédications et leurs exemples, les institutions les plus secourables aux pauvres malades.

Bientôt un hôpital plus vaste et plus en rapport avec les besoins actuels, remplacera la vieille maison de Sainte-Barbe, comme celle-ci remplaça autrefois la vieille maison des Poulcs. Qu'au moins, le même sentiment de charité ardente pour les pauvres, préside à ce nouvel établissement et y perpétue l'hospitalité chrétienne ! C'est là notre vœu le plus sincère.

En attendant l'inauguration du futur hôpital de Sainte-Barbe, placé au centre des nouveaux quartiers, louons sans restriction cette belle entreprise toute à l'honneur de Belfort. Ne nous renfermons pas dans une silencieuse indifférence, et communiquons autour de nous la confiance dans son développement et ses succès futurs.

Nous dirons volontiers que les sympathies ne suffisent pas. Il faut savoir sacrifier une pièce d'argent ou une pièce d'or. Et, qu'est-ce donc que l'argent ou l'or ? On l'a dit avant nous. C'est un moyen dans la vie, mais ce ne saurait être un but. Pour nous, c'est surtout un moyen de faire du bien..

En parcourant les pages de notre histoire, nous avons vu que nos ancêtres, ce semble, ne pouvaient quitter cette terre, sans laisser dans la maison des pauvres malades leur souvenir avec une aumône. Nous voulons croire que ceux qui seront appelés à diriger et à défendre la nouvelle œuvre de Sainte Barbe, s'efforceront de mériter toujours la confiance de tous ceux qui seront heureux d'ouvrir la main à leur frère, le pauvre et l'indigent.

Avant de terminer, nous voulons offrir l'hommage de notre gratitude à Mesdames les religieuses hospitalières de Belfort. Depuis cent cinquante ans, tous les faits mémorables de cette histoire se sont fidèlement transmis des unes aux autres, jusqu'à ce jour. Par suite, il nous a été plus facile de trouver les documents à l'appui et de les classer méthodiquement, Nos sincères remerciements à Monsieur le maire de Belfort, qui a eu l'obligeance de nous communiquer les registres déposés à la mairie, et qui nous ont été d'un trés grand secours. Nous devons au talent de Monsieur l'Architecte Cordier les planches qui ornent ce livre et qui donneront une idée précise de l'hôpital actuel de Sainte-Barbe, et du futur hôpital du Faubourg des Vosges. Quant au dernier chapitre qui a trait à la société des Abris Alsaciens, sa rédaction a été facilitée par Monsieur George, juge au tribunal civil de Belfort, qui a bien voulu nous prêter le cahier des procés-verbaux. Qu'il daigne, à son tour, compter sur notre reconnaissance et notre dévouement.

Fait à Belfort, le cinquième jour d'Avril, fête de Notre Dame-des-Sept-Douleurs, patronne des hospitalières, l'an de grâce 1895.

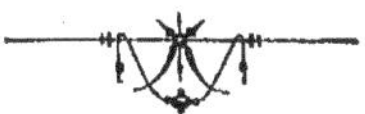

APPENDICE

Fondateurs de l'hôpital des Poules et de l'hôpital Sainte-Barbe de Belfort

Jeanne, comtesse de Belfort et Montbéliard........ ... 1349
Catherine de Bourgogne Duchesse d'Autriche, comtesse de Belfort.. 1415
Le Corps des bourgeois-Marchands et Artisans de Belfort vers l'an.. 1800

Fondateurs de l'établissement des Religieuses hospitalières

François Noblat, prévot et bailli de la ville et du comté de Belfort.. 1750
François Bourquenot, prévot de l'hòpital. 1752

PRÉVOTS ET DIRECTEURS DE L'HOPITAL SAINTE-BARBE

1453-1800

MM.

Jacques Chevillot	1453-1454
Jean Mouillersal	1456-1463
Guillaume Beloste	1463-1492
Guillaume Frériot	1493 1496
Guillaume Noblat	1496-1498
Jacques Frériot	1498-1500
Regnault de Botans	1500-1502
Jean-Maurice Besançon	1502-1503
Jean Besançon	1503-1504
Jean-Baptiste Ichaurviten	1504-1505
Jean Hechemand	1505-1506
Jean Henri de Saint Huat	1506-1512
Jean Guillaume Frériot	1512-1514
Jean Henri de Saint Huat	1515-1517
Jean Conrad Besançon	1518-1525
Jean Guillaume Bonhey	1525-1532
Georges Sinchet	1533-1548
Pierre Fébure	1548-1557
Jean Bernard le Jeune	1557-1559
Pierre Clerc	1559-1571
Pierre Sernois Kettet	1571-1575
Adam Roy	1575-1577
Adam Roy	1577-1590
Adam Hechemand	1590-1595
Pierre Clavey	1595-1599

Martin Siney	1599-1608
Jacques Chassignet	1608 1636
Claude Dupin	1636-1654
Christophe Bourquenot	1654-1679
Jean Pierre Noblat	1679-1713
Gilles Ferrier	1713-1725
Jean Pierre Clavey	1725-1744
François Bourquenot	1744-1767
Georges Delaporte	1767-1785
Jean François Delaporte	1785-1792
Claude Barthélemy	1792-1792
Balthazar Viguier, dernier Prévôt	1792-1796
Chrysostome Royer, premier Président	1796-1797
Jean Claude Gérard	1797-1797
Chrysostome Royer	1798

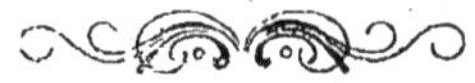

CHAPELAINS, PÈRES SPIRITUELS

SUPÉRIEURS ET AUMONIERS

MM. Berthold, chanoine de la collégiale de Saint-Denis, nommé par Jeanne de Montbéliard, comtesse de Belfort, chapelain de l'hôpital des Poules...... 1349

Vuillaume, chanoine.............................. 1400

Hugues Briot.................................. 1440

Pierre Michelin, chapelain de l'hôpital Sainte Barbe 1492

Fournier, chanoine et directeur de l'hôpital Sainte-Barbe.................................. 1731

Taiclet, chanoine et père spirituel............... 1754

Vernié, prêtre chapelain de l'hôpital Sainte-Barbe.. 1756

De Chabiel-Morière, chanoine et père spirituel..... 1759

François Félix Pierron, chanoine, père spirituel, directeur.................................. 1770

Degé, chanoine, père spirituel, directeur......... 1779

Girard, chanoine, directeur...................... 1790

Perré Joseph, prêtre chapelain et père spirituel.... 1804

Sauthier, chanoine de Strasbourg, supérieur de la communauté.................................. 1819

Girardon, chanoine de Strasbourg, supérieur de la communauté.................................. 1822

Thomas, chanoine de Strasbourg, supérieur de la communauté.................................. 1822

Froment, aumônier de l'hôpital Sainte-Barbe et père spirituel.................................. 1828

Wagner, aumônier de l'hôpital Sainte-Barbe et père spirituel.................................. 1833

Uricher, aumônier de l'hôpital Sainte-Barbe et père spirituel...................................... 1836
Adam, aumônier de l'hôpital Sainte-Barbe et père spirituel...................................... 1843
Spitz, archiprêtre de Strasbourg, supérieur....... 1846
Rich, aumônier et père spirituel.................. 1850
Chacha, aumônier et père spirituel............... 1854
Fietier, chanoine et père spirituel................ 1858
Béroud, aumônier de l'hôpital...................... 1859
Lacreuse, aumônier de l'hôpital.................... 1859
Renoux, aumônier de l'hôpital...................... 1869
Guenot, chanoine, membre délégué aux commissions administratives des établissements de bienfaisance, père spirituel.................. 1873
Anglade, vicaire général de Besançon, supérieur.. 1874
Schemmel, aumônier de l'hôpital.................. 1874
Noblat, chanoine, membre délégué aux commissions administratives des établissements de bienfaisance, père spirituel........................... 1876
Humbrecht, aumônier.............................. 1878
Touchet, vicaire général de Besançon, supérieur. 1889
Labeuche, vicaire général de Besançon, supérieur. 1895

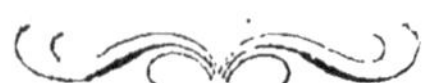

SUPÉRIEURES OU MAITRESSES

DE

L'HOPITAL SAINTE-BARBE

Dames Anne Joseph Bevalet de Belfort.................. 1754
Marie Anne Françoise Fournier de la Barre de Belfort.................................... 1763
Jeanne Philibert D'André........................ 1766
Anne Charlotte Janson de Besançon............ 1796
Benigne Lassus, de Dambenoît (Haute-Saône)... 1820
Généreuse Courtot d'Andelnans................ 1836
Philomène Vallat, de Lugniez................... 1877

COMMUNAUTÉS HOSPITALIÈRES

DE

NOTRE-DAME DES SEPT DOULEURS

ET DE

SAINTE MARTHE

ISSUES DIRECTEMENT OU INDIRECTEMENT

DE

L'HOTEL-DIEU DE BEAUNE

FRANCE

1 Arbois, (Jura).
2 Arnay le Duc, (Côte-d'Or).
3 Auxônne, (Côte-d'Or).
4 Bagé le-Châtel, (Ain).
5 Baume-les-Dames, (Doubs).
6 Beaujeu, (Rhône).
7 Belfort, (Haut-Rhin).
8 Bellegrade, (Loiret).
9 Belleville, (Rhône).
10 Besançon, (Doubs).
11 Blois, (Loire-et-Cher).
12 Chagny, (Saône-et-Loire).
13 Charlieu, (Loire).
14 Chateau-La Valliére, (Indre).
15 Chatillon, (Ain).
16 Cluny, (Saône-et-Loire).
18 Le Creuzot, (Saône-et-Loire).
19 Cuiseaux, (Saône-et-Loire).
17 Couches, (Saône-et-Loire).
20 Dôle, (Jura).
21 Ecolle, (Doubs).
22 Giromagny, (Haut-Rhin).
23 Gray, (Haute-Saône).

24 Lons-le-Saunier, (Jura).
25 Louhans (Saône-et-Loire).
26 Montmerle, (Ain).
27 Nuits, (Côte-d'Or).
28 Orchamps, (Doubs).
29 Orgelet, (Jura).
30 Ornans, (Doubs).
31 Paray, (Saône et-Loire).
32 Poligny, (Jura).
33 Pontarlier, (Doubs).
34 Pont-de-Vaux, (Ain).
35 Pont-de-Veyle, (Ain).
36 Saulieu, (Côte-d'Or).
37 Saint-Amour, (Jura).
38 Saint-Claude, (Jura).
39 Saint-Jean-de-Losne, (Côte-d'Or).
40 Salins, (Jura).
41 Semur, (Côte-d'Or).
42 Seurre, (Côte-d'Or).
43 Troissey, (Ain).
44 Tournus, (Saône-et-Loire).
45 Vesoul, (Haute-Saône).
46 Villefranche, (Rhône).
47 Villersexel, (Haute-Saône).
48 Givry, (Côte-d'Or).
49 Neufchâtel, (Aisne).

SUISSE

50 Delémont.
51 Fribourg.
52 Lucerne.
53 Neufchâtel.
54 Porrentruy.
55 Zug.

MÉDECINS ET CHIRURGIENS

DE

L'HOPITAL SAINTE-BARBE

1726-1895.

MM. Joseph Vernier 1726
David Hugonin 1731
Georges Cugnotet 1750
Joseph Carlhan 1753
Jean-Louis Ventrillon 1756
Claude-François Touvet 1776
Balthazar Viguier 1778
N. Feltin 1784
Jean-Claude Gérard 1791
François-Xavier Belin 1793
François Blétry 1796
Mathieu Bardy 1800
François-Joseph Lollier 1839
N. Hergott 1852
François Bernard 1855
Jules Jacquenoux 1855
Joseph Vautherin 1857
Hippolyte Petitjean, médecin adjoint 1874
N. Marquez, id. 1874
Petitjean Hippolyte, médecin titulaire 1877
Victor Bardy, médecin adjoint 1880
Alphonse Ménétrez, id. 1880

TABLE ANALYTIQUE

INTRODUCTION

BUT ET PLAN DE CET OUVRAGE

HOPITAL DES POULES — HOPITAL SAINTE-BARBE

HOPITAL DES POULES

CHAPITRE I

Fondation de l'Hôpital des Poules
1349

CHAPITRE II

Cession ou Union de la Chapelle des Poules et du Moulin de Danjoutin en faveur du chapitre de Belfort
1440

CHAPITRE III

L'Hôpital des Poules pendant les guerres de Religion et la guerre des Suédois 1525-1690

CHAPITRE IV

Vente de l'Hôpital des Poules et translation des offices à célébrer dans cet hôpital, dans l'Eglise Collégiale 1690-1731

CHAPITRE V

Traité passé entre les Directeurs de l'Hôpital Sainte-Barbe et Monseigneur le Duc de Mazarin

HOPITAL SAINTE-BARBE

CHAPITRE I

Fondation de l'Hôpital Sainte-Barbe

1400

CHAPITRE II

Revenus de l'Hôpital Sainte-Barbe depuis sa fondation

1400-1700

CHAPITRE III

Les corporations anciennes et les syndicats de nos jours

CHAPITRE IV

L'Hôpital Sainte-Barbe au commencement du XVIIIe Siècle 1700-1752

CHAPITRE V

Véritable Fondateur des Sœurs Hospitalières de Notre-Dame-des-Sept-Douleurs

CHAPITRE VI

Etablissement des Sœurs Hospitalières à Belfort 1752-1756

CHAPITRE XII

L'Hôpital Sainte-Barbe au milieu du XIXe Siècle 1848-1870

CHAPITRE XIII

L'Hôpital Sainte-Barbe

1870-1895

Convention passée entre Monsieur le Sous-Intendant Spire et la Commission administrative de l'hôpital Sainte-Barbe. — Les premiers désastres. — La République est proclamée. — De Tresckow devant Belfort.— Les horreurs du bombardement. — Les allemands occupent Belfort. — Dons importants. — Monsieur Denfert. — Monsieur Mény, maire de Belfort. — Mort de sœur Rossé. — Monsieur Keller et le Lycée de Belfort. — Monsieur Renoux, aumônier du Lycée. — Monsieur Schemmel, aumônier de l'hôpital civil. — Les vieillards Alsaciens-Lorrains. — Réglement. — Agrandissement des cours de l'hôpital. — Mort de Monsieur Guenot, curé de Belfort. — Mort de sœur Courtot, supérieure. — Election d'une nouvelle supérieure. — Monseigneur Paulinier. — Monsieur Anglade. — Diverses donations. — Monsieur Petitjean. — Monsieur Humbrecht. — Fondation de l'hôpital de Giromagny. — Monsieur Juvénal Viellard. — Les épidémies varioleuses. — Messieurs Bardy et Ménétrez sont nommés, médecins adjoints, en 1880. — Réglement des services funèbres. — Mesures préventives en cas d'épidémie cholérique. — Monseigneur Foulon. — Dons importants. — M. Carnot, Président de la République. — Monsieur Touchet, supérieur. — Deuils successifs. — Monsieur Lalloz Paul, maire et président. — Plusieurs donations. — Messieurs Metz-Juteau, Vuillaume, Schneider, maires. — Adjudication des travaux de construction du nouvel hôpital. — Pose de la première pierre. — Fête de prise d'habit et de profession, présidée par Monseigneur Fulbert Petit.

CHAPITRE XIV

Statistique du nombre des malades soignés à l'hôpital et décès depuis le 1er Janvier 1871. — Description de l'Hôpital Sainte-Barbe

---

CHAPITRE XV

Délibérations relatives au nouvel Hôpital

CHAPITRE XVI

La Société Belfortaine des Abris Alsaciens

1872-1895

CHAPITRE XVII

Description du nouvel hôpital

Souscriptions

Conclusion

APPENDICE

NOTES

Note i. — Voir la page 29. D'après le plan de 1725, dressé par Monsieur Maréchal, il ressort que Monsieur Schuler, entrepreneur, a pris à son compte le dit plan Maréchal et l'a fait exécuter en 1743.

Il ressort encore que l'emplacement, sur lequel se trouve l'ancienne école communale, faisait déjà partie de la propriété de l'hôpital ; d'autre part, les cours situées derrière la chapelle Sainte-Barbe étaient beaucoup plus profondes. Il est probable qu'on a vendu quelques parcelles de terrain pour construire les maisons avoisinantes.

Note ii. — Voir page 32.

Extrait de la collation et revenus des cures des seigneuries de Belfort, Rosemont et Angeot en 1590, communiqué par Monsieur Dubail-Roy.

Il y a dans cette Eglise (il s'agit de la Collégiale) chapelle et autels suivants :

« *Sainte Barbe* est une confrairie dont la bourgeoisie de Belfort est fundatrice et collatrice, le revenu vient de la pluspart des gens de mestiers parce que si quelqu'un veut faire profession de mestier en ces quartiers auparavant qu'il soit reçu, il faut qu'il donne trois ou quatre livres au Maistre des tributs ou a leurs commis et quelquesfois d'avantages selon la personne. Le tout conté revient par an au jour de Sainte-Barbe et peut se monter par an

en bled a 12 quartes (1)
en avoine a 12 quartes
en argent environ a 50 livres (2).

Cette confrairie estait autrefois deservie par quatre prestres et y en ayant trois de mort ne l'est presentement que par un seul voyant qu'il suffit on juge a propos qu'a l'advenir un seul sera suffisant. Les Rentes de la chapelle susdite sont employeez pour les étrangers et les pauvres mendiants qui viennent a mourir dans iceluy sont aussi employeez a l'entretien de la chapelle et du logement de l'hospital puis le reste s'employe le jour de la Sainte-Barbe a tascher de contenter le chappellain quand tous les confrères se voyent et s'assemblent ».

Note III. — Voir les pages 157 et 229. Au sujet du confessionnal sculpté par un Monsieur Cupillard, Monsieur Dubail-Roy a bien voulu nous donner encore les renseignements suivants, relatifs aux Cupillard.

(1) La quarte de Belfort valait : blé 27 litres 1/2.
avoine 48 litres 65.

(2) La livre bâloise ou stebler, monnaie du pays valait en 1591 3 fr. 48 (c f. Hanauer. Etudes économiques sur l'Alsace, 2 vol.)

Belfort, le 7 août 1895.

Monsieur le curé,

Je trouve les renseignements suivants relatifs aux *Cupillard*.

En 1708, Claude Joseph Cupillard, maître sculpteur à Lure est chargé d'expertiser le vieil orgue de l'église Saint-Denis. En 1743, Antoine Cupillard, sculpteur est déclaré adjudicataire de la sculpture de l'église Saint-Christophe, moyennant 2600 livres. De plus, le magistrat recevait, à titre gracieux, le sculpteur Cupillard, bourgeois de Belfort.

La même année, Cupillard fut encore chargé de la construction des stalles et de la boiserie du chœur.

En 1748, Cupillard est encore chargé de la construction de la chaire et du maître-autel.

Lequel des deux a fait l'autel de la chapelle Sainte-Barbe? Un connaisseur pourrait peut-être reconnaître dans les travaux de l'église et de cet autel le même artiste.

Votre dévoué.

DUBAIL-ROY.

NOTE IV. — Voir la page 229. Sur un des quatre tableaux, peints sur bois, qui se trouvent dans le refectoire des religieuses, nous lisons le millésime 1515. Aucune annotation du même genre, n'existe sur les trois autres. — Il est donc à présumer que ces quatre tableaux ne formaient autrefois qu'un seul et même panneau.

Après la campagne de Russie, un prêtre, qui avait accompagné Napoléon Ier, les a donnés aux religieuses de l'hôpital civil, et l'on a toujours cru qu'il les avait rapportés de Russie.

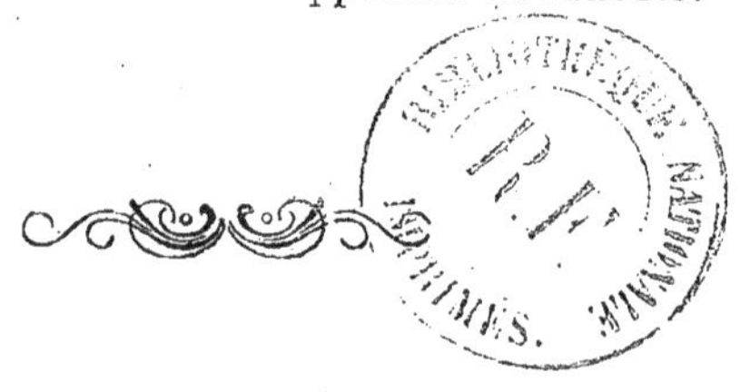

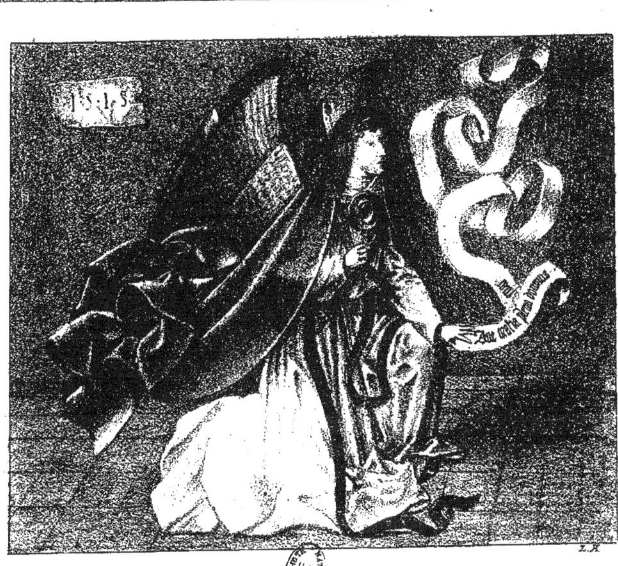

L'Archange GABRIEL

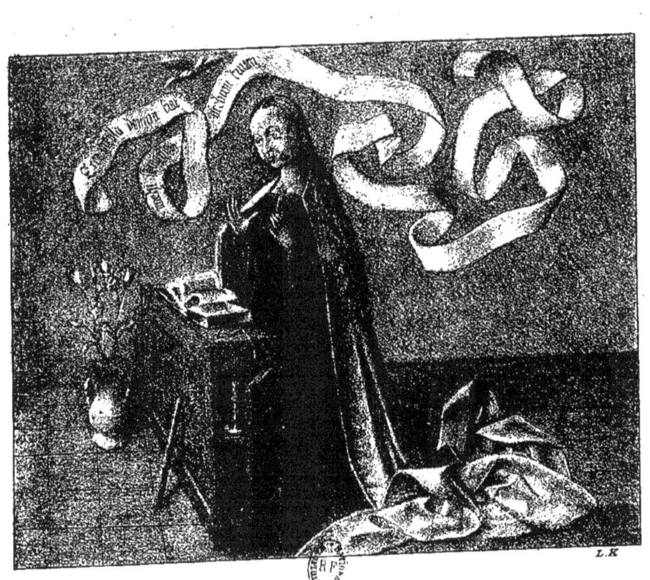

L'ANNONCIATION

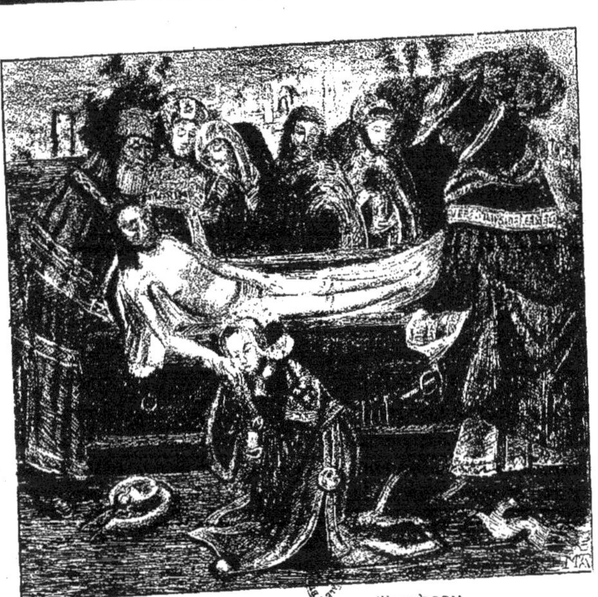

JÉSUS-CHRIST au Tombeau

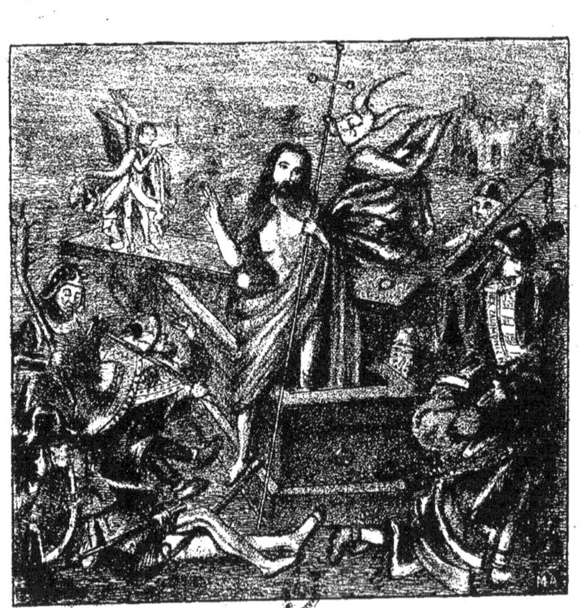

LA RÉSURRECTION

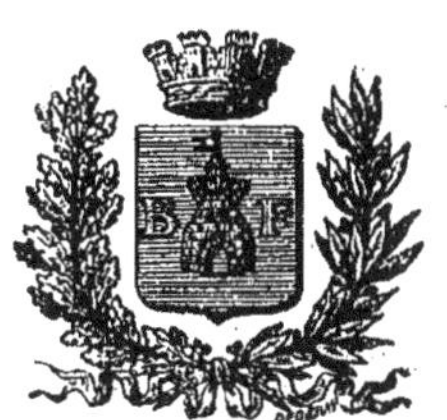

www.ingramcontent.com/pod-product-compliance
Ingram Content Group UK Ltd.
Pitfield, Milton Keynes, MK11 3LW, UK
UKHW020154250726
13967UKWH00003B/1062